图解手术配合丛书

总主编 龚仁蓉 李继平 李 卡

图解普外科手术配合

主 编 谭永琼 廖安鹊 叶 辉

科学出版社

北 京

内 容 简 介

本书系《图解手术配合丛书》之一,全书共 10 章。主要包括普外科常见手术与手术配合,基本按照手术用物准备、手术体位、消毒铺巾、手术配合及特殊关注点的顺序予以介绍。重点突出手术配合部分,对手术步骤配以解剖、器械及具体操作的图解,循序渐进,图文并茂。本书作者均来自于临床一线,所介绍的手术方式及术中配合技巧也来源于临床经验的总结,并得到了临床医师的指导。全书强调整体护理观念,关注手术配合技能,为高质量的手术配合提供全面的解决方案。

本书既适合于初入手术室工作的人员,也可供有一定手术室工作经验的人员阅读。既可用于手术室护士的三基三严培训,也可作为手术室教学教师备课的参考书。

图书在版编目(CIP)数据

图解普外科手术配合/谭永琼,廖安鹊,叶辉主编. —北京:科学出版社. 2015.3
(图解手术配合丛书/龚仁蓉,李继平,李卡主编)

ISBN 978-7-03-043860-7

Ⅰ. 图… Ⅱ. ①谭… ②廖… ③叶… Ⅲ. 外科手术-图解 Ⅳ. R61-64

中国版本图书馆 CIP 数据核字(2015)第 055131 号

责任编辑:董 林 戚东桂 孙岩岩 / 责任校对:郑金红
责任印制:李 彤 / 封面设计:范璧合

科学出版社 出版
北京东黄城根北街 16 号
邮政编码:100717
http://www.sciencep.com

固安县铭成印刷有限公司 印刷
科学出版社发行 各地新华书店经销
*

2015 年 3 月第 一 版 开本:787×1092 1/16
2023 年 5 月第九次印刷 印张:28 3/4
字数:658 000

定价:88.00 元
(如有印装质量问题,我社负责调换)

《图解手术配合丛书》编委会

总主编　龚仁蓉　李继平　李　卡
编　委（按姓氏汉语拼音排序）

巴学园	补彩云	曹明慧	陈　芳
陈　燕	陈　吉	陈　婧	陈　理
陈洪艳	陈永庆	陈忠兰	成　俊
程　华	丁　林	杜玉芳	段丽红
段秀丽	冯　璐	冯　茜	冯　青
冯晓霞	付阳菊	干　琳	高丽川
高秀云	龚俊铭	龚仁蓉	古云霞
顾笑羚	郭　晖	郭祖艳	郝　淼
郝永丽	何　梅	何　琴	何　燕
何春梅	贺素云	贺晓燕	洪　瑛
侯　林	胡　蝶	胡　倩	胡　沁
胡建容	胡世泉	黄　聪	黄　燕
黄长琴	黄春丽	黄俊华	黄晓丹
黄晓庆	黄智慧	姜马娇	蒋林娟
金　晶	赖　力	兰　燕	蓝修琳
黎德芝	李　红	李　脊	李　敬
李　卡	李　林	李　娜	李　蓉
李　霞	李　智	李关平	李济宏
李继平	李文莉	李秀娟	李秀英
李义萍	李月华	廖　莎	廖　芯
廖安鹊	林　俊	刘　敏	刘　青
刘　涛	刘　颖	刘桂林	刘华英
刘昕月	刘元婷	刘宗琼	吕　璟
罗　丹	罗　敏	罗　娜	罗　群

马慧　倪禾丰　彭巧　邱姝婷　宋珍　汤红梅　唐英　涂雪花　王静　温娜　吴若梅　向瑜　谢利　徐莉　鄢伟　杨霄　叶红　曾昌群　张妮娅　郑丹　钟玲　朱道珺

罗红英　莫宏　潘昕茹　戚齐　宋敏　谭永琼　唐庆　田延利　王慧　魏美辰　吴飞　祥蓉　谢静　徐静　许宁惠　杨婷　杨小蓉　袁琦　张译　赵秀梅　植路君　朱燕

罗春蓉　马悦　牛玲　蒲岚　帅文彬　谭辉　唐玲　田蕾蕾　汪丽英　王仁秋　文艳琼　夏青红　肖小潇　谢江英　徐小凤　杨茜　杨思悦　袁凤　张燕　赵迪芳　郑艳　朱炜　邹世蓉

罗媛　马利　宁芳　彭铄　石伊潇　覃燕　汤宁宁　田清　万莉　王敏　文波　吴雪霖　向琦雯　谢敏　徐淑芳　阳光　杨立惠　余小兰　曾维渝　张天笑　郑静　周俊英　朱晓燕

《图解普外科手术配合》编写人员

主　编　谭永琼　廖安鹊　叶　辉
副主编　古云霞　夏青红　刘宗琼　李　智
编　者（按姓氏汉语拼音排序）

补彩云	陈　吉	成　俊	丁　林
段丽红	干　琳	古云霞	顾笑羚
何　琴	胡　沁	胡建容	李德燕
李　敬	李　智	李文莉	廖安鹊
刘　涛	刘桂林	刘宗琼	罗春蓉
乐高慧	马　悦	宁　芳	彭　巧
蒲　岚	覃　燕	谭永琼	汤宁宁
唐　庆	唐贵明	万　莉	温　娜
文艳琼	夏青红	向琦雯	肖小潇
徐　静	徐淑芳	熊书君	杨　婷
杨　霄	杨思悦	叶　红	叶　辉
袁　凤	玉阿茜	赵迪芳	郑　艳
朱道珺	邹世蓉	张德容	

绘　图　金　晶　廖安鹊　朱道珺　陈　吉
　　　　古云霞

《图解手术配合丛书》序

护理成为一级学科以后对临床护理专业化发展提出了更高的要求。作为涉及范围广、专科特点强、技术含量高的手术护理成为国家卫生和计划生育委员会提出的首批专科护理建设的专业护理领域。随着医疗亚专业的细化和发展，医疗器材、微创技术在外科得以迅速发展，使疾病治疗能在创伤最小、住院时间最短、术后生命质量最佳的状态下完成，与此同时，围手术期的护理也面临专业护理技术精细化的更大挑战。

如何在短期内有效提升各级医院手术室护理人员的专业服务能力，成为我国各级医院护理管理需要解决的重要任务。《图解手术配合丛书》是以国家卫生方针政策为依据，以满足社会患者手术需求为立足点，以提升我国各级医院手术护理专业人才专科服务能力、促进外科手术护理学科人才专业化发展需求为切入点而进行组织编写的实用性与学术性并重的医院手术护理指南。

近年来，手术技术发展日新月异，技术的进步对手术室护士的专业技能与手术配合也提出了更高的要求。为了帮助各级手术护理人员适应现有手术技术的发展，提升护士手术配合质量，保证患者安全，由四川大学华西医院牵头组织编写了本套丛书。丛书有如下特点：①图文并茂，易于理解，适用于各级医院手术护理人员。②深入浅出，既有操作层面的手术操作步骤与程序，又有手术护理发展的理论基础，对各级手术护理人员均有较强的指导作用。③内容覆盖面广。根据不同医院手术范围和特点，丛书涉及全国医院手术室开展的绝大多数手术类型，包括普外科、骨科、神经外科、泌尿外科、心血管外科、胸外科、耳鼻咽喉-头颈外科、眼科和妇科。④编写队伍实力雄厚，编委均是来自全国各大医院的手术室护理专家和教育专家，具有丰富的临床手术配合技能及专科护理理论知识。⑤编写立足手术护理实践，注重手术护理新业务、新技术发展前沿，为广大手术护理人员提供了可持续发展的实践指导。⑥强调医护配合，在手术配合理念、步骤等内容编写过程中，得到外科各专业医疗专家亲自指导、修改和完善，使丛书更具学科建设价值和手术护理实践操作价值。

　　本套丛书具有很强的指导性、实用性和便捷性，对手术室护理同仁，特别是各专科的护理配合工作有重要的参考价值。希望《图解手术配合丛书》能成为各级医院手术室护理人员全面、系统的工具书，在持续提升全国手术专科护理人员专业能力方面做出积极贡献。

中华护理学会副理事长

四川大学华西医院护理学科主任

四川大学华西医院博士生导师

李继平教授

2014 年 12 月

前　言

随着普外科新技术的不断拓展，各种微创手术不断发展，开展的手术术式越来越多，涉及普外科亚专科各个领域，手术配合的精细及精准对现代手术室护士配合提出了新的挑战和要求。如何提高手术室护士的专业水平和专业技能，是目前手术室护理专业发展必须解决的问题和难题。为了适应手术快速发展的需要，保证手术配合质量，确保手术安全，实现手术室优质护理服务，提升手术室护士的专业能力，我们编写了这本既适用于普外科手术护士培训，又能适应普外科专业手术发展的工具书。

每台手术的成功是外科医生、麻醉医生及手术室护理团队默契高效配合的结果。本书从手术团队配合的角度着手，充分体现"医护一体化"的原则，结合华西医院手术团队协作的经验，重点描述并图解手术过程中每一步医生操作的要点及护士配合的要点，以达到精准、快速、高效地完成手术配合的每个细节。全书详细地介绍了常用手术设备、手术器材、手术器械、手术体位、职业防护、局部解剖、手术配合要点、围手术期关注点等方面内容，立足于临床，描述手术室专科护理工作的具体做法，期望能够对年轻护士进行指导，同时为基层医院手术室护士的配合工作提供帮助。

书中如有疏漏之处，请手术室同行们予以指正，也欢迎广大读者提出宝贵意见及建议，以便于我们今后修订。谢谢！

编　者

2014 年 11 月

目　　录

第一章 概 论

第一节 普外科手术常用设备

一、电外科设备

（一）高频单极电刀

1. 工作原理 高频单极电刀是一种取代机械手术刀进行组织切割的电外科器械。它通过有效电极尖端产生的高频高压电流与肌体接触时对组织进行加热，实现对肌体组织的分离和凝固，从而起到切割和止血的目的。

2. 操作流程

（1）用物准备：高频电刀主机、负极板、负极板连线、单极电刀笔。

（2）检查患者粘贴处皮肤，保证粘贴处肌肉丰厚、皮肤完整、毛发少，并且应注意避开骨隆突处。

（3）连接主机电源线。

（4）打开电源开关，等待主机自检。

（5）根据手术类型调节合适的输出功率。

（6）连接患者回路负极板，此时指示灯由红色变为绿色，表明负极板粘贴合格。

（7）单极电刀笔插入插座口，调节工作模式。

（8）手术完成后，关闭电源。

（9）撕下负极板，断开电源开关。

3. 操作注意事项

（1）根据手术部位选择负极板粘贴处，粘贴处尽量接近手术切口部位，但不小于15cm。

（2）保证粘贴负极板处皮肤完整、无瘢痕、毛发少、无金属植入物、肌肉丰厚、干燥。

（3）距离心电图（ECG）电极15cm以上。

（4）避免电流回路通过金属植入物、心脏、起搏器等。

（5）应根据手术部位选择功率大小，不可盲目加大输出功率，若使用效果不佳时应当首先检查刀头是否焦痂过多或使用次数过多，必要时更换新电刀笔。

（6）电刀笔切割组织所产生的烟雾有害，应当及时吸净。

（7）暂时不用的电刀笔应置于绝缘锐器盒中或存放于单独区域，避免意外触发。

（8）撕除负极板时，应当注意保护皮肤，去除负极板后，及时检查皮肤情况。

（9）负极板禁止切割和折叠。

（10）每日手术完成后应当擦拭回路线。

（二）双极电刀

1. 使用原理　双极电刀是一种电子式射频电流发生器,工作时电流在双极镊的两极之间经过,激发后能有效地产生电凝作用。

2. 操作流程

（1）用物准备:高频电刀主机、双极电凝镊、脚踏。

（2）连接电源线。

（3）连接双极脚踏。

（4）打开电源开关。

（5）连接双极电凝镊至主机。

（6）根据组织特性选择功率输出。

（7）术毕,关闭电源,收纳脚踏。

3. 使用注意点

（1）由于双极电刀电流仅在双极电凝镊两端之间交互,因此不再需要负极板。

（2）根据手术组织不同,选择不同的功率,靠近重要组织时,功率不易过大。

（3）焦痂附着处应当及时清理,避免影响工作效率。

（4）滴水双极应避免出水孔堵塞。

二、内 镜 系 统

（一）腹腔镜系统

腹腔镜技术是微创技术的代表,避免了传统手术的大切口及切口疼痛,腹腔镜使外科医师能以最小的腹壁创伤达到对腹腔的最大暴露,同时避免了腹腔内器官的持续体外暴露、蒸发、浆膜面干燥,减少了对腹腔内组织的触摸、挤压和牵拉,从而对腹腔内组织的影响明显减轻。

1. 腹腔镜系统组成

腹腔镜系统包括五类基本设备:摄像系统、光源系统、气腹系统、冲洗吸引系统和录像系统。

（1）摄像系统:腹腔镜手术时视频设备完全代替了术者的视觉感受,所以这些设备必须能够提供清晰的术野图像,以保证安全、精确的手术操作。现今多数医生在腹腔镜手术中使用 2-D 图像系统,依靠物体的深度和位置的间接印象来判断腹腔内脏器的空间关系。3-D 技术也在逐步地推广。

1）摄像机:现在使用的腹腔镜摄像机应用 1.27～1.7cm 硅偶电装置将影像转变成分散的像素。摄像机用纯白色光作为参考值进行校准后才能产生精确的彩色光谱（白色平衡）,因此在使用摄像机前需要自动或手动设置白色平衡,这样摄像机才能正确调节产生白色的每一原色的亮度。

2）监视器：腹腔镜手术时影像替代了医生的直觉视觉感受，因此高质量的视频系统至为重要。高分辨率的摄像机应连接高质量的监视器。

3）硬性内窥镜：现代腹腔镜管由杆状透镜、镜头间的空气间隙及用于补偿周边失真的透镜组成，由光纤把光线经腹腔镜传递到腹腔。影响镜管显像清晰的因素除了血液和烟雾污染外，更重要的是温度较低的镜管进入腹腔后表面起雾。通常 CO_2 进气管与进镜的套管相连，CO_2 灌注时也会使镜管冷却，使镜头起雾。所以在将腹腔镜置入腹腔前用碘伏纱球或棉签湿性擦拭镜头，可一定程度上防止进入腹腔后镜头起雾。

（2）光源系统

1）冷光源：腹腔镜系统的照明是由冷光源完成的。冷光源用的灯泡中充有卤素或氙气，过去内镜系统多使用卤素灯泡，而现在氙气灯泡已成为多数腹腔镜手术用的标准光源，现今已逐渐推广 LED 灯泡。

2）光导纤维：照明传输系统由光导纤维组成，冷光源的光经过光导纤维传输到内镜前端，照亮被观察物。

（3）气腹系统：腹腔镜手术时需要建立气腹以增加手术操作空间。

1）气腹机：是建立和维持气腹必不可少的设备。一个好的气腹机需要满足下列标准。①电子控制；②送气量至少达到 6L/min；③在气体经套管或吸引时漏出速率约1L/min 时，最少要维护腹腔内压为 8mmHg。理想的电子控制气腹机流速应达到 30L/min，这样在腹腔吸引时就不会使腹内压过于降低。

2）气腹管：向腹腔内输入气体的管路。

3）气体：CO_2 是目前用于建立和维持气腹的气体。CO_2 在血液中溶解度很高，因此，如果少量 CO_2 进入血液循环，可以很快吸收、排出，不会引起致命性的气体栓塞。

（4）冲洗吸引设备：腹腔镜手术时必须要有良好的冲洗吸引设备。冲洗流速最少应达到 1L/min。吸引管内径至少应该为 5mm，以便吸出烟雾、液体或血凝块。吸引头为多个侧孔，以便快速吸出血块和大量液体。

（5）录像设备：腹腔镜手术操作可以记录在录像带上以供教学和交流之用，应用高质量的录像机和录像带才能保证获得清晰的图像。

2. 操作流程

（1）用物准备：腹腔镜主机、腔镜器械包、中心供 CO_2。

（2）连接电源线及 CO_2 供气管。

（3）开机：包括监视器、摄像头、冷光源、气腹机。主机自检，确保各部分处于待机状态，并检查主副机图像传送是否正常。

（4）连接气腹管、光学视管（腔镜镜头）和光源线。

（5）待光源线与光学视管连接后，按下冷光源键，调整白平衡。光亮不合适时，通过冷光源机面板上的亮度调节按钮来调节光亮强度。

（6）调节气腹机压力及流量。根据手术要求设定气腹压力机流量，将气腹机调节为使用状态。

（7）手术结束后依次关闭各组成部分，再关闭电源，拔除 CO_2 供气管。

（8）收纳光学视管、导光束和气腹管。

（9）摄像头盖上防尘帽，并将有导针一端盖帽，妥善放置。

3. 操作注意事项

（1）提前检查摄像机、监视器、冷光源、工作站、气腹机等设备的电源连接及工作情况。

（2）专职人员及时拆卸、检查设备，将各种器械分类整理。

（3）镜头需放置于专用盒内，轻拿轻放，特别注意保护镜头斜面，手工清洗，用专用的擦镜纸擦拭，清洗抹干后要旋转检查清晰度，并套上保护帽，勿用手指触摸镜头，以免留下指印。

（4）导光束避免打折，应盘曲放置，其弯曲程度不能超过 90°，避免折成锐角，不用时不可悬吊，盘曲成直径大于 20cm 的圆圈，以防导光纤维折断，必须定期清洗纤维端面。每次用完及术前准备器械时，导光纤维都应做对光检查（方法是将其一端对光照射，若另一端看到一个个小黑点，则表明是折断的纤维，若截面的 20%～30%发黑，则需更换导光纤维）。

（5）光源：开机时亮度应从低到高调节，关机前应将亮度调至最低。若使用中突然断电，应等待 1～3min 再开电源，以保护灯泡，延长灯泡寿命。

（二）胆道镜系统

1. 工作原理　纤维胆道镜是近年来随着纤维光学的发展而发明的一种主要用来诊断胆道疾病的新的器械，是一条由许多光学纤维组成的软性空心管。通过胆道镜可以直接进入肝内外胆管的管腔内，直视病变且可取活检，有助于确定胆管病变的部位和性质。在胆道镜下还可进行取石及胆管狭窄扩张等治疗，尤其是胆道多发结石术后取石。

2. 操作流程

（1）用物准备：胆道镜主机、胆道镜器械、无菌冲洗水和取石网篮。

（2）连接主机电源线。

（3）打开主机、显示器开关。

（4）器械护士将无菌输液器头端交予巡回护士，连接无菌生理盐水。

（5）自检完成后，将连接头交予巡回护士，插入相应操作孔内，按下主机面板上的 lamp 键，打开光源。

（6）器械护士准备用物保护切口周围，避免布类打湿。

（7）使用完毕后关闭光源、电源，取出胆道镜镜头。

（8）操作软管在保证未打折的情况下放于储物盒内。避免碰撞、重压和过度弯折。

3. 使用注意事项

（1）提前准备无菌生理盐水进行冲洗。

（2）胆道镜器械应轻拿轻放，避免重力放下或摔落。

（3）操作时保持在直视下进行，动作轻柔，避免穿破窦道。

（4）收纳胆道镜时需避免弯曲、打折。

（5）避免锐器划破软镜表面的绝缘层，若有破口，应当及时更换或处理。

三、血管闭合系统

（一）数码超声刀

1. 使用原理 数码超声刀主机中的电能通过手柄中压电陶瓷转变为机械能，使刀头产生一定频率和振动幅度的能量。振动的刀头与组织接触后，蛋白氢键被打断，组织蛋白细胞变性形成黏滞凝固物，从而实现切割和止血效果。其能闭合 5mm 以下的血管。

2. 操作流程

（1）用物准备：包括超声刀主机、超声刀头、超声刀手柄线、扭力扳手和脚踏（选用）。

（2）连接主机电源线。

（3）打开电源开关，等待主机自检，自检完成后，standby 指示灯亮。

（4）器械护士连接超声刀线与超声刀头，并使用扭力扳手锁紧。

（5）巡回护士将超声刀手柄线与主机相连，调整为手动模式，按下 ready 键。

（6）器械护士按下手柄测试键，面板显示沙漏符号，直至提示检测完成。

（7）巡回护士根据手术要求调节参数。

（8）手术结束，首先关闭主机开关，再关闭电源开关。

（9）松解超声刀头与连线。

（10）手柄连线盘状环绕，避免重物碾压和过度弯折。

3. 操作注意事项

（1）根据所切割组织，选择合适的工作档位：高档位，切割快，止血差；低档位，切割慢，止血好。

（2）切割时应当保持适当的组织张力。

（3）根据组织特性选择合适的握力和压力。

（4）刀头避免持续激发，连续激发时间不超过 10s。

（5）组织尽量钳夹于刀头的前 2/3 部位，避免刀片之间无组织时激发刀头。

（6）刀头工作时，避免与金属器械接触。

（7）刀头不用时，使用湿纱布擦拭刀头进行降温。

（8）使用前测试时，将刀口张开，避免空激发刀头。

（9）尽量避免与高频电刀仪同侧，以免干扰。

（二）结扎束

1. 使用原理 结扎束是利用高频电能，通过钳口的压力，使人体组织内胶原蛋白和纤维蛋白组织变性，血管壁熔合形成永久性闭合管腔。其能闭合 5～7mm 的血管。

2. 操作流程

（1）用物准备：结扎束主机和适型刀头。

（2）连接主机电源线。

（3）打开电源开关，机器自检直至提示音完成。

（4）根据器械的不同选择正确的插孔插入。

（5）手动调节触摸屏，选择合适的功率。

3. 操作注意事项

（1）根据开放或腔镜手术选择不同型号及长度的刀头。

（2）术中及时清理刀头焦痂。

（3）提醒医生夹闭组织后应当直至提示音完成。

四、超声吸引系统

1. 工作原理　超声是一种超出人类听力范围频率的机械振动，通常大于 20kHz。低频超声是指每秒对组织进行数千次的压缩和扩张的超声。这种能量的影响力可以打破细胞壁，乳化组织，并取决于能量的性质，还可以凝结血管。当低频超声作用于生物组织时，会产生声空化、微声流和瞬时冲击加速度等物理效应，将弹性低的实质组织乳化吸除。由于神经、血管、胆管等重要组织具有弹性，不吸收低频超声的能量，得以保留。

2. 操作流程

（1）连接电源线、脚踏开关、吸引瓶、真空软管和挂架。

（2）安装手机，将生理盐水、冲洗吸引管、手机及连线与主机连接。连接前确保手机及连线的接头处干燥。

（3）开机，按下 setup 键，主机进行自检，（10s 左右）正常状态为主机无报警音。

（4）再次按下 setup 键，主机进行自检，（60s 左右）直至刀头发出一次振荡，机器发出提示音后，按下 preset 键，机器处于待机状态。

（5）使用时，根据组织质地选择相应的功率。

（6）术后应先关闭电源，再将各连线取下。

3. 使用注意事项

（1）为了防止吸引管路的堵塞，定期将刀头短暂地浸入无菌溶液中以清洗管道。如确实发生堵塞，将无菌导丝插入刀头末端，以去除堵塞。

（2）任何与此设备一同使用的电外科设备，应设置功率在 70W 以下进行操作。

（3）手术中可随时通过取消（再次按下）预设或线性键，将系统置于待机模式。

（4）超声作用时，术中避免与其他金属器械碰撞，否则会引起火花，损伤刀头。

（5）建议冲洗最低级别为30%（约 3ml/min），吸引最低级别为30%[约 7in（1in=2.54cm）或 180mmHg]。增加振动级别时，一定要增加冲洗级别。

（6）不使用时，将手机置于干燥的、不导电的表面，刀头不接触任何物体。

五、氩　气　刀

1. 工作原理　利用高频电极所产生的电压将氩气电离为氩气离子，将电极输出的凝血电流持续传递到出血创面。由于在工作时，形成了氩气隔离层，因此电流的导电性增强，并且以电弧的形式工作，止血速度较快。

2. 操作流程

（1）用物准备：氩气刀主机和氩气刀。

（2）连接主机与氩气刀。

（3）打开主机电源，等待自检。

（4）自检完成后显示操作面板即可使用。

3. 使用注意事项

（1）使用氩气刀时，应注意调节氩气的流量和氩束凝的功率。

（2）由于氩气为非接触式止血方法，在使用时应当避免与组织直接接触。

（3）注意凝血时组织的变化，避免过度止血。

六、喉返神经监测仪

1. 工作原理　喉返神经损伤是甲状腺手术最严重的并发症之一，单侧喉返神经损伤易引起声音嘶哑，双侧喉返神经损伤易引起呼吸困难或窒息。通过术中神经监测（intraoperative neuromonitoring，IONM）能有效降低术中喉返神经损伤的发生率。

术中神经监测是利用电生理原理，在术中通过电刺激运动神经，形成神经冲动，并传导至支配肌肉产生肌电信号，形成肌电图（electromyography，EMG）波形及提示音，进而判断神经功能的完整性。其正确使用可帮助外科医生在术中正确辨识与定位喉返神经，同时判断神经的"损伤点"。

术中神经监测系统由记录端、刺激端、EMG 监测仪、界面盒、抗干扰静音检测器和患者模拟器等组成。

2. 操作流程

（1）喉返神经监测仪主机置于远离其他电子设备的位置。

（2）在消毒铺巾前，将电极一端插入需要监护的运动神经所支配的相应肌肉群中。

（3）将电极另一端插入患者界面盒，以颜色区分不同的电极。

（4）打开主机电源开关，并自检。

（5）自检完成后选择相应的参数设置。

（6）按下 electronic 键，检查电极的阻抗。

（7）回到主监护界面，检查 EMG 的基线值。

（8）调节事件阈值和刺激强度。

（9）将抗干扰线连接至靠近电手术或其他设备输出插孔的地方。

（10）将抗干扰线的另一端插入主机背后的抗干扰插口中。

（11）使用完成后关闭电源，拔除插入肌肉群的电极。

3. 操作注意事项

（1）接地和回路电极不应缠绕，保持并行。

（2）手术中电外科产品都应当使用抗干扰线夹进行隔离。

（3）根据手术部位和要求选择合适的电刺激功率，通常选择 1～3mA。

（4）摆放体位时，注意保护气管插管，避免插管移位过多影响电流回路。

七、自体血血液回收机

1. 使用原理 是利用患者术中收集起来的血液，进行过滤、分离、清洗和净化后再回输给本人。通过负压吸收装置，将创伤出血或术中出血收集到储血器中，在吸引过程中与适量抗凝剂混合，经过滤后再利用高速离心的离心杯把细胞分离出来，把废液、破碎细胞及有害成分分流到废液袋中，用生理盐水对血细胞进行清洗、净化和浓缩，最后再把纯净、浓缩的血细胞保存在血液袋中，回输给患者。

2. 操作流程

（1）准备自体血液专用吸引头，供手术台使用。

（2）准备并连接肝素水、储血罐、离心杯和废液袋。

（3）调节肝素滴速，与手术出血速度适宜。

（4）储血罐达到出血量后，将血液灌注入离心杯，同时使用生理盐水进行清洗。

（5）血液分离完成后，将其导入血液袋中即可进行输注。

（6）更换新的血液袋，可重复上述过程。

3. 使用注意事项

（1）专人管理、安装、连接使用。

（2）保持中心负压通畅，吸引有效。

（3）抗凝药准备：肝素化生理盐水，即生理盐水 500ml+肝素 12 500U，抗凝药与吸血量比例为 1∶8。

（4）回收血液，准确记录回收量，遵医嘱及时输注。

（5）回收结束后，及时取出血液回收装置，按感染性废物处理。

（廖安鹊　古云霞　谭永琼）

第二节　手术室职业暴露预防

（一）职业暴露的概念及常见类型

职业暴露是指医务人员在从事临床诊疗、护理及科学实验等职业活动过程中，通过眼、口、鼻及其他黏膜、破损皮肤或非胃肠道接触含血源性病原体的血液或其他潜在传染性物质的状态。最常见的暴露类型为针刺伤、皮肤或黏膜暴露。

（二）标准预防概念

标准预防是针对医院所有患者和医务人员采取的一组预防感染措施。其包括手卫生，根据预期可能的暴露选用手套、隔离衣、口罩、护目镜或防护面罩及安全注射器，也包括穿戴合适的防护用品处理患者环境中的物品和医疗垃圾。

在手术室凡是接触过患者血液、体液、分泌物（不包括汗液）、非完整皮肤和黏膜的物品器材均应按标准预防进行处理，而普外科大部分肝、胆、胰的患者往往都患有各类血液性传播疾病，例如，乙型病毒性肝炎（乙肝）或携带者、丙型病毒性肝炎（丙肝）、梅毒、获得性免疫缺陷综合征等，对于这类检查结果明确的患者，应采取相应的预防隔离措施，以确保医务人员、辅助人员及患者的安全。

（三）手术室常见职业暴露环节

手术室由于治疗特殊性，需要长期接触患者血液和体液。尤其是普外科患者，各类血液性传播疾病如乙肝小三阳、乙肝大三阳、丙肝、梅毒、获得性免疫缺陷综合征等所占比例较大，开腹手术中切口暴露大，锐器如缝针、刀片、负压吸引等接触机会多，造成职业暴露的概率也较大。手术室易发生职业暴露的环节如下所述。

1. 静脉穿刺时 手术室套管针分为开放式套管针、密闭式套管针、具有自动激活型保护装置的密闭式安全型套管针（钢针退出时能自动锁闭针尖）。护士在穿刺时如果未事先评估患者的基本情况，未采取保护措施或使用开放式套管针容易发生职业暴露。

2. 更换病房自带液体，连接三通及输液延长管时 手术接台患者术前由于需要补液，进入手术室前已行静脉穿刺，手术室护士在连接三通时需要取下头皮针，由于操作顺序不当等原因也容易发生针刺伤。

3. 术中配合时 由于手术过程中需要广泛接触缝针、刀片、部分一次性用物的硬质包装材料（如锡箔纸包装），经常会误伤工作人员而造成职业暴露。

4. 更换或清洗负压吸引装置时 取出一次性负压吸引瓶时，由于压力变化较大，若操作不当，会造成盛满血液的吸引瓶内液体喷溅，引起皮肤或黏膜的血液暴露。

（四）手术室预防职业暴露措施

（1）手术前严格检查患者各项生化检查结果，确认患者是否有传染性疾病。

（2）若患者具有传染性疾病，应当告知手术相关人员，确保人人知晓。

（3）使用合适的防护用品：若患者为接触传播，手术者应当佩戴护目镜、双层手套、一次性防渗手术衣。手术用物尽量采用一次性剖口单及桌单，若使用的是布类，手术后应当使用双层黄色垃圾袋收纳，并在最外层贴上醒目标签，注明感染类型。

（4）控制手术间参观人员数量，避免手术门频繁开关。

（5）术中传递锐器时，使用"中间传递区"，减少锐器在器械护士与手术医生之间直接接取，中间传递区可使用弯盘或安全型手术托盘。

（6）更换三通时，注意操作顺序，可先连接通道，再取头皮针，取下的头皮针应放入指定位置或直接放入锐器盒。

（7）行静脉穿刺时，尽量选用密闭式安全套管针或者具有自动激活型保护装置的密闭式安全型套管针，必要时佩戴手套。

（8）无菌物资应当单独存放于储物盒中，巡回护士在供应物资时，外包装应直接放入相应的回收桶中，以减少接触机会。

（9）更换负压吸引时，应当首先解除所有的连接口，再将吸引口密闭后取出。特殊感染患者手术时，巡回护士应当佩戴护目镜再进行更换。

（五）发生职业暴露后正确处理流程

1. 针刺伤的局部紧急处理

（1）挤：在伤口近心端轻轻挤压，尽可能挤出损伤处的血液。

（2）冲：使用流动水进行冲洗。

（3）消毒：使用碘伏溶液消毒伤口，必要时包扎伤口。

2. 皮肤、黏膜暴露后的局部紧急处理

（1）皮肤接触患者的血液、体液后应立即用流动水清洗被污染的皮肤。

（2）黏膜暴露（如血液飞溅到眼内）应立即用生理盐水冲洗被污染的黏膜。

3. 进一步处理

（1）复印患者的检验单结果。

（2）填写职业暴露登记表，手术室护士长签字确认。

（3）到职工保健科或急诊科做相应的检查及处理。

4. 上报 根据相关规定完成各级上报。

（谭永琼 廖安鹊 叶 红）

第三节 手术室巡回护士职责

（1）术前一日通过电子病历及访视记录单，了解患者病情、手术名称及术中所需特殊用物等，根据需要做好术前准备。

（2）检查手术间层流状态，调整室温和湿度。

（3）检查手术间体位摆放用物、各类辅助物品、液体，一次性耗材有效期、包装、种类，各种仪器设备功能状态。

（4）依据三方核查表认真核查手术相关信息并签字。

（5）做好心理护理，操作前解释，减轻患者紧张。

（6）检查手术区皮肤情况，根据手术需要备皮。

（7）根据手术风险、时长、患者基本情况，选择留置针型号和穿刺部位。

（8）正确交接患者，做好约束工作，防止坠床。

（9）正确安置手术体位，做好术中压疮的评估及防范。

（10）做好患者的保暖，基础情况差及手术时间长的患者应优先使用加温毯；防止术中低体温，输注液体及腹腔冲洗液体应尽量加热。

（11）术前与器械护士共同清点手术用物，并做好各种记录。

（12）按照操作规范使用各类仪器，注意维护保养。

（13）术中坚守岗位，密切观察手术进展，随时供给手术所需物品。根据术前风险评估表充分估计术中可能发生的意外，做好应急准备工作，及时配合抢救。指导器械护士预判并提前准备手术物资。

（14）严格执行"三查七对"，监督手术人员的无菌技术及无瘤技术操作。

（15）人员管理：控制手术间参观人员，减少手术门频繁开关以免影响层流。

（16）在手术开始前、关闭体腔前、关闭体腔后及缝合皮肤前与器械护士共同清点手术用物的数目和完整性。

（17）术中密切关注各种管道，准确记录出入量。

（18）正确留送手术标本，注意信息准确，数量正确，书写工整，送检方式正确。

（19）患者离开手术间前整理患者着装，维持患者自尊及隐私。

（20）准确填写各项医疗文书，正确交接。

（21）整理手术间物品，监督保洁人员规范完成手术间的清洁卫生。

（22）注意协调手术间的工作氛围，及时有效地与手术团队沟通。

（谭永琼　古云霞　徐淑芳）

第四节　手术室器械护士职责

（1）术前一日了解患者手术名称及手术医生的特殊要求，熟悉局部解剖及手术步骤。

（2）提前 30min 洗手，整理无菌桌并准备手术物品，与巡回护士共同准确清点手术用物，确保首次清点无误。

（3）协助手术者消毒铺巾，严格遵守无菌操作原则，保持手术台面整洁、干燥，如有污染应立即更换。

（4）术中密切观察手术进展，准确无误地传递手术需要物品，密切配合手术者，保证手术顺利进行。保持用后手术器械无血迹，保证手术野、器械盘及无菌桌干燥、整洁，手术器械摆放有序，术中可能污染的器械及物品，应专门放置，防止污染扩散。

（5）术中若遇大出血、心搏骤停等意外情况，应沉着冷静，及时与巡回护士完成抢救工作。

（6）在手术开始前、关闭体腔前、关闭体腔后及缝合皮肤前与巡回护士共同清点手术用物数目，同时检查用物的完整性。

（7）术毕协助擦净伤口及引流管周围的血迹。

（8）妥善保管手术标本，及时将手术标本交予巡回护士留送。

（9）按要求正确处理手术后物品。

（谭永琼　成　俊　刘宗琼）

第二章　甲状腺手术配合

第一节　相关解剖学基础

甲状腺分左、右两叶，黏附在喉和气管起始部的两侧，两叶由甲状腺峡部连接。甲状腺峡部常有一个垂直向上的锥状叶，为甲状腺舌管的残余物，伸至环状软骨和甲状软骨的前方。甲状腺由两层被膜包裹，内层为甲状腺固有膜，较薄，紧贴着腺体；外层为甲状腺外层被膜，较厚，与内层被膜借疏松纤维组织连接，两层被膜间隙内有动脉和静脉网，另在左、右两叶的背面，附着 4 个甲状旁腺（图 2-1-1）。

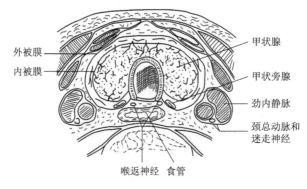

图 2-1-1　甲状腺横切面

甲状腺的血液供应主要来自两侧的甲状腺上动脉和甲状腺下动脉，这两支动脉的分支不但在一侧相互有吻合，且与对侧分支沟通，并且这些分支还与喉部、气管、咽部、食管的动脉分支都有吻合。因此在施行甲状腺大部切除术时，可以结扎两侧的甲状腺上、下动脉，残余甲状腺和甲状旁腺仍有足够的血液供应。甲状腺表面的丰富静脉网汇成上、中、下静脉干：上干伴行着甲状腺上动脉，汇入颈内静脉；中干常单行，横过颈总动脉的前方，汇入颈内静脉；下干数目较多，在气管前汇入头臂静脉（图 2-1-2）。

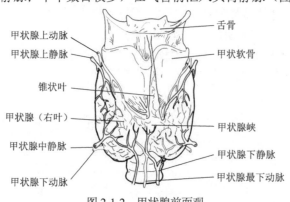

图 2-1-2　甲状腺前面观

在两侧的气管和食管间沟内有喉返神经通过，上行至甲状腺两叶的背面，交错于甲状腺下动脉的分支之间，所以在处理甲状腺下动脉时，易损伤喉返神经。喉上神经分内、外两支：内支为感觉支，经甲状舌骨膜进入喉内，分布在喉的黏膜上；外支为运动支，下行分布至环甲肌，与甲状腺上动脉贴近，因此在结扎甲状腺上动脉或分离延伸向上的甲状腺上极时应小心分离，避免损伤喉上神经。

收集甲状腺淋巴的淋巴结主要包括颈深淋巴结，以及气管前、甲状腺峡上方、气管旁、喉返神经周围淋巴结。

在甲状腺左右两叶的背面内侧，附着有甲状旁腺，数目常不定，一般有 4 个。腺体呈圆形或卵圆形、扁平，重 30～45mg，黄褐色，质软（图 2-1-3）。

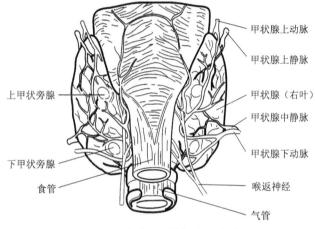

图 2-1-3　甲状腺及甲状旁腺（后面观）

（廖安鹊　刘宗琼　李德燕）

第二节　手术相关常见疾病

甲状腺疾病适应于外科手术治疗的指征如下所述。

（一）临床确诊的甲状腺恶性肿瘤

临床确诊的甲状腺恶性肿瘤包括甲状腺乳头状癌、甲状腺滤泡癌、甲状腺髓样癌、甲状腺低分化及未分化癌，还有一部分甲状腺来源的淋巴瘤也具备手术指征。

（二）伴有压迫症状的甲状腺良性疾病

伴有压迫症状的甲状腺良性疾病包括巨大结节性甲状腺肿、胸骨后甲状腺肿、桥本甲状腺炎等。

（三）其他

其他包括毒性结节性甲状腺肿、Grave 病、甲状腺腺瘤等。某些甲状腺良性包块虽不伴有压迫症状，但因包块较大，影响患者生活或心理，也可手术切除。

（廖安鹊　刘宗琼　李德燕）

第三节　常见体位

甲状腺手术常见体位为头颈过伸位（图 2-3-1）。

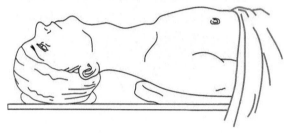

图 2-3-1　头颈过伸位

（一）体位摆放用物

体位摆放用物包括头圈、棉垫、肩枕、半圆形硅胶垫、束腿带和中单。

（二）体位摆放原则

（1）参加人员由手术医生、巡回护士、麻醉医生共同完成。

（2）充分暴露手术野。

（3）避免影响血液循环。

（4）防止发生压疮。

（5）保证液体通道顺畅。

（6）防止电外科损伤。

（三）体位摆放方法

（1）患者平卧于手术床中线，头顶部平齐手术床头侧边缘。

（2）中单放置于肘关节上 3～5cm 处。

（3）麻醉后放置肩枕，肩枕平齐肩平面下 2cm 处。

（4）头圈上垫棉垫，将头枕部放于头圈中空部。

（5）双上肢紧贴身体侧放置于手术床，并使用中单妥善将其固定于床缘两侧。

（6）膝关节下放置半圆形硅胶垫。

（7）高频电刀负极板贴于毛发较少、肌肉丰厚、血运良好并且靠近手术区域处。

（8）束腿带约束于膝关节上 3～5cm 处。

（9）液体通道建立在下肢，并固定稳妥。

（10）尿管等其他管道整理顺畅后固定于床旁，并使有刻度一面向外。

（四）体位摆放注意事项

（1）肩枕高度适宜，保证颈部手术野充分暴露，并保持适宜的张力，避免颈部过伸。

（2）头圈上应覆盖棉垫，以保证透气、减压、及时吸收少量的汗液及唾液。

（3）枕后部放置于头圈中空处，术中始终保持头部稳定，并防止枕部皮肤发生压疮、血肿、局部脱发。

（4）妥善固定麻醉插管，避免将加强管直接放置于鼻梁部、额部、颧骨部或眼部等部位，以免造成面部皮肤受压或其他意外伤害。

（5）骨突处，如骶尾部、足跟等，应结合手术及患者情况，充分评估并采取相应保护措施，避免发生压疮。

（6）为避免影响手术操作及术中便于巡回护士巡查，液体通道尽量建立于下肢，并加强固定，防止术中脱落。

（7）两侧上肢固定前保证指间关节处于功能位，并且与金属床缘无接触。

（8）膝关节下应当放置半圆形硅胶垫，以减轻手术时间过长所致的肌肉、神经疲劳。

（廖安鹊　谭永琼　夏青红）

第四节　常用仪器

甲状腺手术常用仪器包括高频单极电刀、双极电刀、超声刀、喉返神经监测仪（详见第一章第一节）。

第五节　甲状腺腺叶+峡部切除术手术配合

甲状腺腺叶+峡部切除术为甲状腺外科最小的手术。其适用于局限于单侧叶的甲状腺良性疾病或小于1cm的局限于甲状腺内的微小乳头状癌。

一、手术用物

（一）常规布类

常规布类包括手术盆、治疗巾、手术衣、剖口单、桌单和甲状腺单。

（二）手术器械

手术器械包括甲状腺器械包、超声刀头及连线。

（三）一次性用物

一次性用物包括一次性彭氏解剖器1个、双极电凝镊1个、电刀清洁片1张、一次性使用负压吸引管 1 套、10 号圆刀片 1 个、11 号尖刀片 1 个、甲状腺套针 1 套、一次性灯柄套 1 个、一次性无菌垃圾袋 1 个、纱布 10 张、3-0 丝线 2 包、2-0/T 丝线 2 包、5-0 丝线 2 包、一次性冲洗器 1 个，骨科引流管、一次性负压吸引器、手套按需准备。

二、手术体位

手术体位采用头颈过伸位（详见本章第三节）。

三、消毒铺巾

（1）消毒液：碘伏。

（2）消毒范围：上至下颌，下至乳头连线，两侧至腋后线。

（3）第一张治疗巾覆盖于乳头平面。

（4）将甲状腺单有绳端递予巡回护士，绳子绕患者耳后固定在头部，甲状腺单翻盖于患者头部。

（5）将第二和第三张治疗巾卷成团，分别置于颈部两侧。

（6）另备四张治疗巾，均 1/4 折，按照会阴侧、对侧、头侧、近侧顺序铺于切口周围。

（7）将剖口单纵行打开，对准手术切口铺开。

（8）将第一张桌单以头架为长轴横向铺开，将第二张桌单以手术床为长轴纵向铺开。

四、手术配合

（一）经胸骨切迹上一横指入路

1. 固定治疗巾　用角针 2-0/T 丝线缝合固定术野四周的治疗巾。

2. 切开皮肤、皮下及肌肉　备 10 号手术刀、组织镊、组织剪、皮肤拉钩、纱布和电刀笔。于胸骨切迹上一横指处切开皮肤、皮下组织及颈阔肌（图 2-5-1，图 2-5-2）。

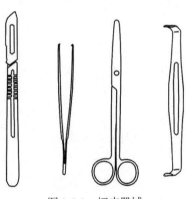

图 2-5-1　切皮器械

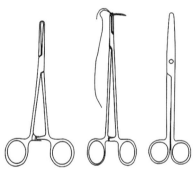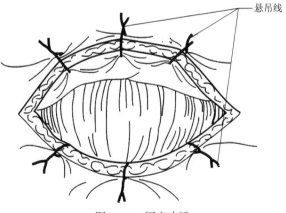

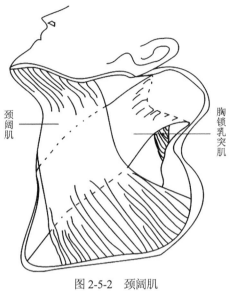

图 2-5-2　颈阔肌

颈阔肌

胸锁乳突肌

3. 分离、固定皮瓣　备组织钳、角针 2-0/T 丝线、组织剪和纱布。使用电刀、组织钳游离皮瓣。上、下皮瓣分别用纱布保护，角针 2-0/T 丝线将皮瓣翻转固定（图 2-5-3，图 2-5-4）。

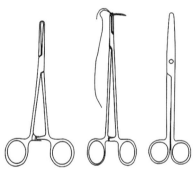

图 2-5-3　固定皮瓣器械

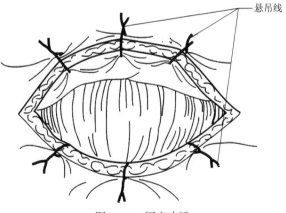

悬吊线

图 2-5-4　固定皮瓣

（二）暴露甲状腺

1. 准备用物 备 11 号尖刀片、甲状腺拉钩、组织钳、3-0 钳带线、2-0/T 钳带线、圆针 3-0 丝线、圆针 2-0/T 丝线（图 2-5-5）。

2. 暴露甲状腺 使用组织钳或敷料镊夹于颈白线两侧，用尖刀片、电刀或超声刀切开颈白线，用组织钳或甲状腺拉钩牵开两侧颈前带状肌群，暴露甲状腺（图 2-5-6）。

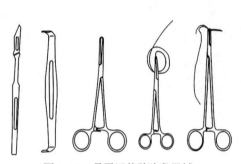 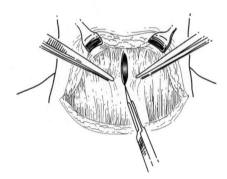

图 2-5-5　暴露甲状腺阶段器械　　　　　　图 2-5-6　切开颈白线

（三）处理甲状腺上、下极

1. 准备用物 备精细直角钳、弯蚊式止血钳、超声刀、双极电凝镊（图 2-5-7）。

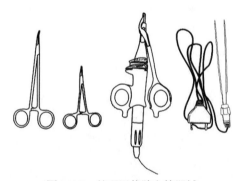

图 2-5-7　处理甲状腺血管器械

2. 处理上极 包括甲状腺上动脉和甲状腺上静脉。紧贴腺体结扎甲状腺上动脉前支，后支予以保留。

3. 处理下极 紧贴甲状腺处理甲状腺下动脉和甲状腺下静脉分支。

（四）处理峡部

1. 准备用物 备组织钳、弯蚊式止血钳、剥离剪、3-0 钳带线、2-0/T 钳带线、圆针 3-0 丝线、组织剪和超声刀（图 2-5-8）。

2. 切断峡部 甲状腺完全游离后，将腺体拉向对侧，使用血管钳钳夹、切断，钳带线结扎或缝扎，或直接用超声刀切断甲状腺峡部（图 2-5-9）。

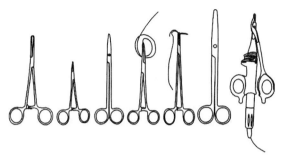

图 2-5-8 处理峡部阶段器械

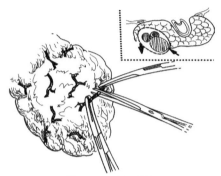

图 2-5-9 处理峡部

（五）切除甲状腺

接收标本：将切下的甲状腺置于标本盘内，标本盘内垫一张湿纱布予以保护。

（六）安置引流管，关闭切口

1. **用物准备** 持针器、组织镊、皮肤拉钩和组织剪。
2. **冲洗伤口** 用无菌生理盐水冲洗创面。
3. **选择引流管** 选择骨科引流管置于甲状腺床。
4. **缝合皮下** 圆针 3-0 丝线间断缝合皮下。
5. **缝合皮肤** 角针 3-0 丝线缝合皮肤，或用 5-0 可吸收线行皮内缝合，或皮肤黏合剂黏合皮肤。
6. **固定引流管** 用角针 2-0/T 丝线固定引流管（图 2-5-10，图 2-5-11）。

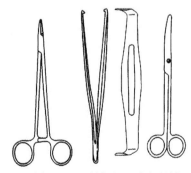

图 2-5-10 关闭切口阶段器械

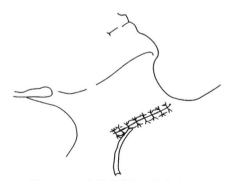

图 2-5-11 安置引流管，缝合皮下

（七）切口包扎

1. 保护切口　使用纱布或小棉垫垫于切口处。

2. 固定　用三条胶带，一条宽胶带齐下颌缘封闭于纱布上，另外两条在纱布上交叉固定。

（廖安鹊　刘宗琼　张德容）

第六节　腔镜下甲状腺手术配合

传统的甲状腺开放手术在颈部会残留手术切痕，对患者尤其是女性患者造成一定的心理影响。腔镜下甲状腺手术可以避免颈部切口，但由于需要经过胸壁建立隧道，并不微创。其适用于对美容有很高要求的患者。

一、手术用物

（一）常规布类

常规布类包括手术盆、治疗巾、手术衣、剖口单和桌单。

（二）手术器械

手术器械包括腔镜普通器械、腔镜特殊器械、腔镜甲状腺专用器械（皮下剥离器械）和腔镜超声刀。

（三）一次性用物

1. 常规物品　一次性灯柄套1个、腔镜套针1板、仪器防菌隔离罩1个、纱布10张、纱球5个、一次性碘伏消毒湿棉签1袋、一次性吸引管1根、20ml和10ml注射器各1副、骨科引流管1根、负压引流器1个、2-0/T丝线1包、3-0可吸收线1根。

2. 特殊用物　手套缝扎的标本袋1个、生物蛋白胶1支、蛋白胶腔镜配合管1支。

二、手术体位

患者采用头颈过伸位（详见第二章第三节）。

三、消毒铺巾

（1）消毒液：碘伏。

（2）消毒范围：上至下颌，下至乳头连线，两侧至腋后线。

（3）将两张治疗巾均裹成团状，分别置于左、右颈部。

（4）4 张治疗巾 1/4 折铺于切口周围。

（5）剖口单纵行打开，对准手术切口处铺开。

（6）共使用两张桌单，第一张桌单长轴与床头支架平行铺开，第二张桌单长轴与手术床平行铺开。

四、手术配合

（一）建立手术操作空间

1. 建立第一个操作孔　备 11 号尖刀片、皮下剥离棒。在双侧乳头连线正中点，皮下注射肾上腺盐水，用 11 号尖刀片横向切开皮肤 1cm，使用皮下剥离棒剥离皮下组织至环甲软骨平面，即两侧乳头边界至环状软骨的连线（图 2-6-1）。

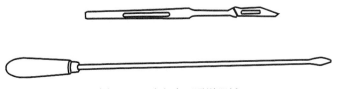

图 2-6-1　建立皮下通道器械

2. 建立气腔　备 10mm 穿刺鞘、气腹管和腔镜镜头。于此切口处置入 10mm 穿刺鞘，并连接气腹管，放入腔镜镜头。巡回护士开启气腹机，注入 CO_2 气体，压力设定为 6mmHg（图 2-6-2）。

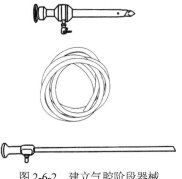

图 2-6-2　建立气腔阶段器械

3. 建立第二个操作孔　备 11 号尖刀片、中弯止血钳、5mm 穿刺鞘、角针 2-0/T 丝线和超声刀。在左侧乳晕斜上方与正常皮肤交界处，皮下注射肾上腺盐水，用 11 号尖刀片切开 0.5cm 的切口，中弯止血钳扩张皮下后，置入 5mm 穿刺鞘。穿刺鞘于皮肤表面处使用角针 2-0/T 丝线固定穿刺鞘，放入超声刀（图 2-6-3）。

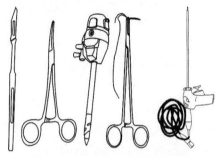

图 2-6-3　建立第二个操作孔器械

4. 建立第三个操作孔　备 11 号尖刀片、中弯止血钳、5mm 穿刺鞘、角针 2-0/T 丝线和腔镜无损伤钳。在右侧乳晕斜上方与正常皮肤交界处，与第二个操作孔同法置入、固定一个 5mm 穿刺鞘，放入腔镜无损伤钳（图 2-6-4，图 2-6-5）。

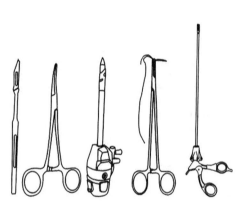

图 2-6-4　建立第三个操作孔器械

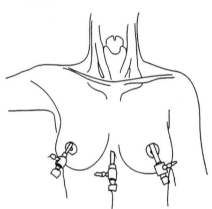

图 2-6-5　操作孔建立完成

（二）切除肿瘤

1. 分离组织　超声刀切开颈白线，显露出甲状腺，切断甲状腺峡部，显露气管，按开放手术原则，完整切除甲状腺腺叶或甲状腺全切。必要时行中央区淋巴结清扫。

2. 取标本　取一只任意型号的手套，使用丝线将开口端扎紧，沿五指根部剪开，制成标本袋。利用手套自制的标本袋，经正中孔取出甲状腺包块，送术中冷冻切片。如报告提示良性，肾上腺盐水冲洗创面，吸尽积液（图 2-6-6）。

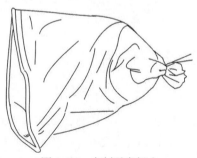

图 2-6-6　自制手套标本

3. 缝合白线　确认无活动性出血后，将生物蛋白胶喷于创面，腔镜下用 3-0 可吸收线缝合白线。

4. 安置引流　放置骨科引流管，固定于一侧乳晕切口处，接负压引流器。

（三）清点物品，关闭切口

（1）器械护士及巡回护士共同清点器械、纱条和缝针无误后，退出腔镜器械，关闭气腹。

（2）3-0 可吸收线缝合切口。

（廖安鹊　干　琳　唐贵明）

第七节　甲状腺全切除+颈部淋巴结清扫术手术配合

一、手术用物

（一）常规布类

常规布类包括手术盆、治疗巾、手术衣、剖口单、桌单和甲状腺单。

（二）手术器械

手术器械包括甲状腺器械包、超声刀头及连线、甲状腺拉钩、S 形拉钩和专用剥离剪。

（三）一次性用物

一次性用物包括彭氏解剖器 1 个、电刀清洁片 1 张、双极电凝镊 1 个、一次性使用吸引管 1 套、甲状腺套针 1 板、一次性灯柄套 1 个、一次性无菌垃圾袋 1 个、一次性使用冲洗器 1 个、纱布 10 张、45cm×45cm 薄膜 1 张、10 号圆刀片 1 个、11 号尖刀片 1 个，3-0 丝线、2-0/T 丝线、5-0 丝线、4-0 记忆合金线、4-0 可吸收线、止血产品、手套按需准备。

二、手术体位

患者采用头颈过伸位（详见第二章第三节）。

三、消毒铺巾

（1）消毒液：碘伏。

（2）消毒范围：上至下颌，下至乳头连线，两侧至腋后线。

（3）将第一张治疗巾覆盖于乳头平面。

（4）将甲状腺单有绳端递予巡回护士，绳子绕患者耳后固定在头部，甲状腺单翻盖于患者头部。

（5）将第二、第三张治疗巾卷成团分别填塞于颈部两侧空隙。

（6）另备四张治疗巾，均1/4折，按照会阴侧、对侧、头侧和近侧顺序铺于切口周围。

（7）将剖口单按照纵轴打开，对准手术切口铺开。

（8）第一张桌单以头架为长轴横向铺开；第二张桌单以手术床为长轴纵向铺开，铺盖手术床尾及托盘。

四、手术配合

（一）胸骨切迹上低领口入路

1. 取颈部低领弧形切口 备 10 号手术刀、组织镊、组织剪、皮肤拉钩、纱布和彭氏解剖器，切开皮肤、皮下组织及颈阔肌（图 2-7-1）。

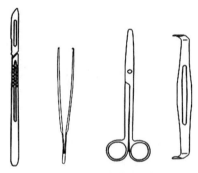

图 2-7-1 切皮阶段器械

2. 分离皮瓣 使用彭氏解剖器分离组织，上至甲状腺软骨上缘，下至胸骨上窝，分别用纱布保护。用组织钳钳夹于颈阔肌边缘，牵开颈阔肌，分离后安装甲状腺自动拉钩（图 2-7-2）。

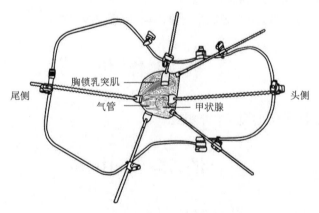

图 2-7-2 甲状腺自动拉钩牵拉甲状腺

（二）暴露甲状腺

（1）备 3-0 和 2-0/T 钳带线，丝线剪去 1/3，备用圆针 3-0 丝线、甲状腺拉钩、11 号尖刀片和组织钳（图 2-7-3）。

（2）沿颈白线切开，用甲状腺拉钩牵开两侧颈前带状肌群，暴露甲状腺。切割电凝止血可用彭氏解剖器或超声刀（图 2-7-4）。

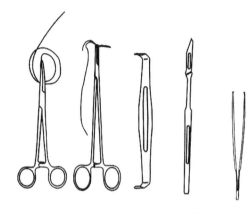

图 2-7-3　暴露甲状腺阶段器械

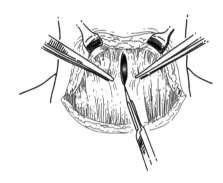

图 2-7-4　切开颈白线

（三）处理甲状腺峡部

（1）准备用物：备甲状腺拉钩、组织钳、超声刀、剥离剪、双极电凝镊、3-0 或 2-0/T 钳带线和圆针 3-0 丝线（图 2-7-5）。

（2）调整甲状腺拉钩，使其充分暴露，使用组织钳提起峡部下缘，用超声刀紧贴气管横断峡部，继续切除锥体叶，剥离剪分离环甲间隙，可用双极电凝镊、3-0 或 2-0/T 钳带线和圆针 3-0 丝线缝合小血管进行止血，用超声刀紧贴甲状腺，切断环甲间隙内软组织，游离甲状腺外侧（图 2-7-6）。

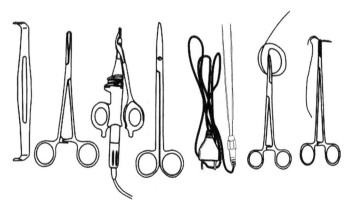

图 2-7-5　处理甲状腺峡部阶段器械

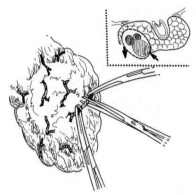

图 2-7-6　处理峡部

（四）游离甲状腺外侧缘及血管

用超声刀移行凝闭甲状腺中静脉及上极血管各分支。

（1）处理甲状腺上极各血管：包括甲状腺上动脉和甲状腺上静脉。备冲洗器、双极电凝镊、剥离剪和 3-0 钳带线。处理上动脉时，使用冲洗器装入生理盐水降温，防止超声刀、双极电凝镊对神经的损伤，剥离剪切断上极血管前支，显露喉返神经并注意保护，甲状腺上动脉需用超声刀或 3-0 丝线双重结扎（图 2-7-7，图 2-7-8）。

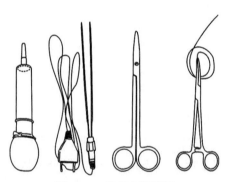

图 2-7-7　处理血管器械

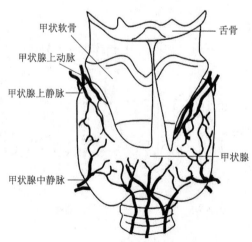

甲状软骨
舌骨
甲状腺上动脉
甲状腺上静脉
甲状腺
甲状腺中静脉

图 2-7-8　处理甲状腺上极血管

（2）甲状腺外侧缘用精细直角钳游离甲状腺下动脉和甲状腺下静脉。用超声刀尽量紧贴甲状腺，离断腺体背面，用双极电凝镊处理甲状腺后被膜，凝闭血管终末支，保留甲状腺上动脉后支，以保证甲状旁腺的血供。备圆针 3-0 丝线进行缝扎（图2-7-9，图2-7-10）。

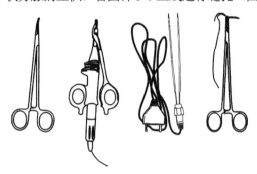

图 2-7-9　处理血管器械

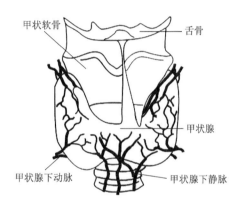

图 2-7-10　游离甲状腺下动脉和甲状腺下静脉

注意：保护甲状旁腺，如果切除组织疑为甲状旁腺则切除一小部分送检，将其余组织用干净湿纱布进行包裹。术中冷冻结果如为甲状旁腺组织则需重新回植，术毕前将组织移植于胸锁乳突肌上。

（五）切除甲状腺

（1）用物准备：精细直角钳、剥离剪、超声刀和 20 号圆刀片（图2-7-11）。

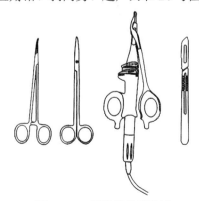

图 2-7-11　切除甲状腺器械

（2）用湿纱布将甲状旁腺轻柔推开，使用剥离剪分离甲状旁腺，横断悬韧带，从甲状腺下动脉旁寻找同侧喉返神经予以保护，超声刀移行凝闭、直角钳钳夹于甲状腺周围，剥离剪将其切除。

（3）将切下的肿瘤标本盛于标本盘内，使用刀片切开甲状腺组织（此时所用器械不再用于手术，不允许用手直接接触）。

（4）当肿瘤切除后，及时更换手套和器械，所有接触过肿瘤的器械均放置于标本盘内，严禁再用于正常组织，以免器械上肿瘤细胞种植转移。

（5）根据术中情况同法切除对侧甲状腺。

（六）淋巴结清扫

1. 中央区淋巴结清扫 沿带状肌内侧切至两侧颈总动脉之间，延舌骨下缘到胸骨柄上缘行中央区淋巴结清扫。用双极电凝镊对小血管进行电凝止血，备超声刀、直角钳和弯蚊式止血钳将颈总动脉下份与气管之间疏松筋膜组织进行游离后，显露喉返神经并注意保护。备 3-0 或 2-0/T 钳带线、圆针 3-0 丝线结扎或缝扎（图 2-7-12，图 2-7-13）。

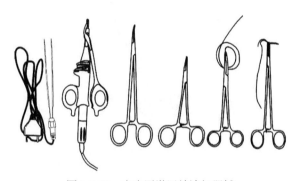

图 2-7-12　中央区淋巴结清扫器械

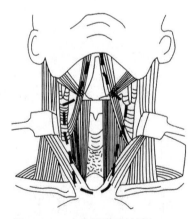

图 2-7-13　中央区淋巴结清扫

2. 颈侧区淋巴结清扫 备直角钳、敷料镊、3-0 钳带线和圆针 3-0 丝线，以结扎或缝扎止血（图 2-7-14，图 2-7-15）。

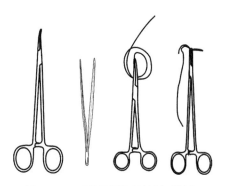

图 2-7-14 颈侧区淋巴结清扫器械

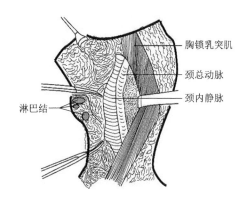

图 2-7-15 清扫颈侧区淋巴结

（1）调整甲状腺拉钩的位置，将胸锁乳突肌与带状肌之间切开，牵开、暴露颈鞘，用剥离剪剪开，组织钳进行分离，可用超声刀或双极电凝镊进行止血。

（2）沿颈内静脉逐一清扫右颈 2、3、4 区淋巴结，向外侧清扫 5 区淋巴结进行分离。注意保护颈丛分支、副神经及臂丛神经、迷走神经、膈神经，准备地塞米松滴入甲状腺周围神经以预防神经水肿。

（七）冲洗术野，严密止血

1. 创面止血 可用电凝、相应止血产品放于甲状腺创面止血。

2. 冲洗伤口 用无菌生理盐水进行创面冲洗，预防创面的感染。

（八）安置引流管、关闭切口

（1）准备用物：持针器、组织镊、甲状腺拉钩和组织剪（图 2-7-16）。

（2）由器械护士和巡回护士共同清点纱布、器械等用物无误后关闭切口。

（3）选择引流管：将骨科引流管于胸骨上窝中份开口安置于中央区和颈侧区（图 2-7-17）。

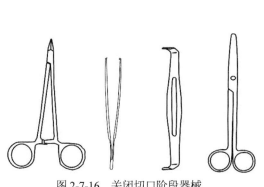

图 2-7-16 关闭切口阶段器械

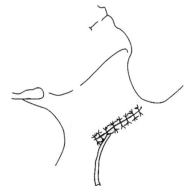

图 2-7-17 安置引流管，缝合皮下

（4）用角针 2-0/T 丝线固定引流管。

（5）4-0 可吸收线连续缝合颈白线。

（6）4-0 可吸收线间断缝合皮下。

（7）4-0 记忆合金线缝合皮肤。

（九）切口包扎

1. 固定 用三条胶带，一条宽胶带齐下颌缘封闭于纱布上，另外两条在纱布上交叉固定。这有利于伤口的减张，防止患者术后伤口裂开。

2. 保护切口 使用纱布或小棉垫垫于切口处。

（彭 巧 徐淑芳 熊书君）

第八节 围手术期关注点

一、术前关注点

（1）建立访视制度，根据年龄、手术情况等访视重点患者，做好术前宣教。

（2）心理护理：注重沟通，了解患者需求，解答患者手术相关疑问，鼓励其做好手术配合。

（3）相关知识宣教：针对于输液、导尿等侵入性操作应当做好充分宣教，使患者知晓操作的必要性和配合要点。

（4）建立静脉通道：甲状腺手术由于操作部位及手术人员站立位置限制，静脉通道尽量建立于下肢，留置针型号选择 18G 或以上。

（5）皮肤保护：根据手术时长、营养状况、术前活动情况、禁食禁饮等评估患者压疮风险，必要时填写难免压疮风险评估表，对于易发压疮部位尤其是枕部、耳郭、肩胛、骶尾、足跟等处采用适当措施进行保护。

（6）防止发生电外科损伤：双上肢固定于床缘侧时，避免和金属床缘接触，防止发生旁路灼伤。

（7）体位摆放：甲状腺手术需采用头颈过伸位，摆放体位时应当根据患者身形及脖颈长度调整高度，在摆放时，应注意对颈椎的保护，避免力量、角度过大和放置速度过快。

（8）安全核查：严格执行安全核查制度，应用开放性问答方式核对患者手术相关信息，包括医疗文书、术中使用药物、手术标记等。

（9）层流管理：手术开始前，检查层流工作情况，登记相关参数如温度、湿度等。

二、术中关注点

（1）再次安全核查：手术切皮前应当严格按照三方核查表，由手术医生、麻醉医生、巡回护士和器械护士分别唱念相应工作完成情况并签字。

（2）手术无菌区域维持：甲状腺手术中，外科医生站立位置距离麻醉医生工作台较近，应当在手术开始前，适当移动麻醉工作台与手术床距离，并且加强监督，避免手术区域的污染。

（3）层流手术间管理：根据空气净化原理，手术过程中应当减少手术门的开闭，保持手术间压力状态。

（4）参观人员管理：严格限制手术间参观人员人数，并且防止参观人员污染手术人员及手术区域。

（5）低体温防护：根据手术时长和患者情况，采取不同的保暖措施，如覆盖保温毯、提高室温、使用温盐水冲洗等。

（6）正确提供手术物资：关注手术进程，提前了解手术所需物资并准备。使用后应当按照医疗文书要求粘贴合格证。

（7）及时、正确记录医用物资：包括器械、敷料、缝针、刀片、特殊用物等应及时记录。

（8）确保标本正确：术中左、右甲状腺和各部位淋巴结应及时收纳，并与医生确认至少两次，标本送检时，注意病检单与标本名称相符。

（9）保证冷冻结果准确传达：术中冷冻结果查验完成后，将原始报告单予手术医生阅读，禁止口头汇报，报告单应当妥善保管，避免遗失。

（10）关注生命体征及液体出入量：持续关注患者生命体征，关注补液量和尿量。

三、术后关注点

（1）防坠床：患者拔管前后烦躁期，巡回护士或者手术医生应当守护于床旁，并妥善固定患者，避免发生坠床。

（2）检查皮肤情况：及时检查患者各部位皮肤情况，若出现皮肤伤害应当做好记录和交接，便于术后处理。

（3）正确留送标本：新鲜标本尽量在半小时内送检，标本固定液应当浸没标本，并尽量保证标本液为标本体积的5～10倍。

（4）保护患者隐私：术毕，及时为患者擦去多余血迹，并系好衣物，维持患者自尊。

（5）正确记录出入量：根据术中补液情况，准确记录出入量。

（6）引流管护理：标记各引流管名称，保证引流袋或引流瓶的引流状态。搬运患者时，防止拖拽拉出。

（7）巡回护士与器械护士共同依据术中记录单清点手术用物，禁止遗漏任何物品。

（廖安鹊 谭永琼 李 智）

第三章 乳腺手术配合

第一节 相关解剖学基础

成年女性乳房位于第 2～6 肋高度，浅筋膜浅深两层之间，胸大肌浅面，内侧近胸骨缘，外侧达腋前线。腺体有向腋窝角状突出称乳腺腋尾部。乳头位于乳房中心，周围色素沉着区称乳晕。乳房内主要由乳腺腺体和脂肪组成。

乳腺被结缔组织分隔为 15～20 个腺叶，每一腺叶分成很多腺小叶，腺小叶由小乳管和腺泡组成，是乳腺的基本单位。每个腺叶内有一个输乳管，以乳头为中心呈放射状排列，分成多个乳腺小叶，小叶末端扩大形成输乳管窦。腺叶之间结缔组织有许多与皮肤垂直的纤维束，一端连接皮肤与浅筋膜浅层；另一端连接胸大肌表面的浅筋膜深层，称为乳房悬韧带或库柏韧带。乳腺癌时，当癌细胞浸润韧带时，由于韧带两端固定，无延展性，牵拉皮肤，使皮肤表面形成小凹陷，即"酒窝征"（图 3-1-1）。

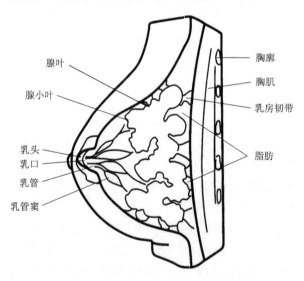

腺叶
腺小叶
乳头
乳口
乳管
乳管窦
胸廓
胸肌
乳房韧带
脂肪

图 3-1-1　乳房解剖（矢状图）

乳房的动脉分布来自腋动脉、肋间后动脉和胸廓内动脉的分支，静脉回流至与动脉同名的静脉。

乳房的淋巴网甚为丰富，其淋巴输出有四个途径：①乳房大部分淋巴液经胸大肌外侧缘淋巴管流至腋窝淋巴结，再流向锁骨下淋巴结；部分乳腺上部淋巴液可流向胸大肌、胸小肌间淋巴结，直达锁骨下淋巴结。通过锁骨下淋巴结后，淋巴液继续流向锁骨上淋巴结。②部分乳房内侧的淋巴液通过肋间淋巴管流向内乳淋巴结。③两侧乳房间皮下有交通淋巴管，一侧乳房的淋巴液可流向另一侧。④乳房深部淋巴网可沿腹直肌鞘和肝镰状韧带通向肝。

（朱道珺　徐淑芳　夏青红）

第二节　手术相关常见疾病

乳腺疾病适应于外科手术治疗的指征叙述如下。

（一）乳腺囊性增生

乳腺囊性增生是妇女多发病，常见于中年妇女，是乳腺腺体及周围细胞的良性增生。其适合手术治疗的情况包括：①如药物治疗后肿块无明显消退者，或观察过程中对局部病灶有恶性病变可疑时，应予以切除并做术中冷冻切片检查。②如有不典型上皮增生，则可结合其他因素决定手术范围。③如有对侧乳腺癌或有乳腺癌家族史等高危因素者，以及年龄大、肿块周围乳腺组织增生明显者，可做预防性单纯乳房切除术。

（二）乳腺导管内乳头状瘤

此病变多见于经产妇，主要症状是乳头溢出血性液体，而无疼痛。位于输乳管的乳头状瘤较少发生恶变，中小导管的乳头状瘤有恶变的可能。对年龄较大、乳管上皮增生活跃、有乳腺癌高风险的患者，可行预防性单纯乳房切除术。

（三）乳腺纤维腺瘤

乳腺纤维腺瘤常见于青少年女性，为良性病变。若肿瘤直径超过 7cm 及以上者称巨大纤维腺瘤，此病变可恶变为恶性叶状肿瘤。手术切除是去除纤维腺瘤唯一有效的方法，肿块必须常规做病理检查。

（四）乳腺癌

乳腺癌是女性最常见的恶性肿瘤之一。手术治疗是乳腺癌的主要治疗方法之一，还有辅助化学药物、内分泌、放射等治疗。手术适应证为国际临床分期 0 期、I 期、II 期及部分 III 期的患者，已有远处转移、全身情况差、主要器官有严重疾病、年老体弱不能耐受手术者属手术禁忌。目前应用的五种手术包括乳腺癌根治术、乳腺癌改良根治术、单纯乳房切除术、保留乳房的乳腺癌及乳腺癌扩大根治术。

（朱道珺　徐淑芳　夏青红）

第三节　常见体位

乳腺手术常规采取仰卧位,肌皮瓣重建乳腺手术体位见本章第七节(图 3-3-1)。

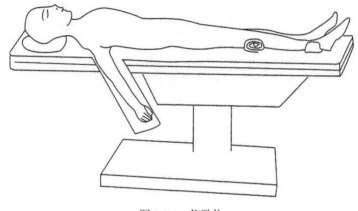

图 3-3-1　仰卧位

(一)体位摆放用物

体位摆放用物包括头枕、搁手板、泡沫垫、中单、半圆形硅胶垫、束手带、束腿带和棉垫。

(二)体位摆放原则

(1)参加人员应当由巡回护士、手术医生和麻醉医生共同完成。

(2)确保患者舒适安全。

(3)体位固定要牢固、舒适。

(4)充分暴露手术野,方便手术操作。

(5)确保术中呼吸通畅,不影响呼吸循环功能。

(6)保持静脉血液回流良好,避免外周血液回流受阻。

(7)避免压迫外周神经。

(8)上肢外展不超过 90°,保持患者肌肉、骨骼不会过度牵拉。

(9)防止发生体位并发症。

(10)患者体表不接触金属物品,以免电灼伤。

(三)体位摆放方法

(1)放置头枕于床头侧,中单上缘平齐肘关节上 5cm 处。

(2)患者仰卧于手术床中线。

(3)搁手板上放置泡沫垫,患侧上肢外展放于搁手板上,并使用束手带固定;健侧上肢紧贴身体侧,使用中单包裹、保护并固定。

(4)负极板粘贴于安全、离手术区域适当的位置。

（5）膝关节下放置半圆形硅胶垫。

（6）约束带固定于膝关节上 3～5cm 处。

（7）整理并固定各型管道，如尿管、输液通道等。

（四）体位摆放注意事项

（1）保持床单位干净、干燥、平整、无碎屑，一人一换。

（2）确保手术床处于层流区域内、两输液轨道中间。

（3）保暖：乳腺手术患者需褪去上衣，非必要情况下应当减少皮肤暴露，并及时覆盖棉被，且根据患者情况适当调整室温。

（4）防止腋神经损伤：上肢外展不超过 90°。

（5）防止发生压疮：术前评估患者压疮发生风险，在骨突处给予适当的保护；减少消毒液体及冲洗液体流入患者身下。

（6）防止发生电外科损伤：未外展侧上肢应处于功能位，且避免接触床缘金属。

（廖安鹊　谭永琼　干　琳）

第四节　常用仪器

乳腺手术常用仪器包括高频单极电刀和超声刀（具体操作方法详见第一章）。

第五节　乳腺良性肿瘤切除术手术配合

乳腺良性肿瘤是青、壮年妇女的常见乳腺肿瘤，其发病率仅低于乳腺增生和乳腺癌，居第三位。其中最常见者为乳腺纤维腺瘤和导管内乳头状瘤。手术切除是治疗这两种疾病的常用方法（图 3-5-1）。

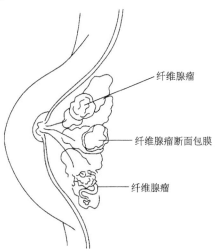

图 3-5-1　纤维腺瘤解剖图

一、手术用物

(一) 常规布类

常规布类包括手术盆、手术衣、治疗巾、桌单和剖口单。

(二) 手术器械

手术器械为乳腺器械包。

(三) 一次性用物

一次性用物包括一次性单极电刀笔 1 个、电刀清洁片 1 张、一次性使用吸引管 1 套、乳腺套针 1 板、一次性灯柄套 1 个、一次性无菌垃圾袋 1 个、纱布 10 张、纱球 5 个、3-0 丝线 1 包、4-0 丝线 1 包、5-0 丝线 1 包，无菌绷带、手套按需准备、20 号圆刀片 2 个、11 号尖刀片 1 个。

二、手术体位

患者采用仰卧位（详见本章第三节）。

三、消毒铺巾

（1）消毒液：碘伏。
（2）消毒范围：前至对侧锁骨中线，后至腋后线，上及锁骨及上臂，下及脐平线。
（3）用桌单铺垫术侧背部及搁手板。
（4）4 张治疗巾反折 1/4 铺于切口周围，用 4 把巾钳固定，注意保留术野标记线。
（5）纵向打开剖口单，对准标记线展开。
（6）第一张桌单长轴与手术床垂直，覆盖患侧上肢及头侧、头架，第二张桌单长轴与手术床平行，覆盖床下部及托盘。

四、手术配合

(一) 手术切口入路

1. 切口 使用 20 号圆刀 1 把、组织镊 2 把、纱布 2 张，在皮肤表面做一个以乳头为中心的呈放射状的切口，或以乳头为中心的皮肤弧形切口。乳晕区瘤为乳晕外弧形切口（图 3-5-2，图 3-5-3）。

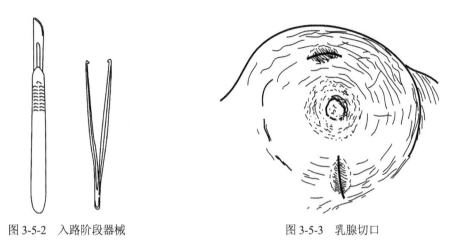

图 3-5-2　入路阶段器械　　　　　　　　　　　图 3-5-3　乳腺切口

2. 暴露术野　传递多齿拉钩用于牵开皮肤，暴露术野（图 3-5-4，图 3-5-5）。

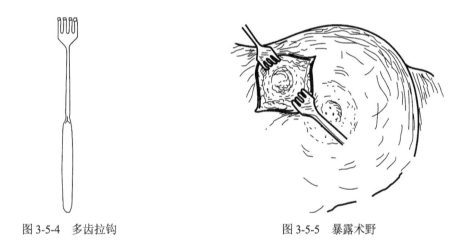

图 3-5-4　多齿拉钩　　　　　　　　　　　图 3-5-5　暴露术野

（二）切除肿瘤

1. 分离肿瘤　备组织钳、弯蚊式止血钳、3-0 钳带线和组织剪。使用组织钳将肿物提起，用组织剪或电刀笔和弯蚊式止血钳进行锐性或钝性分离（图 3-5-6，图 3-5-7）。

2. 切除肿瘤　使用组织剪或电刀笔切下肿瘤，电凝止血，对动脉性出血用圆针 3-0 丝线缝扎止血。

3. 术中冷冻　肿瘤离体后，经巡回护士、器械护士和手术医生核对后，及时将标本留送至病理科做术中冷冻切片，明确诊断，若为良性，关闭切口；若为恶性，进行乳腺癌根治性手术。

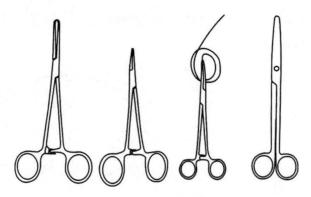

图 3-5-6　分离肿瘤阶段器械

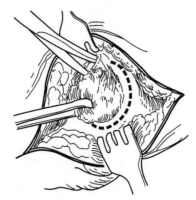

图 3-5-7　分离肿瘤

（三）清点用物，关闭切口

1. 选择引流管　选择橡皮条引流或乳腺引流管。

2. 关闭切口　角针 3-0 丝线缝合腺体。角针 5-0 丝线缝合皮肤。

3. 连接负压引流瓶　根据引流管选择负压引流瓶，并在引流瓶上注明安置时间和引流管名称。

4. 包扎　使用烧伤纱布、绷带加压包扎。

（廖安鹊　杨　霄　李　智）

第六节　乳腺癌改良根治术手术配合

乳腺癌是女性最常见的恶性肿瘤之一。全世界每年大约有 130 万人被诊断为乳腺癌，约 40 万人死于该疾病。根据病理分型，其可分为非浸润性癌、早期浸润癌、浸润性特殊癌、浸润性非特殊癌，其中前两种预后较好，后两种预后相对较差。

一、手 术 用 物

（一）常规布类

常规布类包括手术盆、治疗巾、手术衣、桌单和剖口单。

（二）手术器械

手术器械包括乳腺器械包、乳腺活检包和乳腺超声刀。

（三）一次性用物

一次性用物包括彭氏解剖器 1 个、电刀清洁片 1 张、一次性使用吸引管 1 套、乳腺套针 1 板、一次性无菌灯柄套 2 个、20 号圆刀片 1 个、11 号尖刀片 1 个、纱布 20 张、纱球 5 个、乳腺引流管 2 根、无菌绷带 2 个、45cm×45cm 医用粘贴膜 1 张、脑外专用粘贴膜 1 张、3-0 丝线 2 包、2-0/T 丝线 2 包、4-0 丝线 2 包、5-0 丝线 2 包，手套按需准备。如需植皮，还需准备灭菌凡士林纱布 1～2 张。

二、手 术 体 位

患者采用仰卧位（详见本章第三节）。

三、消 毒 铺 巾

（1）消毒液：碘伏。
（2）消毒范围：前至对侧锁骨中线，后至腋后线，上及锁骨及上臂，下及肚脐平行线。若需植皮，还需消毒相应的取皮部位。
（3）桌单 1 张铺于患肢下乳腺板上及患肢腋后线。
（4）双层治疗巾包裹手及前臂，绷带 1 个包裹、固定。
（5）4 张治疗巾 1/4 折铺于切口周围（如需取腹部皮肤植皮，则同时铺巾，上、下切口间用治疗巾隔开）。
（6）待消毒液干后，铺 45cm×45cm 医用粘贴膜。
（7）器械护士与医生共同铺剖口单，将包裹好的患肢穿过剖口单。
（8）第一张桌单长轴与手术床垂直，铺于头侧和搁手板上；第二张桌单长轴与手术床平行，覆盖托盘和床尾。
（9）于手术区域处粘贴脑外专用粘贴膜，使接水袋朝向主刀医生侧。

四、手术配合

（一）乳腺皮肤切口

1. 切口 备 20 号圆刀片、组织镊 1 把、纱布 2 张，以原包块为中心，采用纵或横梭形切口（图 3-6-1，图 3-6-2）。

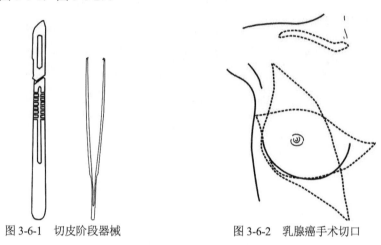

图 3-6-1 切皮阶段器械　　　　　　　图 3-6-2 乳腺癌手术切口

2. 剥离皮瓣 使用单极电刀或剥离剪剥离肿瘤周围皮瓣，在剥离过程中出血点使用电刀笔止血或 4-0 丝线结扎。

3. 暴露切口 传递多齿拉钩 2 把，向外牵拉皮肤，暴露术野（图 3-6-3，图 3-6-4）。

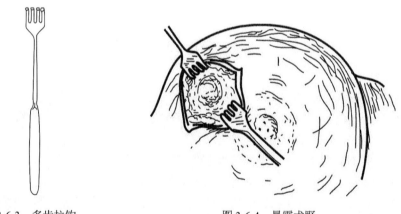

图 3-6-3 多齿拉钩　　　　　　　　图 3-6-4 暴露术野

（二）切除肿瘤，送病理检查

1. 分离肿瘤 备组织钳、弯蚊式止血钳、3-0 钳带线和组织剪。使用组织钳将肿物表面提起，用单极电刀、组织剪或弯蚊式止血钳进行锐性分离，电凝止血，动脉性出血用圆针 3-0 丝线缝扎止血（图 3-6-5，图 3-6-6）。

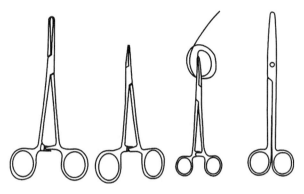

图 3-6-5　切除肿瘤阶段器械

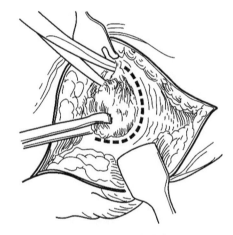

图 3-6-6　切除肿瘤

2. 切除肿瘤　组织剪或电刀笔切下肿瘤，4-0 或 5-0 钳带线结扎出血点。

3. 冷冻送检　肿瘤离体后，器械护士与巡回护士、手术医生共同确认标本，无误后立即将肿瘤送至冷冻室。待冷冻结果确认为浸润性癌以后，再行以下操作。

（三）游离皮瓣

1. 物品准备　组织钳、4-0 和 5-0 钳带线（带线根据医生习惯剪去 1/3）、组织剪、超声刀。

2. 游离皮瓣　备组织钳、超声刀、弯蚊式止血钳、钳带线和剥离剪。术者用组织钳钳夹切口缘，以利于牵拉。用电刀笔、超声刀或乳腺专用刀于真皮下网状层与皮下组织之间分离皮瓣。保留薄层脂肪和供应皮瓣的毛细血管。游离范围：上至锁骨，内侧至胸骨旁，外至背阔肌前缘，下至腹直肌上缘 1/3，将乳腺及上述游离范围内的皮下组织及腹直肌前鞘上 1/3 一并切除，从胸大肌筋膜面分离，术中出血使用电凝止血，也可用 4-0 或 5-0 钳带线结扎（图 3-6-7，图 3-6-8）。

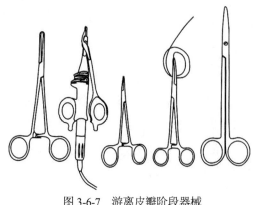

图 3-6-7　游离皮瓣阶段器械

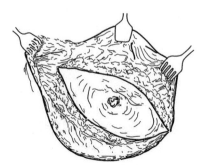

图 3-6-8　游离皮瓣

（四）切除乳房

备多齿拉钩、组织钳、20 号圆刀片、弯蚊式止血钳和剥离剪，将乳房从胸大肌表面切除，边切边电凝或结扎止血。

（五）清扫腋窝淋巴结及脂肪组织

1. 分离周围淋巴结　备弯蚊式止血钳、中弯止血钳、组织剪和钳带线。术者切开筋膜，解剖腋静脉，分离周围淋巴结及脂肪组织，出血点可用 4-0 或 5-0 钳带线结扎（图 3-6-9，图 3-6-10）。

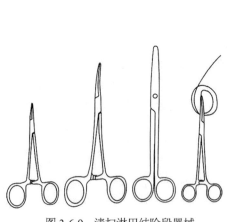

图 3-6-9　清扫淋巴结阶段器械

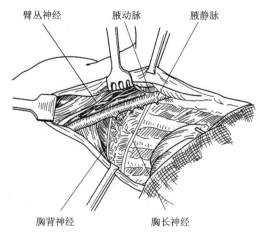

臂丛神经　　腋动脉　　腋静脉

胸背神经　　　　胸长神经

图 3-6-10　游离血管神经

2. 分离腋动脉的分支和腋静脉的属支　使用弯蚊式止血钳钳夹、组织剪切断，3-0 钳带线结扎，注意保护胸长神经及胸背神经。

（六）根据病情选择是否植皮

缝合切口应使皮瓣在无张力的情况下对合，若切口张力过大、缺损较大难以对合，应进行植皮术，达到创口 1 期愈合。多取腹部全厚皮片，制备成中厚皮片，回植于胸部创面，5-0 全长丝线缝合皮片边缘。碎纱布填塞后用皮片边缘缝合的 5-0 丝线反包扎固定。

（七）安置引流管，清点用物，关闭切口

1. 安置引流管　乳腺引流管两根，一根置于腋窝处，另一根置于皮瓣或创口下缘。

2. 关闭切口　器械护士、巡回护士共同清点纱布、缝针等术中用物，清点无误后，角针 3-0 丝线缝合皮肤。

3. 连接引流瓶　根据引流管型号，连接适型的负压引流瓶，并在引流瓶上注明引流管类型及日期。

4. 包扎伤口　使用油纱、烧伤纱布、绷带加压包扎。

（八）标本处理

1. 送病理检查　术毕术者解剖乳房组织中的淋巴结、癌肿及癌周围组织，医生与巡回护士共同清点后，将标本分类放置并及时送病理检查。

2. 处理剩余组织　其余组织置于塑料袋内，封口，按照病理性废物进行处理。

（廖安鹊　顾笑羚　夏青红）

第七节　乳腺癌乳房全切后即期背阔肌肌皮瓣移植乳房重建术手术配合

乳腺癌乳房全切后即期背阔肌肌皮瓣移植乳房重建术适用于：患者要求再造乳房、背阔肌组织量足够的患者。

背阔肌可取肌皮瓣范围：上靠近肩胛骨下缘，下至背阔肌末端的肌组织，内为后正中线，外至与前锯肌交界处。

背阔肌肌皮瓣移植相较于其他乳房重建方式有其特殊的优缺点，具体见表 3-7-1。

表 3-7-1　常见乳房重建方式优缺点

种类	优点	缺点
假体植入	手术创伤小	包膜挛缩、硬化
	手术相对简单	假体破漏
	手术、留院及恢复时间短	假体移位
		费用高
组织扩张器+Ⅱ期假体植入	手术时间短	包膜挛缩
	对于皮肤不够患者适用	有破漏可能
	可以调整外形	需行多次门诊治疗过程
		需再次手术

续表

种类	优点	缺点
背阔肌肌皮瓣移植	自体组织	术中变换体位
	重建乳房形态自然	供区皮肤瘢痕形成
	皮瓣可靠	略延长住院及恢复时间
	费用低	上肢功能有一定程度影响
		有皮瓣坏死可能
带蒂横向腹直肌肌皮瓣	自体组织	延长住院及恢复时间
（TRAM）移植	重建乳房形态自然	有皮瓣坏死可能
	兼行腹部美容	易形成腹壁疝

一、手术用物

（一）常规布类

常规布类包括手术盆、手术衣、剖口单、桌单和治疗巾。

（二）手术器械

手术器械包括乳腺器械和乳腺超声刀。

（三）一次性用物

1. 常规用物 一次性单极电刀笔 1 个、电刀清洁片 1 张、一次性使用吸引管 1 套、乳腺套针 1 板、一次性灯柄套 1 个、20 号圆刀片 2 个、11 号尖刀片 1 个、一次性无菌垃圾袋 1 个、纱球 10 个、乳腺引流管 4 根、一次性使用负压引流器 4 个、无菌绷带 1 包、45cm×45cm 医用粘贴膜 2 张、2-0/T 丝线 2 包、3-0 丝线 4 包、4-0 丝线 4 包、5-0 丝线 4 包、手套按需准备。

2. 特殊用物 2-0 可吸收线、4-0 可吸收线、3-0 钛镍金属记忆组织吻合器和相关止血产品。

二、手术体位

手术不同阶段患者分别采用仰卧位与侧卧位。下述为术前体位摆放，术中体位变化见手术配合步骤。

（一）体位用物（术前将两种体位用物均备齐）

体位用物包括头枕 1 个、腋枕 1 个、泡沫垫 1 个、沙袋 3～4 个、束腿带 1 个、束手带 1 个、单层搁手板 1 个、双层搁手板 1 个和包布数张。

（二）体位摆放方法（仰卧位阶段）

（1）患者仰卧于手术床中线，头部垫一软枕。

（2）腋下垫一腋枕，与腋窝距离以能通过一拳为宜。

（3）患侧上肢外展放于单层搁手板上。健侧上肢放于双层搁手板下层，垫包布并使用束手带固定。

（4）腰臀部放置一泡沫垫。

三、消 毒 铺 巾

（1）消毒液：碘伏。

（2）消毒范围

1）供皮区：上至颈后发际及患侧上臂，下至患侧大腿根部，内至健侧腋后线，外至患侧乳头平面（消毒此区域时，需由医生将患者固定为侧卧位，消毒完成后恢复为平卧位，再消毒患侧乳腺手术区）。

2）患侧乳腺手术区：上至锁骨上凹，下至肚脐平行线，前至健侧乳头平面，后与供皮区相连。

（3）铺巾

1）供皮区：（使患者成为侧卧位）消毒完成后先铺一张治疗巾于供皮区消毒范围内侧线，再加铺一张桌单；双层治疗巾包裹患侧上肢，无菌绷带 1 个缠绕固定；2 张治疗巾 1/4 折垫于健侧腰下，医用粘贴膜 1 张铺盖供皮区。

2）患侧乳腺手术区：恢复平卧位，3 张治疗巾 1/4 折后分别铺于切口上、下及对侧缘，并暴露术野，医用粘贴膜 1 张保护固定。

3）铺剖口单：剖口单展开，患侧上肢从剖口单孔内穿出，左右需覆盖手术床两侧搁手板。

4）铺桌单：桌单两张齐切口上缘铺盖头部、头架、患侧上肢及健侧上肢；另一张桌单齐切口下缘铺于床尾和托盘上。

四、手 术 配 合

（一）术前画定标记线

麻醉前，褪去患者上衣，使患者呈坐位，画标记线：包括双侧乳房下皱襞线及背阔肌肌皮瓣切取范围。确定标记线后，患者麻醉、摆放体位、铺巾。

（二）绕乳腺锥形切口入路

1. 切开皮肤　传递 20 号圆刀片、纱布 2 张。在不影响乳腺癌根治的前提下，尽可能保留皮肤。

2. 暴露切口 传递多齿拉钩2把向外牵拉皮肤,暴露术野。

(三)游离乳房皮瓣

备组织钳、多齿拉钩、电刀笔、3-0 钳带线、弯蚊式止血钳和组织剪。使用组织钳牵引皮肤,多齿拉钩牵开切口,暴露深面组织,电刀笔游离皮瓣、止血,3-0 钳带线结扎小血管止血(图 3-7-1,图 3-7-2)。

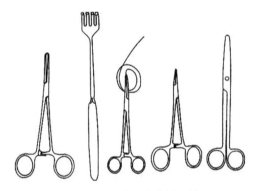

图 3-7-1 游离乳房皮瓣器械

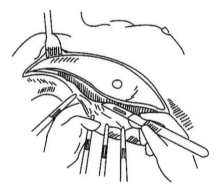

图 3-7-2 游离乳房

(四)切除乳房

备止血钳、超声刀、3-0 钳带线、4-0 钳带线、5-0 钳带线、圆针 3-0 丝线和组织剪。在保留皮瓣主要血管网的前提下,将乳腺、胸大肌筋膜及周围脂肪组织一并切除,出血点采用钳带线结扎或缝扎方式止血。组织切除后,湿纱布 1 张填塞创面压迫止血(若是保留乳头、乳晕的乳腺切除,则切取乳头、乳晕断端送术中冷冻切片检查,检查是否有癌组织残留)。

(五)清扫腋窝淋巴结及脂肪组织

1. 固定患肢 患侧上肢横放于头架部,递组织钳1把将上肢固定于头架上。
2. 清扫腋窝Ⅰ水平淋巴结 备直角钳、弯蚊式止血钳、超声刀。打开腋筋膜,沿腋静脉清扫腋窝Ⅰ水平淋巴结及脂肪组织。
3. 清扫腋窝Ⅱ水平淋巴结 备超声刀沿胸大肌外缘进入胸小肌深面清扫腋窝Ⅱ水平淋巴结及脂肪组织。注意保留胸外侧血管主干。
4. 创面冲洗 备 2000ml 温热灭菌注射用水冲洗创面。

(六)游离背阔肌皮瓣

1. 体位 将平卧位调整为侧卧位。
(1)麻醉医生站立于患者头侧,手术医生站立于患侧,共同将患者调整为侧卧位。
(2)巡回护士于耻骨联合前、骶尾部放置沙袋(具体数量根据患者体重),并使用约束带固定，患侧上肢放于双层搁手板上层。

（3）双下肢调整为跑步状，患侧下肢屈曲。

2. 切口 背阔肌斜切口（图 3-7-3）。

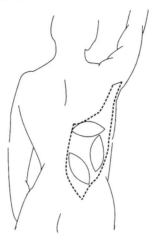

图 3-7-3 背阔肌斜切口

3. 切开皮肤 备 20 号圆刀片和纱布，切开皮肤；备皮肤拉钩显露切口深面组织。

4. 游离皮瓣 备电刀笔、超声刀、3-0 钳带线、4-0 钳带线、中弯止血钳和组织剪。游离皮瓣，出血点用丝线结扎止血。将背阔肌往脊柱及下方剥离，注意不要损伤背阔肌动、静脉，随时观察血供情况；皮瓣剥离完后，往腋窝部掀起，传递 20 号圆刀去掉所取肌皮瓣两侧皮肤，保留中间皮肤。保留皮肤大小取决于乳腺切口大小。

（七）供瓣区创面处理

（1）1000ml 温盐水冲洗创面。

（2）电凝充分止血。

（3）患侧腋窝及背阔肌处分别置入乳腺引流管 1 根，角针 3-0 丝线固定引流管。

（4）清点用物后，2-0 可吸收线逐层关闭切口，3-0 钛镍金属记忆组织吻合器皮内缝合皮肤。

（八）乳峰形成

备持针器和 2-0 可吸收线，将胸背动静脉的前锯肌支在腋窝处切断，使分离好的肌皮瓣通过腋窝部皮下隧道转移到前胸部，并将肌肉向肱骨分离，将肌皮瓣上端转移到前胸部，2-0 可吸收线缝合、固定皮瓣，使皮瓣下端折叠成山丘样形成乳峰。

（九）安置引流管

（1）乳腺引流管 2 根置于患乳皮下，角针 3-0 丝线固定引流管。

（2）关闭乳腺切口。

（3）清点用物无误后，备 4-0 可吸收线皮内缝合皮肤。

五、特殊关注点

（一）术前关注点

（1）完善心理护理：此手术对患者心理及生理创伤极大，患者入手术室后应当和患者沟通，发现患者心理问题，并尽量解答手术相关问题，给予患者心理支持。

（2）严格按照三方核查核对患者信息，保证手术安全。

（3）手术时间较长，需严格评估压疮风险，提前给予充分的保护。

（二）术中关注点

（1）术中改变体位时，需注意患者坠床危险，以及无菌操作面的污染。

（2）熟悉手术操作程序，提前备好手术用物，并协助医生完成相关操作。

（三）术后关注点

（1）协助医生包扎切口。

（2）关注引流液量及颜色。

（3）准确记录出入量。

（4）检查皮肤情况，若有问题，及时记录并做好交班。

（乐高慧　郑　艳　徐淑芳）

第八节　乳腺癌乳房全切后即期假体植入术手术配合

目前临床上常用的乳房假体有两种：一种是充注式硅胶囊乳房假体；另一种是内部充填硅凝胶的密封囊式乳房假体。以前者应用最为广泛。

乳腺癌乳房全切后即期假体植入术适应证：患者要求再造乳房、健侧乳房较小者。

一、手　术　用　物

（一）常规布类

常规布类包括手术盆、手术衣、剖口单、桌单和治疗巾。

（二）手术器械

手术器械包括乳腺器械和超声刀。

（三）一次性用物

1. 常规物品　一次性使用单极电刀笔 1 个、电刀清洁片 1 张、一次性使用吸引管 1 套、乳腺套针 1 板、20 号圆刀片 2 个、11 号尖刀片 1 个、一次性灯柄套 1 个、纱球 10 个、乳腺引流管 2 根、一次性使用负压引流器 2 个、无菌绷带 1 包、45cm×45cm 医用粘贴膜 1 张，3-0 丝线、4-0 丝线、5-0 丝线及手套按需准备。

2. 特殊用物　止血产品、4-0 可吸收线、硅凝胶假体 1 个（假体大小取决于健侧乳房大小）。

二、手术体位

患者采用仰卧位（详见本章第三节）。

三、消毒铺巾

（1）消毒液：碘伏。

（2）消毒范围：上到锁骨上凹，下到脐平行线，前至健侧腋中线，后至患侧腋后线。

（3）铺巾

1）桌单 1 张铺于患侧肩腰下及搁手板上，2 张治疗巾反折 1/4 垫于腰下。

2）双层治疗巾包裹患侧上肢，无菌绷带 1 个缠绕固定。

3）4 张治疗巾反折 1/4 铺于切口周围，贴医用粘贴膜固定、保护。

4）铺桌单：桌单 1 张齐切口上缘铺盖头部，另一张桌单齐切口下缘铺于床尾及托盘上。

5）铺剖口单：剖口单在患侧上肢从其孔内穿出后展开。

四、手术配合

（一）准备工作

（1）器械护士和巡回护士对点器械、纱布、缝针等手术用物。

（2）连接电刀笔、超声刀和吸引器，调节手术台高度至适宜。

（二）乳腺切口

1. 切开皮肤　传递 20 号圆刀片、纱布 2 张。根据肿瘤位置设计切口，包括放射状切口、腋前线纵行切口等。

2. 暴露切口　传递皮肤拉钩 2 把向外牵拉皮肤，暴露术野。

（三）游离乳房皮瓣

备组织钳牵引皮肤，多齿拉钩牵开切口，暴露深面组织，电刀笔或超声刀游离皮瓣，3-0 钳带线结扎止血（图 3-8-1，图 3-8-2）。

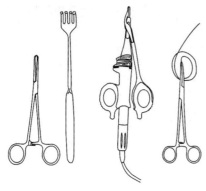

图 3-8-1　游离乳房器械

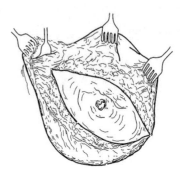

图 3-8-2　游离乳房皮瓣

（四）切除乳房

备单极电刀，超声刀，止血钳，3-0、4-0 和 5-0 钳带线，组织剪。切除乳房，保留乳头、乳晕深面 0.5cm 厚的组织及胸大肌筋膜；取乳头、乳晕深面断端组织送术中冷冻切片检查，检查是否有癌残留。

（五）清扫腋窝淋巴结及脂肪组织

1. 切开皮肤　备 20 号圆刀片切开腋窝部皮肤，显露深部组织。

2. 清扫腋窝Ⅱ水平淋巴结　备止血钳、剥离剪和超声刀。沿胸大肌外缘锐性解剖胸外侧血管，进入胸小肌深面清扫腋窝Ⅱ水平淋巴结及脂肪组织。

3. 清扫腋窝Ⅰ水平淋巴结　备剥离剪和止血钳。打开腋筋膜，沿腋静脉清扫腋窝Ⅰ水平淋巴结及脂肪组织，注意保留胸外侧血管主干。

（六）腔隙处理

（1）游离胸大肌后间隙：备皮肤拉钩和超声刀。游离胸大肌后间隙，范围必须足够充分，保证腔隙足够大，使假体植入包埋满意，避免假体移位。

（2）2000ml 生理盐水及 1000ml 碘伏盐水冲洗创腔。

（七）假体植入

（1）术者更换手套，用无菌生理盐水冲洗双手，预防感染。

（2）仔细检查假体：检查囊壁有无裂痕，硅凝胶有无渗漏，基底密封是否严密等。

（3）妥善放置假体，假体应远离手术台上的缝针、刀片等锐器，避免锐器损坏假体。

（4）植入假体：器械护士及巡回护士共同清点纱布、缝针、器械等术中用物，清点无误后植入假体（图3-8-3）。

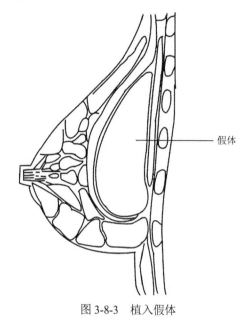

图 3-8-3　植入假体

（八）调整外形

仔细观察乳房位置及大小，调整双侧乳房外形至基本对称（图3-8-4）。

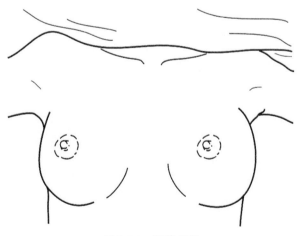

图 3-8-4　调整外形

（九）安置引流管

乳腺引流管3根分别置于假体下、胸大肌后方和腋窝处，保持其引流通畅，角针3-0丝线固定引流管。

（十）关闭切口

严密止血后，清点纱布、缝针、器械等术中用物，清点无误后关闭切口。

1. 皮肤 角针 4-0 丝线缝合。

2. 包扎伤口 在假体上方放置烧伤纱布，绷带加压包扎，松紧适宜，以固定乳房假体，压迫止血，防止其向外上移位。

（乐高慧　郑　艳　徐淑芳）

第九节　围手术期关注点

一、术前关注点

（1）术前访视：收集患者资料，了解病情，与患者及家属沟通，介绍术前准备项目及意义、入手术室注意事项等，使其对手术有所了解，消除心理负担，积极配合手术，尤其需行乳腺全切的患者，手术对其生活质量影响较大，入手术室后需注意观察其精神状态并沟通。

（2）检查层流运行状态，包括温度、湿度等，并做好相应记录，保证手术床处于层流中心区域。

（3）入室核查：手术医生、巡回护士和麻醉医生三方共同核查患者身份、手术方式、手术部位标识、知情同意等内容，确保手术安全。由于乳腺为对称器官，尤其需要注意核对手术部位，区分左、右侧，确认病例、手术部位标识及患者口述一致。

（4）隐私保护：乳腺患者手术前均应褪去上衣，褪去上衣时，应当注意保护患者隐私，可用棉被适当遮盖。

（5）器械物品准备：准备无菌物品及手术器械，认真检查保证消毒合格并在有效期内。保证高频电刀、超声刀、手术床、无影灯、中心吸引等手术设备处于功能状态，性能良好，以保证手术顺利进行。

（6）术前建立静脉通道：为预防麻醉意外，术前建立 18G 以上静脉通道，以保证手术安全。静脉穿刺前做好解释宣教工作。因乳腺手术需患肢外展，为方便手术操作，优先选择下肢静脉。

（7）协助摆放体位，年老体弱、极度消瘦或肥胖的患者注意压疮评估，有效使用硅胶垫、棉垫等保护措施，避免压疮的发生。上肢外展不超过 90°，避免臂丛神经拉伤。

（8）根据需要准备暖风机，保证患者术中体温，避免低体温的发生。

（9）了解手术情况，尽量减少备皮。

（10）绷带包裹上肢时，注意提醒医生松紧度和肢端血运情况。

二、术中关注点

（1）严格控制非手术人员进出手术间，严格参观制度，监督手术人员的无菌操作，以减少感染的可能，遵医嘱使用抗生素。

（2）严密监测患者的血压、心率、体温、血氧饱和度等生命体征，密切注意手术进程，随时添加物品。

（3）准确清点物品数量，如纱布、纱垫、器械、缝针等，确保无遗漏。

（4）及时准确送检术中冷冻切片，注意区分左、右侧，与手术医生、器械护士共同确认标本名称和送检方式，避免标本错误的风险。

（5）盛装标本时，应当双人查对后再留送。

（6）及时擦拭超声刀头，保证功率。

（7）假体需认真检查，避免人为导致破裂。

（8）冷冻结果以书面报告为准，尽量避免口头报告。

三、术后关注点

（1）及时送检标本，石蜡标本尽量于离体后30min内送检，注意核查，与手术医生、器械护士共同确认标本名称和送检方式，避免标本错误的风险。

（2）用温水擦拭患者皮肤上的消毒液及血迹，保证患者皮肤清洁，根据需要使用棉垫或烧伤纱布及绷带进行患处包扎，盖被保暖。

（3）检查各种约束带是否有效固定，避免麻醉复苏期患者躁动坠床或管道滑脱。

（4）出室前再次进行核查，确认手术方式、手术物品清点、标本、各种管道、患者去向等内容。

（5）隐私保护：及时为患者穿戴衣物，遮盖隐私部位。

（朱道珺　邹世蓉　李　智）

第四章 肝脏手术配合

第一节 相关解剖学基础

　　肝脏是人体内最大的实质性器官,大部分位于右侧季肋部,小部分位于左侧季肋部。肝的上界位于右锁骨中线第5~6肋间,下界与右肋弓相一致,在剑突下方可扪及2~3cm的肝脏边缘。肝脏可随呼吸上下移动。

　　肝脏呈楔形,分前、后、左、右四个缘及膈、脏两面。膈面光滑而隆起,与膈肌相贴附;脏面凹陷,与腹腔脏器相邻。膈面前方有一个镰状韧带,其向后上方延伸并向左右伸展称冠状韧带,冠状韧带又向左右伸展形成左、右三角韧带。肝脏的脏面有两个纵沟和一个横沟,呈"H"形,左纵沟前部有肝圆韧带;右纵沟由胆囊窝和腔静脉窝组成;横沟连接于两纵沟之间,内含肝管、门静脉和肝动脉,称为第一肝门,这些韧带将肝脏固定在膈肌与腹前壁上,除此之外,在脏面还有肝胃韧带和肝十二指肠韧带,前者亦称小网膜,后者内含门静脉、肝动脉和胆管等。在右侧肝的脏面还有肝结肠韧带和肝肾韧带(图4-1-1,图4-1-2)。

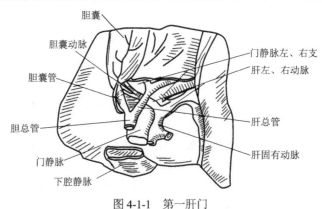

图4-1-1　第一肝门

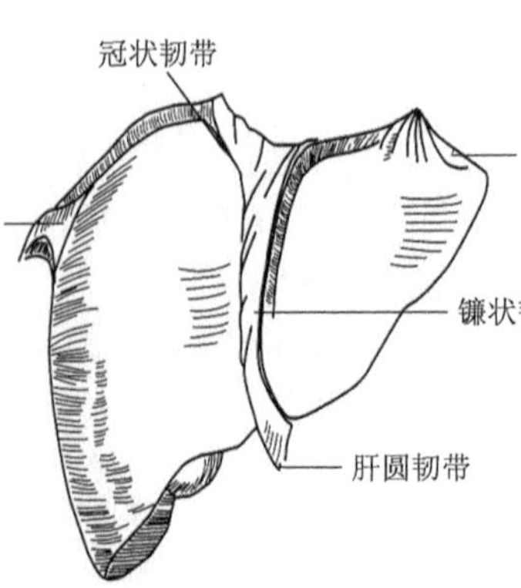

图4-1-2　肝脏韧带

肝脏目前更多以肝裂进行分叶，可分为五叶八段，五叶即左外叶、左内叶、右前叶、右后叶和尾状叶；八段：尾状叶为第一段、左外叶上段为第二段、左外叶下段为第三段、左内叶为第四段、右前叶下段为第五段、右后叶下段为第六段、右后叶上段为第七段、右前叶上段为第八段（图4-1-3）。

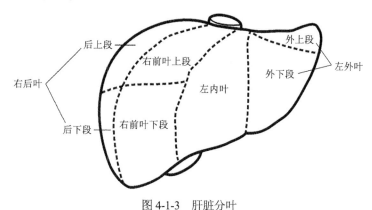

图4-1-3 肝脏分叶

肝脏有双重血液供应。门静脉收集腹腔部分内脏器官的血液入肝，因此富含肠道吸收的营养物质，但氧含量很低，门静脉血流占肝血流总量的75%。门静脉分为左、右两支，左支主要供应尾叶左半和左半肝的相应部分，右支供应尾叶右半和右半肝。肝固有动脉起源于腹腔动脉，内含富于氧气的动脉血，可分为肝左、右动脉，肝左动脉随走向逐步分为左尾状叶动脉、左内叶动脉、左外叶上段支动脉和左外叶下段支动脉；肝右动脉的分支包括右尾状叶动脉、右前叶动脉、右后叶上段动脉和右后叶下段动脉。门静脉和肝动脉的血流均进入肝窦系统经中央静脉回流入肝静脉系统而出肝。

肝静脉系统包括左、中、右肝静脉及一些直接开口于下腔静脉的小静脉，又称肝短静脉。肝左静脉收集左外叶静脉的血流，肝中静脉收集左内叶和右前叶的血流，肝右静脉收集右后叶大部分静脉的血流。此外，还有4～8支肝短静脉，主要汇集尾状叶和右后叶脏面区血液，直接进入下腔静脉的左、右前壁。

（廖安鹊 谭永琼 刘宗琼）

第二节 手术相关常见疾病

肝脏疾病适应于外科手术治疗的指征如下所述。

（一）肝脓肿

临床上常见的肝脓肿有细菌性肝脓肿和阿米巴性肝脓肿。引起细菌性肝脓肿最常见的致病菌是大肠埃希菌和金黄色葡萄球菌，对于较大的脓肿，如果有穿破的可能，或者已经破裂应当行脓肿切开引流术，如果发生慢性厚壁肝脓肿或者肝脓肿切开引流后脓肿壁不塌陷、留有无效腔或窦道长期流脓不愈，以及肝内胆管结石合并肝叶多发性肝脓肿，且该肝叶已严重破坏、失去正常功能者可行肝叶切除术；阿米巴性肝脓肿由溶组织阿米巴引起，常用手术方法包括闭式引流术、切开引流术和肝叶切除术。

（二）肝脏恶性肿瘤

肝脏恶性肿瘤分为原发性和继发性两类，以继发性多见。肝癌按组织学分型一般可分为肝细胞癌、胆管细胞癌和混合型三类，其中以肝细胞癌（HCC）居多。肝癌多发生肝内转移，容易侵犯门静脉分支，形成门静脉癌栓，引起肝内播散；也可以通过血液和淋巴途径向肝外转移到其他器官，以肺转移多见；还可以直接侵犯周围组织或癌细胞脱落入腹腔，发生腹膜癌瘤及血性腹水。肝癌治疗的首选方法是肝切除术，相应的手术指征包括：①全身情况良好，无重要脏器器质性病变；②肝功能正常或基本正常，无黄疸、腹水；③肿瘤局限于肝的一叶或半肝，或肿瘤侵犯肝脏三个叶但余肝无明显肝硬化；无远处脏器广泛转移；未侵及第一、第二和第三肝门。

（三）肝脏良性肿瘤

1. 肝血管瘤　是肝脏最常见的良性肿瘤，通常被认为是由血管扩张所致的血管畸形病变，并非肝脏生长有更多的新生血管。大多数肝血管瘤的直径<5cm，若肿瘤直径>5cm者称巨大血管瘤。大多数确诊但无明显症状的病例无需治疗，仅需随访。是否需行手术切除是根据肿瘤的生长速度、临床症状及是否有破裂出血来决定的，而不仅仅依赖于肿瘤体积的大小。若部分有症状的巨大肝血管瘤无法通过手术切除，可考虑行原位肝移植。

2. 局灶性结节增生　是非肿瘤性结节性肝病，位居常见良性肿瘤的第二位。多数学者认为，局灶性结节增生有症状即为手术切除的指征。

（廖安鹊　向琦雯　干　琳）

第三节　常见体位

肝脏开腹手术常见体位为仰卧位，腹腔镜肝切除术既可采用仰卧位，也可采用仰卧分腿位。

（一）体位摆放用物

体位摆放用物包括下肢可分腿的手术床、头枕、搁手板、泡沫垫、束手带、束腿带、棉垫、半圆形硅胶垫和中单。

（二）体位摆放原则

（1）安置体位人员：手术医生、巡回护士和麻醉医生。
（2）确保患者安全舒适，防止坠床。

（3）避免发生体位并发症。

（4）保证外周循环通畅。

（三）体位摆放方法

1. 仰卧位（图4-3-1）

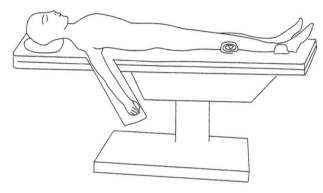

图 4-3-1 仰卧位

（1）放置头枕于床头侧，中单上缘平齐肘关节上 5cm 处。

（2）患者仰卧于手术床中线。

（3）有液体通道侧上肢外展放于搁手板上，并使用束手带固定。

（4）膝关节下放置半圆形硅胶垫。

（5）负极板粘贴于靠近手术区域、毛发少、肌肉丰厚、无瘢痕的位置。

（6）约束带固定于膝关节上 3～5cm 处。

（7）平齐眉弓上缘固定头架。

（8）整理并固定各型管道：如胃管、尿管、输液通道等。

（9）将棉被覆盖于患者体表以减少热散失。

2. 仰卧分腿位（图4-3-2）

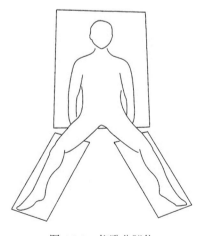

图 4-3-2 仰卧分腿位

（1）放置头枕于手术床，中单上缘平齐肘关节上 5cm 处。

（2）患者仰卧于手术床中线，坐骨结节平齐手术床分腿关节处上缘。

（3）搁手板上放置泡沫垫，有液体通道侧上肢外展放于搁手板上，并使用束手带固定，保持松紧适宜。

（4）下肢分开，并使用束腿带固定，分开角度以能站立一人为宜。

（5）负极板粘贴于离手术区域近、肌肉丰厚、毛发少、无瘢痕及金属植入物的部位。

（6）妥善固定各型管道：如尿管、静脉通道、胃管等。

（7）平齐眉弓上缘固定头架。

（8）用棉被覆盖于身体表面以减少热散失。

（四）体位摆放注意事项

（1）为便于手术医生操作，应当使用具有分腿功能的手术床，同时避免膝关节过高，影响术中操作。

（2）术前严谨评估患者基本情况，如年龄、皮肤情况、白蛋白水平等，综合手术时间进行皮肤保护。

（3）双腿分开角度不应过大，避免造成神经、肌肉过度牵拉，引起患者术后不适。

（4）身体皮肤不可与手术床金属边缘直接接触，体位摆放后需要固定牢固，避免术中因调整体位发生移位。

（谭永琼　马　悦）

第四节　常用仪器

肝脏手术常用仪器主要包括高频单极电刀、各型超声刀以及止血仪器如氩气刀、双极电凝等（详见第一章第一节）。

第五节　中肝切除术手术配合

一、手术用物

（一）常规布类

常规布类包括手术盆、手术衣、剖口单、桌单和治疗巾。

（二）手术器械

手术器械包括肝叶器械、肝脏血管盒、弧形框架拉钩、超声吸引系统和钛夹钳。

（三）一次性用物

1. 常规物品　一次性单极电刀笔 1 个、一次性使用吸引管 1 根、一次性使用吸引头 1 根、电刀清洁片 1 张、剖腹套针 1 板、20 号圆刀片 2 个、11 号尖刀片 1 个、一次性灯柄套 1 个、一次性无菌垃圾袋 1 个、纱布 20 张、纱球 5 个、方纱 3 张、医用粘贴膜 45cm×45cm 1 张、一次性使用冲洗器 1 个、8 号乳胶尿管 2 根、引流管 2 根、手套按需准备、3-0 丝线 3 包、2-0/T 丝线 2 包、1-0 丝线 1 包。

2. 特殊用物　钛夹，4-0/20mm、4-0/26mm、5-0/13mm、5-0/17mm 血管滑线，止血产品，数量按需准备。

二、手 术 体 位

患者采用仰卧位（详见本章第三节）。

三、消 毒 铺 巾

（1）消毒液：碘伏。

（2）消毒范围：上至乳头连线平面，下至耻骨联合，右侧至腋后线，左侧至腋前线。

（3）铺巾：总共四张治疗巾，前三张治疗巾反折 1/4，折边向外，第一张铺于患者会阴部，第二张铺于患者左侧腋中线，第三张铺于患者头侧平乳头平面，第四张治疗巾反折 1/4，折边向内，铺于患者右侧腋中线。

（4）贴薄膜：待消毒液干后，将薄膜贴于手术切口处。

（5）铺剖口单：剖口单纵行打开，对准手术切口平铺于手术区域。

（6）铺桌单：共两张桌单，一张铺于头侧，桌单的长轴与手术床垂直，遮盖头架与外展上肢；另一张铺于床尾，桌单的长轴与手术床平行。

四、手 术 配 合

（一）经右侧肋缘下切口入路

1. 手术切口　右侧肋缘下切口（图 4-5-1）。

2. 切开皮肤、皮下组织、肌肉　备 20 号圆刀片、组织镊、皮肤拉钩、纱布、电刀笔和敷料镊。

3. 切开腹膜　两把弯蚊式止血钳在左右两边夹住腹膜并提起，使用 20 号圆刀片或电刀笔在腹膜上切一小切口，再换由两把组织钳提起，用电刀笔或组织剪切开余下的腹膜（图 4-5-2，图 4-5-3）。

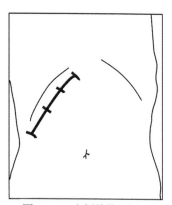

图 4-5-1　右侧肋缘下切口

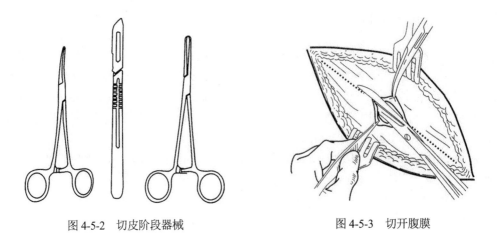

图 4-5-2　切皮阶段器械　　　　　　　　　图 4-5-3　切开腹膜

（二）探查有无转移

主刀医生由远及近探查相关组织，确定无转移，病变组织可以切除。

（三）暴露术野

（1）选择适型的切口保护套，放置之前先在切口周围放置两张纱布。

（2）安装弧形框架拉钩：器械护士与巡回护士清点数量无误后将床旁固定器交由巡回护士。主刀医生确定位置后，巡回护士先将床旁固定器安置好，然后由医生将框架插入插孔内，根据手术情况调节框架拉钩的高度，旋紧固定器。另一侧同法安置。在安置拉钩片处垫一张纱布保护组织（图 4-5-4）。

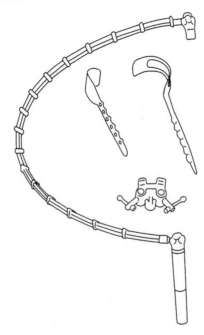

图 4-5-4　弧形框架拉钩

（四）切除胆囊

备中弯止血钳、直角钳、组织剪和 2-0/T 钳带线。解剖胆囊三角，胆囊动脉与胆囊管用 2-0/T 钳带线结扎离断，顺逆结合法切除胆囊（图 4-5-5，图 4-5-6）。

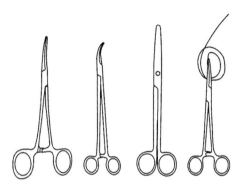

图 4-5-5 切除胆囊器械

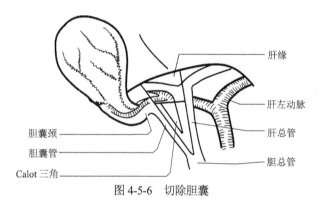

图 4-5-6 切除胆囊

（五）解剖第一肝门

备中弯止血钳、直角钳、长剥离剪、3-0 钳带线、圆针 2-0/T 丝线。逐步解剖第一肝门，降低肝门板，套出左、中、右三支入肝肝蒂，双重缝扎中肝肝蒂并离断（图 4-5-7，图 4-5-8）。

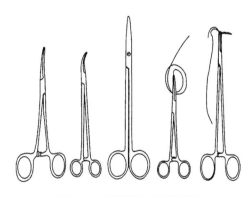

图 4-5-7 解剖第一肝门器械

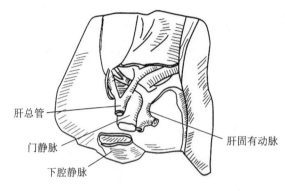

肝总管

门静脉

下腔静脉

肝固有动脉

图 4-5-8 解剖第一肝门

（六）预置阻断管

备两支 8 号乳胶尿管或手术用标记线、弯蚊式止血钳和直角钳。于左、右两支肝蒂预置尿管，以备入肝血流阻断。

（七）切除肝脏

（1）备超声吸引系统、各型血管滑线、钛夹钳、圆针 2-0/T 丝线、直角钳、中弯止血钳、弯蚊式止血钳、血管持针器和长剥离剪（图 4-5-9）。

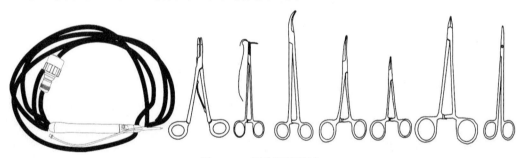

图 4-5-9 切除肝脏器械

（2）将套于肝蒂的乳胶尿管用弯蚊式止血钳夹闭，阻断入肝血流并计时（图 4-5-10，图 4-5-11）。

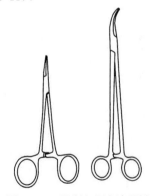

图 4-5-10 阻断入肝血流器械

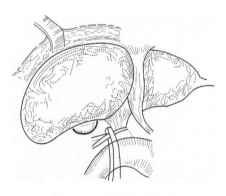

图 4-5-11 阻断入肝血流

（3）圆针 2-0/T 丝线缝扎肝脏切缘，作为牵拉。沿中肝缺血界线用超声吸引系统切肝，大于 5mm 的管道缝扎，其余管道用钛夹夹闭后离断或者用 3-0 钳带线结扎（图 4-5-12）。

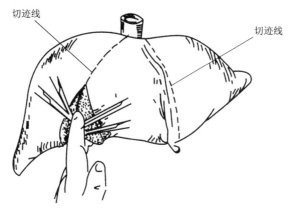

图 4-5-12　切除肝中叶

（八）离断中肝静脉

备直角钳、中弯止血钳、长剥离剪和 2-0/T 钳带线。于第二肝门处离断中肝静脉，于第三肝门处离断部分肝短静脉（图 4-5-13，图 4-5-14）。

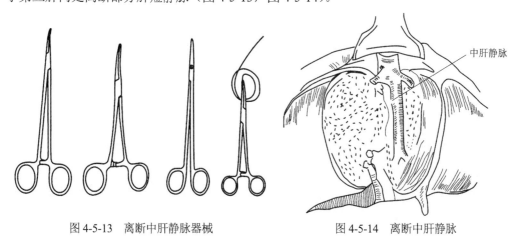

图 4-5-13　离断中肝静脉器械　　　　图 4-5-14　离断中肝静脉

（九）检查癌肿切缘

备标本盘和 20 号圆刀片。将肝脏组织放于标本盘内，20 号圆刀以分层形式或从组织中线切开，检查癌肿边缘是否完全切除。

（十）检查创面并止血

备各型血管滑线、止血产品和冲洗水。仔细检查肝脏断面，确认无活动性出血或胆汁漏，止血产品覆盖于肝脏断面。

（十一）缝合剩余肝脏

备持针器、敷料镊和肝针。根据手术情况，使用肝针缝合剩余左、右肝脏。

（十二）冲洗腹腔，安置引流管

备温盐水或者灭菌注射用水，彻底冲洗腹腔，防止血凝块残留。于右肝后及温氏孔各放置一根血浆引流管。

（十三）清点用物，关闭腹腔

（1）巡回护士与器械护士根据术中记录单清点用物。
（2）关闭腹膜、肌层：圆针 1-0 丝线缝合。
（3）关闭皮下组织：圆针 3-0 丝线缝合。
（4）关闭皮肤：角针 3-0 丝线缝合。
（5）固定引流管：以角针 2-0/T 丝线缝合。
（6）连接引流袋：根据医生要求提供引流袋或负压引流瓶。
（7）粘贴敷贴：根据切口长度传递合适的敷贴。
（8）标记：在引流袋上贴上标签，注明名称及安置日期。
（9）用物处理叙述如下。①凭术中器械流转单，按消毒要求分类归还低温和高温器械。②一次性物品：缝针统一放入指定锐器盒；一次性耗材做毁形处理。③垃圾分类：严格按照医院感染管理要求分类放置医疗垃圾。

（廖安鹊　干　琳）

第六节　右半肝切除术手术配合

根据目前使用较多的肝裂分叶法，右肝分为右前叶和右后叶，所谓的右半肝切除术即包括右前叶及右后叶的切除术。此手术方法的适应证是以肝功能正常的病例为主，也包括一部分慢性肝炎患者。

一、手 术 用 物

（一）常规布类

常规布类包括手术盆、手术衣、剖口单、桌单和治疗巾。

（二）手术器械

手术器械包括肝叶器械、肝脏血管盒、弧形框架拉钩、超声吸引系统和钛夹钳。

（三）一次性用物

1. 常规物品　一次性单极电刀笔1个、一次性使用吸引管1根、一次性使用吸引头1根、电刀清洁片1张、剖腹套针1板、20号圆刀片2个、11号尖刀片1个、纱布20张、医用粘贴膜45cm×45cm 1张、一次性使用冲洗器1个、8号乳胶尿管2根、引流管2根、一次性灯柄套2个、手套按需准备、3-0丝线2包、2-0/T丝线2包、1-0丝线2包。

2. 特殊用物　常用规格4-0/20mm、4-0/26mm、5-0/13mm、5-0/17mm血管滑线，以及钛夹、相关止血产品和切口保护套。

二、手术体位

患者采用仰卧位（详见本章第三节）。

三、消毒铺巾

（1）消毒液：碘伏。

（2）消毒范围：上至乳头连线平面，下至耻骨联合，右侧至腋后线，左侧至腋前线。

（3）铺巾：总共四张治疗巾，前三张治疗巾反折1/4，折边向外，第一张铺于患者会阴部，第二张铺于患者左侧腋中线，第三张铺于患者头侧平乳头平面，第四张治疗巾反折1/4，折边向内，铺于患者右侧腋中线。

（4）粘贴薄膜：待消毒液干后，将医用粘贴膜贴于手术切口处。

（5）铺剖口单：剖口单纵行打开，对准手术切口平铺于手术区域。

（6）铺桌单：共两张桌单，一张铺于头侧，桌单的长轴与手术床垂直；另一张铺于床尾，桌单的长轴与手术床平行。

四、手术配合

（一）经右侧肋缘下切口入路

1. 手术切口　右侧肋缘下切口。

2. 切开皮肤、皮下组织和肌肉　备20号圆刀片、组织镊、皮肤拉钩、纱布、电刀笔和敷料镊。

3. 切开腹膜　两把中弯止血钳在左右两边夹住腹膜并提起，使用20号圆刀片或电刀笔在腹膜上切一个小切口，再换由两把组织钳提起，用电刀笔切开余下的腹膜。

（二）探查有无转移

主刀医生由远及近探查相关组织，确定无转移，病变组织可以切除。

（三）暴露术野

（1）选择合适的切口保护套，放置之前先在切口周围放置两张纱布。

（2）安装弧形框架拉钩：器械护士与巡回护士清点数量无误后将床旁固定器交由巡回护士。主刀医生确定位置后，巡回护士先将床旁固定器安置好，然后由医生将框架插入插孔内，根据手术情况调节框架拉钩的高度，旋紧固定器。另一侧同法安置。

（四）游离肝脏

1. 切断肝圆韧带　备中弯止血钳、1-0 钳带线、组织剪和圆针 1-0 丝线。使用两把中弯止血钳夹闭肝圆韧带，用组织剪剪断后，用 1-0 钳带线结扎或圆针 1-0 线缝扎（图 4-6-1，图 4-6-2）。

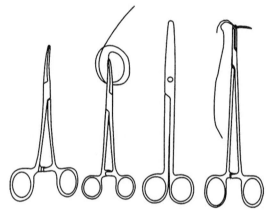

图 4-6-1　切断肝圆韧带器械

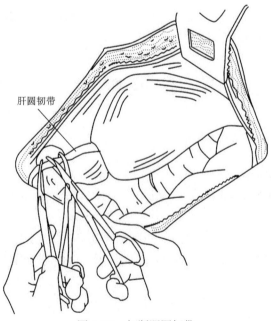

图 4-6-2　切断肝圆韧带

2. 剥离肝静脉汇入部　准备精细直角钳、3-0 钳带线、中弯止血钳和剥离剪。在肝后下腔静脉的上缘充分剥离三支肝静脉的汇入部（图 4-6-3，图 4-6-4）。

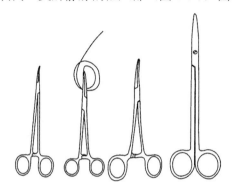

图 4-6-3　剥离肝静脉汇入部器械

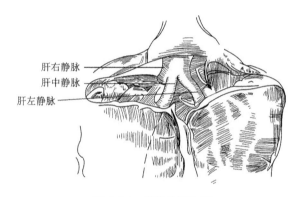

肝右静脉
肝中静脉
肝左静脉

图 4-6-4　肝静脉汇入部

3. 游离肝周韧带　备延长电极、3-0 钳带线、2-0/T 钳带线，以及圆针 3-0 丝线、中弯止血钳和直角钳。单极电刀游离肝周韧带，充分显露后，切断右冠状韧带、三角韧带和肝肾韧带（图 4-6-5，图 4-6-6）。

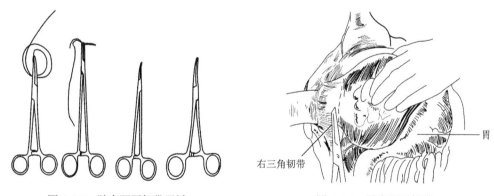

图 4-6-5　游离肝周韧带器械

图 4-6-6　游离肝周韧带

右三角韧带

胃

4. 结扎、切断血管　准备直角钳、3-0 钳带线、2-0/T 钳带线和组织剪。分离出肝短静脉和肝右静脉，并使用钳带线结扎（图 4-6-7，图 4-6-8）。

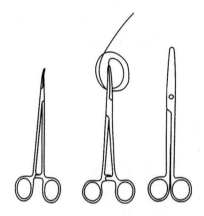

图 4-6-7　结扎血管器械

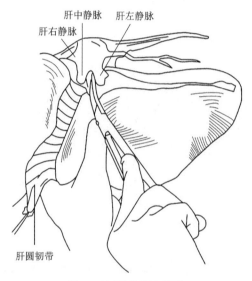

图 4-6-8　结扎肝右静脉

（五）处理肝门

1. 肝动脉的处理　准备直角钳、长剥离剪、3-0 钳带线、2-0/T 钳带线和圆针 3-0 丝线。在右肝管的下缘找到肝右动脉，结扎后切断（图 4-6-9，图 4-6-10）。

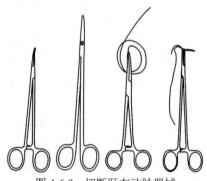

图 4-6-9　切断肝右动脉器械

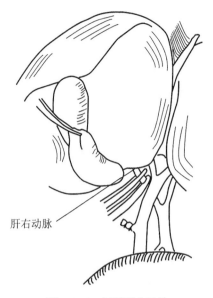

图 4-6-10　切断肝右动脉

2. 门静脉的处理　备 3-0 钳带线、2-0/T 钳带线、直角钳和长剥离剪。分离出门静脉右支，并用 3-0 或 2-0/T 钳带线结扎后切断（图 4-6-11，图 4-6-12）。

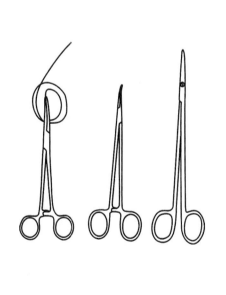

图 4-6-11　结扎门静脉器械

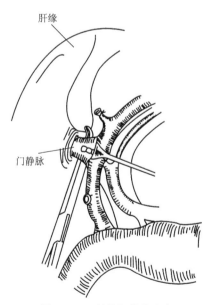

图 4-6-12　结扎门静脉右支

3. 肝管的处理　备 3-0 或 2-0/T 钳带线、弯蚊式止血钳、精细直角钳和组织剪。分离、结扎并切断右肝管，用 3-0 或 2-0/T 钳带线结扎（图 4-6-13，图 4-6-14）。

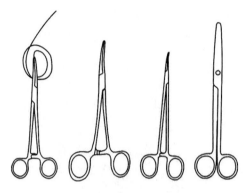

图 4-6-13　结扎右肝管器械

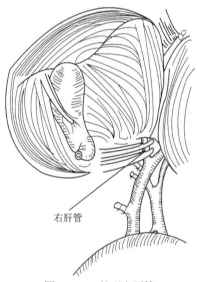

右肝管

图 4-6-14　处理右肝管

（六）离断肝脏

1. 准备切肝用物　器械护士备精细直角钳、直角钳、中弯止血钳、弯蚊式止血钳、长剥离剪、门静脉阻断钳、哈巴狗夹、钛夹、各型号滑线、3-0 及 2-0/T 钳带线、圆针 3-0 丝线和圆针 2-0/T 丝线（图 4-6-15）。

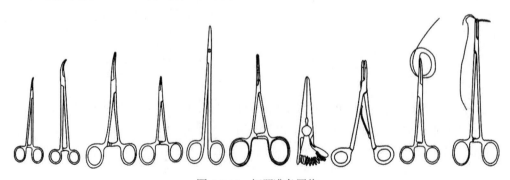

图 4-6-15　切肝准备用物

2. 连接超声吸引系统 巡回护士连接超声吸引系统，使其处于备用状态，将脚踏置于主刀医生左脚侧，将电凝输出调整到合适功率。

3. 液体调速 在患者血压稳定的情况下，控制滴速，降低中心静脉压。

4. 缝牵引线 使用圆针 2-0/T 丝线缝扎肝脏表面，用作牵引，每一根牵引线使用弯蚊式止血钳夹住尾端。

5. 调整超声吸引系统 将超声吸引系统由备用状态改为使用状态，根据肝脏的质地和主刀医生要求调整功率及出水量（图 4-6-16，图 4-6-17）。

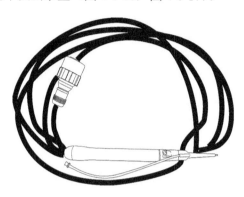

图 4-6-16 超声吸引系统

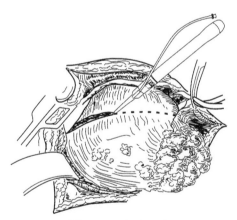

图 4-6-17 切除肝脏

6. 术中物资补充 巡回护士及器械护士根据手术进程和需要添加适型的滑线、钛夹等。

（七）接收标本

备标本盘和 20 号圆刀片。将离断的肝脏置于标本盘内，圆刀切开癌肿组织，检查切缘。

（八）肝脏断面的止血

1. 检查创面 器械护士备好敷料镊、冲洗水和纱布。

2. 器械准备 准备好门静脉阻断钳、哈巴狗夹等，用于夹闭或阻断血管。

3. 设备准备 根据医生要求备好双极电凝镊、单极电刀、氩气刀等。

4. 止血产品 备好各型滑线、止血纱布、创面胶等。

5. 液体调速 根据出血量及血压调整滴速，补充患者术中出血损失量。

6. 提供止血产品 根据医生要求，提供不同的止血产品。

（九）冲洗腹腔

（1）将腹腔内的所有纱布或方纱拿出。

（2）用无菌温热生理盐水或灭菌注射用水充分冲洗腹腔。

（十）清点用物，置管，关闭切口

1. 清点用物 巡回护士及器械护士按照记录，分别在关腹前、关腹后和缝合皮肤后清点用物。

2. 置管 于右肝后放置引流管 1～2 根，并连接引流器。

3. 关闭切口

（1）关闭腹膜、肌层：圆针 1-0 丝线缝合。

（2）关闭皮下组织：圆针 3-0 丝线缝合。

（3）关闭皮肤：角针 3-0 丝线缝合。

（4）固定引流管：角针 2-0/T 丝线缝合。

（5）粘贴敷贴：根据切口长度传递合适的敷贴。

（6）标记：在引流袋上贴上标签，注明名称及安置日期。

（7）用物处理

1）凭术中器械流转单，按消毒要求分类归还低温和高温器械。

2）一次性物品：缝针统一放入指定锐器盒；一次性耗材做毁形处理。

3）垃圾分类：严格按照医院感染管理要求分类放置医疗垃圾。

（段丽红　廖安鹊）

第七节　左半肝切除术手术配合

左半肝包括左内叶和左外叶。左半肝切除术是左半肝和左侧尾状叶的一并切除。原则上，对于肝细胞癌和胆管癌应选择合并尾状叶切除的方式，保留尾状叶的术式适合于转移性肝癌和肝移植供肝的病例。

一、手术用物

（一）常规布类

常规布类包括手术盆、手术衣、剖口单、桌单和治疗巾。

（二）手术器械

手术器械包括肝叶器械、肝脏血管盒、弧形框架拉钩、超声吸引系统和钛夹钳。

（三）一次性用物

1. 常规物品 一次性单极电刀笔 1 个、一次性延长电极 1 个、一次性使用吸引管 1 根、一次性使用吸引头 1 根、电刀清洁片 1 张、剖腹套针 1 板、20 号圆刀片 2 个、11 号尖刀片 1 个、一次性灯柄套 2 个、一次性无菌垃圾袋 1 个、纱布 20 张、纱球 5 个、方纱 3 张、医用粘贴膜 45cm×45cm 1 张、一次性使用冲洗器 1 个、8 号乳胶尿管 2 根、引流管 2 根、手套按需准备、3-0 丝线 3 包、2-0/T 丝线 2 包、1-0 丝线 1 包。

2. 特殊用物 切口保护套、钛夹，以及 4-0/20mm、4-0/26mm、5-0/13mm、5-0/17mm 血管滑线和止血产品，数量按需准备。

二、手术体位

患者采用仰卧位（详见本章第三节）。

三、消毒铺巾

（1）消毒液：碘伏。

（2）消毒范围：上至乳头连线平面，下至耻骨联合，右侧至腋后线，左侧至腋前线。

（3）铺巾：总共四张治疗巾，前三张治疗巾反折 1/4，折边向外，第一张铺于患者会阴部，第二张铺于患者左侧腋中线，第三张铺于患者头侧平乳头平面，第四张治疗巾反折 1/4，折边向内，铺于患者右侧腋中线。

（4）粘贴薄膜：待消毒液干后，将薄膜贴于手术切口处。

（5）铺剖口单：剖口单纵行打开，对准手术切口平铺于手术区域，遮盖头端、尾端及托盘。

（6）铺桌单：共两张桌单，一张铺于头侧，桌单的长轴与手术床垂直；另一张铺于床尾，桌单的长轴与手术床平行。

四、手术配合

（一）经右侧肋缘下切口入路

1. 手术切口 右侧肋缘下切口。

2. 切开皮肤、皮下组织和肌肉　备 20 号圆刀片、组织镊、皮肤拉钩、纱布、电刀笔、敷料镊和圆针 3-0 丝线。

3. 切开腹膜　两把中弯止血钳钳夹左右两边腹膜并提起，使用 20 号圆刀片或电刀笔在腹膜上切一个小切口，再换由两把组织钳提起，用电刀笔切开余下的腹膜。

（二）探查有无转移

主刀医生由远及近探查相关组织，确定无转移，病变组织可以切除。

（三）暴露术野

1. 选择合适的切口保护套　先在切口周围放置两张纱布，再将适型的切口保护套交由医生，妥善安置于切口处。

2. 安装弧形框架拉钩　器械护士与巡回护士清点数量无误后将床旁固定器交由巡回护士。主刀医生确定位置后，巡回护士先将床旁固定器安置好，然后由医生将框架插入插孔内，根据手术情况调节框架拉钩的高度，旋紧固定器。另一侧同法安置。在安置拉钩片处垫一张纱布保护组织。

（四）游离肝脏

1. 切断肝圆韧带　备 1-0 钳带线、圆针 1-0 丝线、中弯止血钳和组织剪。使用两把中弯止血钳夹闭肝圆韧带，用组织剪剪断后，使用 1-0 钳带线结扎或圆针 1-0 丝线缝扎（图 4-7-1，图 4-7-2）。

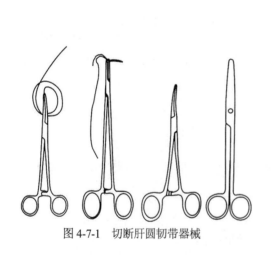

图 4-7-1　切断肝圆韧带器械

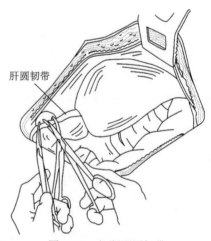

图 4-7-2　切断肝圆韧带

2. 剥离肝静脉汇入部　备精细直角钳、3-0 钳带线、中弯止血钳和长剥离剪。分离组织，在肝后下腔静脉的上缘充分剥离三支肝静脉的汇入部，并预置乳胶尿管或手术用标记线（图 4-7-3，图 4-7-4）。

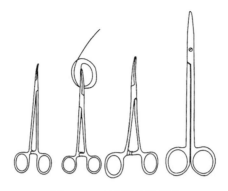

图 4-7-3　剥离肝静脉器械

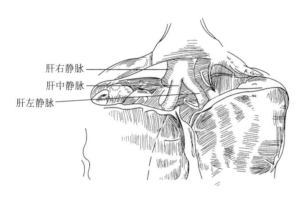

图 4-7-4　剥离肝静脉

3. 游离肝周韧带　器械护士准备直角钳、2-0/T 钳带线、剥离剪和中弯止血钳。游离肝周组织，充分显露后，切断左冠状韧带和左三角韧带，用钳带线结扎（图 4-7-5，图 4-7-6）。

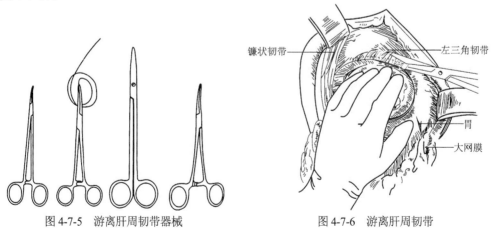

图 4-7-5　游离肝周韧带器械　　　　　　图 4-7-6　游离肝周韧带

4. 结扎、切断肝左静脉　备精细直角钳、2-0/T 钳带线、剥离剪和中弯止血钳。游离并切断肝左静脉，使用 2-0/T 钳带线结扎（图 4-7-7，图 4-7-8）。

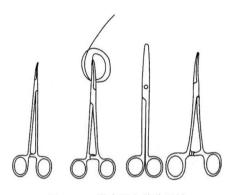

图 4-7-7　游离肝左静脉器械

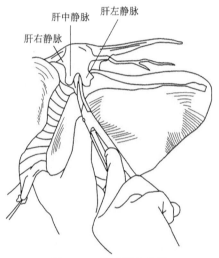

图 4-7-8　游离肝左静脉

（五）处理肝门

1. 肝动脉的处理　备精细直角钳、2-0/T 钳带线、中弯止血钳和剥离剪。在肝十二指肠韧带左缘剥离出肝左动脉，使用 2-0/T 钳带线结扎。

2. 门静脉的处理　准备用物同上。分离出门静脉左支，使用 2-0/T 钳带线结扎（图4-7-9，图 4-7-10）。

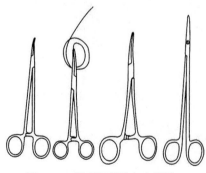

图 4-7-9　游离门静脉左支器械

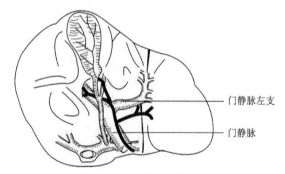

图 4-7-10　游离门静脉左支

3. 肝管的处理　用物准备同上。分离、结扎并切断左肝管，使用 2-0/T 钳带线结扎（图 4-7-11，图 4-7-12）。

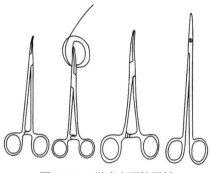

图 4-7-11　游离左肝管器械

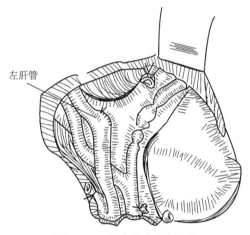

图 4-7-12　游离并离断左肝管

（六）离断肝脏

（1）准备切肝用物：连接超声吸引系统，使其处于备用状态，备钛夹、各型号滑线、3-0 及 2-0/T 钳带线、圆针 2-0/T 丝线、门静脉阻断钳、哈巴狗夹和精细直角钳，将电凝功率调到合适数值（图 4-7-13）。

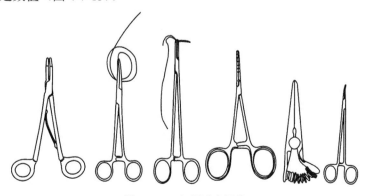

图 4-7-13　切肝准备用物

（2）使用圆针 2-0/T 丝线缝扎肝脏表面，用作牵引。

（3）将超声吸引系统由备用状态改为使用状态，用于切割肝脏组织，巡回护士根据肝脏情况调节功率（图 4-7-14，图 4-7-15）。

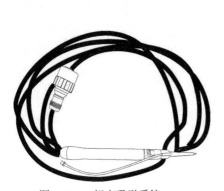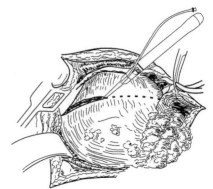

图 4-7-14　超声吸引系统　　　　　　图 4-7-15　切除肝脏

（4）器械护士准备好门静脉阻断钳、哈巴狗夹等，用于大血管的止血。

（5）及时收检标本：肝脏完全离断后，经医生确认后，交由巡回护士及时送检。

（七）肝脏断面的止血

备好冲洗水、各型滑线、止血产品、氩气刀等对肝断面进行止血。

（八）冲洗腹腔

使用无菌温热生理盐水或灭菌注射用水充分冲洗腹腔。

（九）置管，关闭切口

1. 放置引流管　于左肝断面放置引流管。

2. 清点用物，关闭切口

（1）巡回护士与器械护士根据术中记录单清点用物。

（2）关闭腹膜、肌层：圆针 1-0 丝线缝合。

（3）关闭皮下组织：圆针 3-0 丝线缝合。

（4）关闭皮肤：角针 3-0 丝线缝合。

（5）固定引流管：角针 2-0/T 丝线缝合。

（6）连接引流袋：根据医生要求提供引流袋或负压引流瓶。

（7）粘贴敷贴：根据切口长度传递合适的敷贴。

（8）标记：在引流袋上贴上标签，注明名称及安置日期。

（9）用物处理

1）凭术中器械流转单，按消毒要求分类归还低温和高温器械。

2）一次性物品：缝针统一放入指定锐器盒；一次性耗材做毁形处理。

3）垃圾分类：严格按照医院感染管理要求分类放置医疗垃圾。

（廖安鹊　向琦雯　夏青红）

第八节　开腹肝左外叶切除术手术配合

肝左外叶切除术适用于肝脏良性肿瘤、血管瘤、肝腺瘤、肝脏恶性肿瘤、外伤性肝破裂、肝内胆管结石、慢性感染病灶、肝囊肿等。

一、手　术　用　物

（一）常规布类

常规布类包括手术盆、治疗巾、手术衣、剖口单和桌单。

（二）手术器械

手术器械包括肝叶器械、弧形框架拉钩、血管盒、超声吸引系统和钛夹钳。

（三）一次性用物

1. 常规物品　一次性单极电刀笔 1 个、延长电极 1 个、电刀清洁片 1 张、一次性使用吸引管 1 套、剖腹套针 1 板、20 号圆刀片 2 个、11 号尖刀片 1 个、45cm×45cm 医用粘贴膜 1 张、8 号或 12 号乳胶尿管 1 根、20ml 注射器 1 副、24G 留置针 1 副、一次性灯柄套 1 个、一次性无菌垃圾袋 1 个、一次性使用冲洗器 1 个、纱布 20 张、纱球 5 个、方纱 3 张、血浆引流管、蓝色钛夹、手套按需准备、3-0 丝线 4 包、2-0/T 丝线 4 包、1-0 丝线 2 包。

2. 特殊用物　切口保护套，4-0/20mm、4-0/26mm、5-0/13mm、5-0/17mm 血管滑线，止血产品，数量按需准备。

二、手　术　体　位

患者采用仰卧位（详见本章第三节）。

三、消　毒　铺　巾

（1）消毒液：碘伏。
（2）消毒范围：上至乳头连线平面，下至耻骨联合，右侧至腋后线，左侧至腋前线。

（3）铺治疗巾：4 张治疗巾 1/4 折，按照会阴侧、对侧、头侧和近侧顺序铺于切口周围。

（4）粘贴薄膜：待消毒液干后，贴医用粘贴膜于手术切口区域。

（5）铺剖口单：剖口单纵行打开，对准手术切口平铺于手术区域。

（6）铺桌单：第一张桌单横铺于切口上缘，遮盖头架及外展上肢，第二张桌单平切口下缘，覆盖托盘和床尾。

四、手 术 配 合

（一）经右肋缘下切口入路

1. 手术切口 右肋缘下斜切口。

2. 切开皮肤、皮下及肌肉 备 20 号圆刀片、组织镊、皮肤拉钩、剥离剪、纱布和电刀笔。

3. 切开腹膜 两把中弯止血钳夹住腹膜并提起，然后用圆刀片在腹膜上切一个小口，用电刀笔切开腹膜。

（二）探查周围组织

腹腔打开后，由远及近探查腹腔，确定病变组织可切除且无转移。

（三）暴露术野

1. 准备方纱 将两张方纱浸湿一角，交予医生垫于手术切口。

2. 暴露术野 安装弧形框架拉钩，在每个框架的连接处用无菌治疗巾进行保护、遮盖（图 4-8-1，图 4-8-2）。

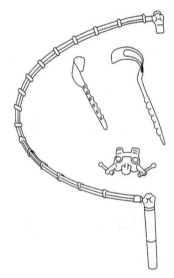

图 4-8-1　框架拉钩

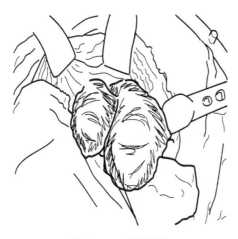

图 4-8-2　暴露肝脏

（四）游离肝脏

1. 切断肝圆韧带　备 1-0 钳带线和圆针 1-0 丝线。使用两把中弯止血钳夹闭肝圆韧带，剪断后，一端用 1-0 钳带线结扎，另一端用圆针 1-0 丝线缝扎。

2. 游离肝周韧带　更换单极电刀为延长电极，备 2-0/T 钳带线、1-0 钳带线和圆针 3-0 丝线。出血点处使用 2-0/T 或 1-0 钳带线结扎或圆针 3-0 丝线缝扎。

3. 游离肝门血管　备手术用标记线和直角钳。使用手术用标记线将相应血管进行牵引标记。

（五）第一肝门阻断

1. 阻断第一肝门　备乳胶尿管、弯蚊式止血钳、直角钳、敷料镊和中弯止血钳。解剖肝门，用 8 号尿管束住肝门，待离断肝组织时，用弯蚊式止血钳将其阻断，以减少出血（根据医生的习惯，行半肝或区域性的肝门阻断或不阻断）（图 4-8-3，图 4-8-4）。

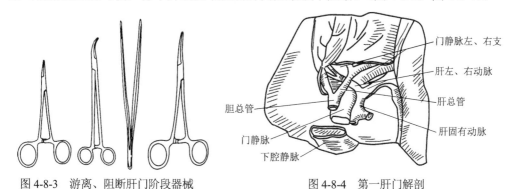

图 4-8-3　游离、阻断肝门阶段器械　　　　　图 4-8-4　第一肝门解剖

2. 肝脏牵引　待切除部分的肝表面用圆针 2-0/T 丝线缝扎做牵引。

3. 超声吸引系统离断肝组织　备血管持针器、中弯止血钳、精细直角钳、剥离剪、钛夹钳、冲洗器、3-0 钳带线和血管滑线。结扎、钳夹、缝扎肝断面的血管及胆管（图 4-8-5，图 4-8-6）。

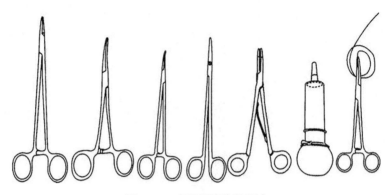

图 4-8-5　离断肝脏阶段器械

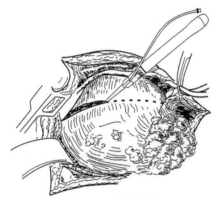

图 4-8-6　切除肝脏

4. 冲洗断面　连接 20ml 充满无菌生理盐水的注射器与留置针头冲洗肝脏断面（图 4-8-7）。

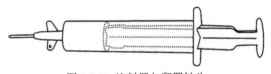

图 4-8-7　注射器与留置针头

5. 缝扎血管处　备门静脉阻断钳和各型血管滑线。必要时使用门静脉阻断钳夹闭较大血管，再使用血管缝线缝合（图 4-8-8）。

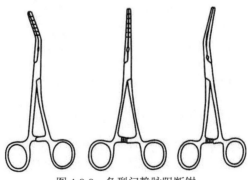

图 4-8-8　各型门静脉阻断钳

6. 肝断面止血　根据医生要求提供滴水双极电凝镊、氩气刀、止血纱等，对肝断面进行止血。

（六）置管，关闭切口

1. 置管　膈下创面置引流管，由切口外侧或另戳孔引出。

2. 关闭切口

（1）巡回护士与器械护士根据术中记录单清点用物。

（2）关闭腹膜、肌层：圆针 1-0 丝线缝合。

（3）关闭皮下组织：圆针 3-0 丝线缝合。

（4）关闭皮肤：角针 3-0 丝线缝合。

（5）固定引流管：角针 2-0/T 丝线缝合。

（6）连接引流袋：根据医生要求提供引流袋或负压引流瓶。

（7）粘贴敷贴：根据切口长度传递合适的敷贴。

（8）标记：在引流袋上贴上标签，注明名称及安置日期。

（9）用物处理

1）凭术中器械流转单，按消毒要求分类归还低温和高温器械。

2）一次性物品：缝针统一放入指定锐器盒；一次性耗材做毁形处理。

3）垃圾分类：严格按照医院感染管理要求分类放置医疗垃圾。

（丁　林　宁　芳　李　智）

第九节　腹腔镜下肝左外叶切除术手术配合

腹腔镜下肝脏切除术是目前肝脏外科手术方式的一个新思维。但由于肝脏解剖位置隐蔽、显露困难、血运丰富及切肝出血难以控制的特点，即使开放性手术也尚有一定难度，加上腹腔镜手术狭小的手术术野及有限的器械入路，操作复杂、所需器械较多、费用昂贵，使其在肝脏切除术中的应用受到限制。因此腹腔镜下肝脏切除术仅限于边缘型肝切除或左肝外叶切除。

肝左外叶切除术即肝脏Ⅱ～Ⅲ段联合切除术，其右界在膈面为镰状韧带，脏面为左纵沟。

一、手术适应证与禁忌证

（一）适应证

（1）位于Ⅱ～Ⅲ段的单发性瘤体直径小于 5cm 的实体肿瘤，主要包括血管瘤、局灶性结节性增生、肝腺瘤、原发性肝癌、继发性肝癌等。该部位的肿瘤远离肝内较大血管，较易显露，控制出血相对容易，便于操作，特别是肝脏前下缘的带蒂肿瘤，为最理想的适应证。

（2）位于Ⅱ～Ⅵ段的囊性病变，主要包括Ⅰ型多囊肝、包虫病等。

（3）肝前下缘的贯通伤，远端肝组织已失活，但未损伤大血管或胆管。

（4）活体部分肝移植：腹腔镜下切除的成人供体的左外叶移植给儿童受体。

（二）禁忌证

（1）肿瘤巨大且伴有腹腔内粘连，不易分离，或有肿瘤破裂伴出血。

（2）合并肝内、外转移及血管内转移。

（3）合并严重心、肺功能不全或肝功能不全，或伴有黄疸、腹水、凝血酶原时间异常者。

（4）过度肥胖或有上腹部手术史者。

（5）高龄或幼儿患者。

二、手 术 用 物

（一）常规布类

常规布类包括手术盆、治疗巾、手术衣、剖口单和桌单。

（二）手术器械

手术器械包括腹腔镜普通器械包、腹腔镜特殊器械包和腔镜超声刀。

（三）一次性用物

1. 常规物品　一次性仪器防菌隔离罩 1 个、纱布 10 张、纱球 5 个、纱条 5 根、一次性碘伏消毒湿棉签 1 袋、一次性灯柄套 1 个、一次性无菌垃圾袋 1 个、11 号尖刀片 1 个、20 号圆刀片 1 个、1-0 丝线 1 包、手术用标记线、手套按需准备。

2. 特殊用物　1-0 可吸收线、4-0/26mm 血管滑线、各型合成夹、钛夹、腔镜下切割闭合器和腹腔镜标本取出袋。

三、手 术 体 位

患者采用仰卧位，术中调整为头高足低、右倾 15°体位（详见本章第三节）。

四、消 毒 铺 巾

（1）消毒液：碘伏。

（2）消毒范围：上至胸骨上窝，下至耻骨联合，左侧至腋前线，右侧至腋后线。

（3）治疗巾 4 张 1/4 折，按照会阴侧、对侧、头侧和近侧顺序铺于切口，并显露脐部、剑突和右侧肋缘。

（4）铺剖口单：剖口单纵行打开，对准手术切口平铺于手术区域，遮盖患者头部及头架。

（5）铺桌单：第一张桌单覆盖头架及外展上肢，第二张桌单覆盖器械护士近侧及托盘与床尾部，上缘平对脐处切口缘。

五、手术配合

（一）连接用物

连接并固定气腹管、冷光源、电凝线、摄像头（用仪器防菌隔离罩包裹）和腔镜镜头（图4-9-1）。

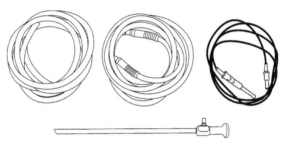

图4-9-1 连接腔镜用物

（二）建立气腹

备11号尖刀片、气腹针和巾钳。在脐窝下缘做约1cm弧形切口，切开皮肤，用巾钳上提腹壁，将气腹针刺入腹腔，连接CO_2并注气，压力达12～15mmHg（图4-9-2）。

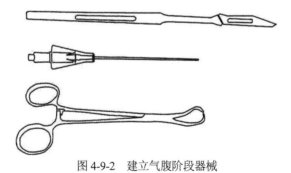

图4-9-2 建立气腹阶段器械

（三）建立操作孔

建立操作孔通常采用四孔法。

1. 建立第一个操作孔 备10mm穿刺鞘和腔镜镜头。沿气腹针切口于脐下缘刺入10mm穿刺鞘作为腔镜镜头的位置（镜头多用30°镜），留置鞘管，拔出鞘芯，将气腹管与鞘管侧孔进行连接，将清晰处理后的镜头经鞘管插入腹腔，由巡回护士启动冷光源机与摄像机，然后将患者调至操作体位。

2. 建立第二个操作孔 备 10mm 穿刺鞘、转换器和电凝钩。于肋缘下正对肝脏切线切开皮肤、皮下组织，用 10mm 穿刺鞘刺入，退出穿刺鞘芯，电凝钩套上转换器，送入鞘管内。此孔为主操作孔。

3. 建立第三、第四个辅助操作孔 备 5mm 穿刺鞘 2 个、腔镜无损伤钳和腔镜组织钳，分列于主操作孔两侧肋缘下，左右各旁开一小口置 5mm 穿刺鞘，送入腔镜无损伤钳和腔镜组织钳（图 4-9-3）。

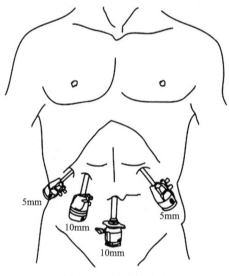

图 4-9-3 建立操作孔

（四）游离肝脏

（1）穿刺鞘内分别置入超声刀和分离钳。超声刀先依次游离并切断镰状韧带、肝圆韧带、左三角韧带及左冠状韧带，将左外叶完全游离。

（2）阻断肝脏血流：备 1-0 丝线或手术用标记线。用 1 根 1-0 丝线环绕左外叶，并结扎、阻断左外叶的血流，减少切肝时的出血（图 4-9-4）。

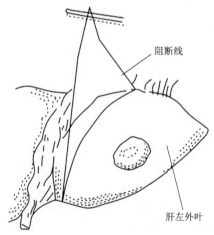

图 4-9-4 阻断肝脏血流

（五）切除肝脏

（1）肝实质切除：备腔镜组织钳、电凝钩、超声吸引系统、合成夹钳和钛夹钳。用腔镜组织钳向两侧牵拉肝脏以保持一定张力，电凝钩做预定离断线，超声吸引系统沿着预定离断线切开肝包膜，并且以和切割线平行的方向切入肝脏组织，切入肝实质5~8mm后开始切肝组织，切的方向和切线平行，离断并同时使用合成夹或钛夹闭合肝内各管道组织，每次离断肝组织的厚度不超过1cm。

（2）遇较粗管道时，即改变方向，使其与管道平行，显露管道足够长度后，予合成夹或钛夹处理，或用4-0血管滑线缝扎处理。

（3）如此反复进行，直至完成肝组织的切断，断面的渗血可用电凝棒止血，生理盐水冲洗腹腔无出血后，表面覆盖止血产品。

（六）取出标本

备腔镜标本袋、11号尖刀片。从穿刺鞘内放入标本袋，于右侧肋缘下做一个5cm斜切口取出肝脏。

（七）安置引流管

标本取出后，再次检查创面有无活动性出血，确认无误后，于腹腔内放置一根血浆引流管。

（八）收纳腔镜仪器

拔出腹腔镜，开放鞘管阀门，排出腹腔内CO_2。收纳腔镜镜头、管道和穿刺鞘。

（九）清点物品，关闭切口

（1）器械护士、巡回护士共同清点器械、纱条、缝针无误后，关闭切口。
（2）使用碘伏纱球消毒，1-0可吸收线缝合切口，固定引流管。

（杨　婷　刘宗琼）

第十节　肝脏局部切除术手术配合

一、手　术　用　物

（一）常规布类

常规布类包括手术盆、治疗巾、手术衣、剖口单和桌单。

（二）手术器械

手术器械包括肝叶器械、血管盒、弧形框架拉钩、超声吸引系统和钛夹钳。

（三）一次性用物

1. 常规物品 一次性单极电刀笔 1 个、延长电极 1 个、电刀清洁片 1 张、一次性使用吸引管 1 套、剖腹套针 1 板、20 号圆刀片 2 个、11 号尖刀片 1 个、45cm×45cm 医用粘贴膜 1 张、8 号或 12 号乳胶尿管 1 根、20ml 注射器 1 副、24G 留置针 1 副、手术用标记线 2 根、一次性灯柄套 1 个、一次性无菌垃圾袋 1 个、一次性使用冲洗器 1 个、纱布 20 张、纱球 5 个、方纱 3 张、血浆引流管、钛夹、3-0 丝线 4 包、2-0/T 丝线 4 包、1-0 丝线 2 包、手套按需准备。

2. 特殊用物 4-0/20mm、4-0/26mm、5-0/13mm、5-0/17mm 血管滑线，切口保护套及各型止血产品。

二、手 术 体 位

患者采用仰卧位（详见本章第三节）。

三、消 毒 铺 巾

（1）消毒液：碘伏。
（2）消毒范围：上至乳头连线平面，下至耻骨联合，右侧至腋后线，左侧至腋前线。
（3）铺巾：4 张治疗巾反折 1/4，按照会阴侧、对侧、头侧和近侧顺序铺于切口周围，并显露脐部和剑突。
（4）粘贴薄膜：贴医用粘贴膜于手术切口区域以保护切口并固定治疗巾。
（5）铺剖口单：剖口单纵行打开，对准手术切口平铺于手术区域。
（6）铺桌单：第一张桌单横铺于切口上缘，遮盖头架及外展手臂，第二张桌单平切口下缘，覆盖托盘和床尾。

四、手 术 配 合

（一）经右侧肋缘下切口入路

1. 手术切口 右肋缘下斜切口。
2. 切开皮肤、皮下及肌肉 备 20 号圆刀片、组织镊、皮肤拉钩、剥离剪、纱布和电刀笔。

3. 切开腹膜　两把中弯止血钳夹住腹膜并提起，然后用 20 号圆刀片在腹膜上切一个小口，用电刀笔切开腹膜。

（二）探查腹腔

切口充分暴露后，由远及近探查腹腔，确定手术方式。

（三）暴露术野

1. 准备方纱　将两张方纱浸湿一角，交予医生垫于切口周围。

2. 暴露术野　准备弧形框架拉钩。器械护士与巡回护士共同清点数量、完整性。巡回护士将固定器安装于床旁，器械护士传递框架予手术医生，两侧框架需要固定稳妥，在每个框架的连接处用无菌治疗巾进行保护、遮盖（图 4-10-1，图 4-10-2）。

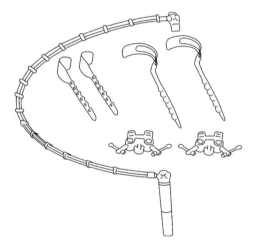

图 4-10-1　框架拉钩

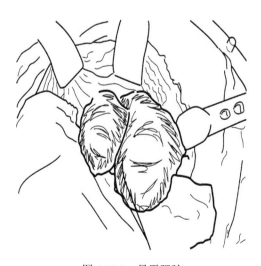

图 4-10-2　暴露肝脏

（四）游离肝脏

1. 切断肝圆韧带　备中弯止血钳、1-0 钳带线和圆针 1-0 丝线。使用两把中弯止血钳夹闭肝圆韧带，剪断后，一端用 1-0 钳带线结扎，另一端使用圆针 1-0 丝线缝扎。

2. 游离肝周韧带　备 2-0/T 钳带线、1-0 钳带线和圆针 3-0 丝线。出血点处使用 2-0/T 或 1-0 钳带线结扎或缝扎。

3. 游离肝门血管　备直角钳、中弯止血钳、剥离剪和手术用标记线。游离出血管后使用手术用标记线将相应血管进行牵引标记。

（五）第一肝门阻断

1. 阻断第一肝门　备 8 号乳胶尿管、敷料镊、剥离剪、中弯止血钳、精细直角钳和 3-0 钳带线。电刀更换为延长电极，分离、解剖肝门，用尿管束住肝门部备用（图 4-10-3）。

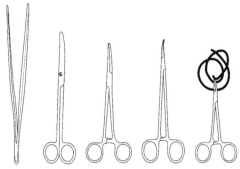

图 4-10-3　游离、阻断肝门阶段器械

2. 划定边界线，切取肝脏　根据术中 B 超结果，使用电刀笔于肝脏表面划定边界线，术中沿边界线切取肝脏。

3. 阻断肝门　用弯蚊式止血钳将肝门部乳胶尿管阻断，以减少出血，并记录阻断时间。

（六）离断肝组织

1. 用物准备　备血管持针器、中弯止血钳、精细直角钳、剥离剪、钛夹钳、冲洗器和各型血管滑线。

2. 离断肝脏　使用超声吸引系统，沿切线切取肝脏。术中出血点、肝断面的血管及胆管根据情况选择钳带线、血管滑线或钛夹进行处理（图 4-10-4～图 4-10-6）。

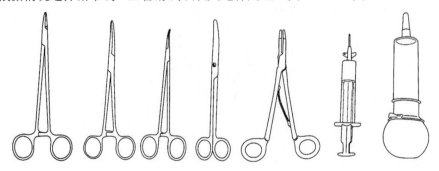

图 4-10-4　切割肝脏阶段器械

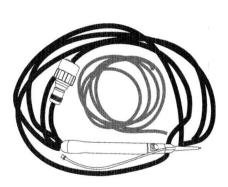

图 4-10-5 超声吸引系统

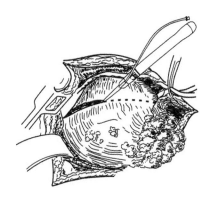

图 4-10-6 切割肝脏

3. 及时冲洗肝脏断面出血点 使用 20ml 注射器抽吸无菌生理盐水，连接留置针头冲洗肝脏断面。

4. 缝扎出血血管 在切肝过程中，细小血管可用钛夹钳或钳带线夹闭；遇较粗血管时，使用门静脉阻断钳先行夹闭，再使用血管缝线缝扎（图 4-10-7）。

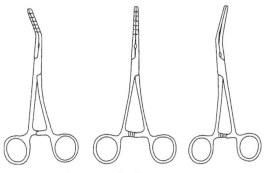

图 4-10-7 各型门静脉阻断钳

（七）收纳及检查标本

准备标本盘与 20 号圆刀片，将离断肝脏放于标本盘内，圆刀切开检查切缘。

（八）创面止血

根据手术医生要求，备滴水双极电凝、氩气刀、各型止血产品等对肝断面进行止血。

（九）置管，关闭切口

1. 置管 膈下创面置引流管，由切口外侧或另打孔引出。
2. 关闭切口
（1）巡回护士与器械护士根据术中记录单清点用物。
（2）关闭腹膜、肌层：圆针 1-0 丝线缝合。
（3）关闭皮下组织：圆针 3-0 丝线缝合。

（4）关闭皮肤：角针 3-0 丝线缝合。

（5）固定引流管：角针 2-0/T 丝线缝合。

（6）连接引流袋：根据医生要求提供引流袋或负压引流瓶。

（7）粘贴敷贴：根据切口长度传递合适的敷贴。

（8）标记：在引流袋上贴上标签，注明名称及安置日期。

（9）用物处理

1）凭术中器械流转单，按消毒要求分类归还低温和高温器械。

2）一次性物品：缝针统一放入指定锐器盒；一次性耗材做毁形处理。

3）垃圾分类：严格按照医院感染管理要求分类放置医疗垃圾。

（胡建容　谭永琼）

第十一节　肝脏尾状叶切除术手术配合

肝脏尾状叶位于肝脏的背部，位置较深，显露困难，夹在三个肝门结构之间。肝尾状叶前面为第一肝门所遮盖，后面则为下腔静脉，左侧为静脉韧带，右侧与肝右后叶相连，且两者之间没有明确分界线，血液供应、胆道引流复杂，既往是手术禁区，被称为肝脏外科的最后领域。尾状叶包括尾叶、尾状突和下腔静脉旁部三个部分。

肝脏尾状叶切除术适用于肝脏尾叶部良性肿瘤（肝海绵状血管瘤、肝囊肿）和肝尾叶恶性肿瘤（肝癌、肝肉瘤）、肝尾叶外伤（肝内血管破裂、肝脏失去血液供应、严重肝组织挫裂伤等）、肝尾叶脓肿、肝内胆管结石、肝包囊虫病等。

一、手术用物

（一）常规布类

常规布类包括手术盆、剖口单、桌单、治疗巾和手术衣。

（二）手术器械

手术器械包括肝脏普通器械包、肝脏血管盒器械包、弧形框架拉钩、超声吸引系统和钛夹钳。

（三）一次性用物

1. 常规用物　一次性单极电刀笔 1 个、电刀清洁片 1 张、延长电极 1 个、方纱 3 张、纱布 20 张、纱球 5 个、一次性使用吸引管 1 根、一次性使用吸引头 1 根、一次性使用灯柄套 2 个、剖腹套针 1 板、8 号乳胶尿管 2 根、手术用标记线 4 根、无菌垃圾袋 1 个、医用粘贴膜 45cm×45cm 1 张、一次性使用冲洗器 1 个、手套按需准备、20 号圆刀片 2 个、11 号尖刀片 1 个、3-0 丝线 4 包、2-0/T 丝线 4 包、1-0 丝线 2 包。

2. 血管滑线　4-0/20mm、4-0/26mm、5-0/13mm、5-0/17mm 血管滑线数量根据术中情况而定。

3. 特殊用物　切口保护套和止血产品。根据病情需要可准备一套血液回收机及血液回收管。

二、手术体位

患者采用仰卧位（详见本章第三节）。

三、消毒铺巾

（1）消毒液：碘伏。

（2）消毒范围：上至双侧乳头连线平面，下至耻骨联合，右侧至腋后线，左侧至腋前线。

（3）铺巾：前三张治疗巾反折 1/4，折边向外，第四张折边向内，依次铺盖会阴侧、对侧、头侧和近侧。

（4）待消毒液干后，粘贴 45cm×45cm 医用粘贴膜覆盖切口，固定治疗巾。

（5）剖口单一张竖铺于腹部切口，开口对齐切口处，短端在上，长端在下。

（6）桌单两张，一张铺于头侧，桌单的长轴与手术床垂直；另一张铺于床尾，桌单的长轴与手术床平行。

四、手术配合

（一）右侧肋缘下切口入路

1. 切开皮肤、皮下组织和肌肉　备 20 号圆刀片、组织镊、皮肤拉钩、纱布、电刀笔和敷料镊。

2. 切开腹膜　两把中弯止血钳在左右两边夹住腹膜并提起，使用 20 号圆刀片或电刀笔在腹膜上切一个小切口，再换由两把组织钳提起，用电刀笔切开余下的腹膜。

（二）探查有无转移

主刀医生由远及近探查相关组织，确定无转移，病变组织可以切除。

（三）暴露术野

1. 选择合适的切口保护套　先在切口周围放置两张纱布，再将适型的切口保护套交由医生，妥善安置于切口处。

2. 安装弧形框架拉钩 器械护士与巡回护士清点数量无误后将床旁固定器交由巡回护士。主刀医生确定位置后，巡回护士先将床旁固定器安置好，然后由医生将框架插入插孔内，根据手术情况调节框架拉钩的高度，旋紧固定器。另一侧同法安置。在安置拉钩片处垫一张纱布保护组织。

（四）游离肝脏

准备精细直角钳和中弯止血钳。逐一进行分离、钳夹，组织剪剪断。2-0/T 钳带线结扎，将肝圆韧带、镰状韧带、三角韧带及冠状韧带等肝周韧带充分分离（图 4-11-1，图4-11-2）。

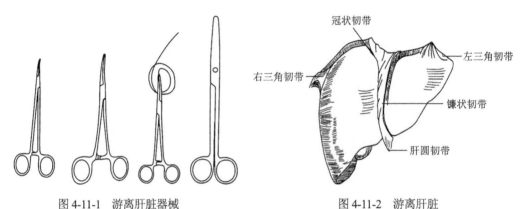

图 4-11-1　游离肝脏器械　　　　　　　　　图 4-11-2　游离肝脏

（五）放置肝门阻断带

传递直角钳、8 号乳胶尿管或手术用标记线穿过肝十二指肠韧带，并用弯蚊式止血钳钳夹做标记。继续解剖并游离出肝门静脉，同样分别留置标记线，用弯蚊式止血钳钳夹作标记（图 4-11-3，图 4-11-4）。

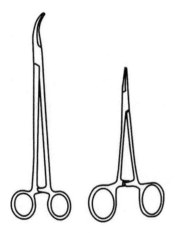

图 4-11-3　阻断肝门器械

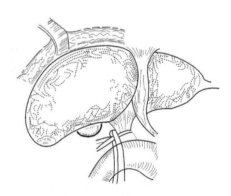

图 4-11-4　预置阻断管

（六）肝尾叶游离

1. 用物准备　精细直角钳、血管镊、剥离剪、扁桃钳和2-0/T钳带线（图4-11-5）。

2. 巡回护士调整体位　巡回护士根据医生要求调整体位，可稍向左倾。

3. 肝短静脉的离断　将右半肝及尾叶向左翻起，在尾叶和下腔静脉之间小心解剖分离，靠近腔静脉端先予以钳夹或钳带线结扎，随后离断，以免断端回缩，造成难以控制的大出血（图4-11-6）。

4. 肝尾叶门脉三联的离断　向前提起肝十二指肠韧带，逐渐暴露和游离通向尾叶的门脉三联，近端使用2-0/T丝线结扎，远端电刀离断。

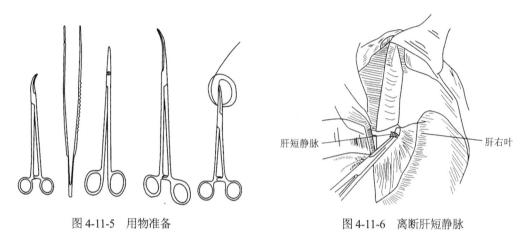

图4-11-5　用物准备　　　　　　　　图4-11-6　离断肝短静脉

（七）肝脏离断

1. 准备超声吸引系统　根据医生要求选择相应型号的超声吸引系统，并进行连接，进行功能检测后待用。

2. 准备切肝用物　精细直角钳、血管镊、扁桃钳、剥离剪、钛夹钳和各型滑线（图4-11-7）。

3. 离断肝脏　使用超声吸引系统逐一离断肝尾状叶与肝左、右叶的连接处，将拟切除的尾叶切下（图4-11-8）。

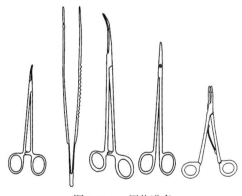

图4-11-7　用物准备

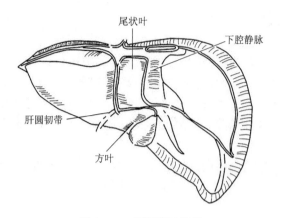

图 4-11-8　肝尾状叶解剖

（八）创面止血

1. 准备止血产品　根据手术需要准备各型滑线、冲洗水、止血纱布等。

2. 调整电刀模式　将电刀模式调到 SPRAY 喷射式凝血模式，电凝止血后用干净纱布轻轻按压确认没有胆汁漏、渗血后，根据情况放置可吸收止血纱、喷止血胶等方法进行彻底止血。

（九）安置引流管，清点用物，关闭切口

（1）肝下放置引流管。

（2）清点用物：巡回护士与器械护士根据术中记录逐一清点各类用物，并将结果告知医生。

（3）关闭切口

1）缝合腹膜、肌层：圆针 1-0 丝线缝合。

2）缝合皮下：圆针 3-0 丝线缝合。

3）缝合皮肤：角针 3-0 丝线缝合。

4）固定引流管：角针 2-0/T 丝线缝合。

（4）根据伤口的长度选择敷料，将引流管与引流器连接，并使之保持负压状态，并在引流瓶上贴好标签，注明引流管名称及日期。

（5）归还器械，分类退回清洗间并登记。

（胡　沁　宁　芳）

第十二节　肝包囊虫内囊摘除术手术配合

肝包虫病又称肝棘球蚴病，是由棘球绦虫的幼虫寄生于人体或其他动物体内引起的疾病。在棘球蚴的各种分型中，细粒棘球蚴是我国常见的人兽共患的病原虫，此种虫卵常寄生于犬、狐、狼等，人类通过与犬接触而直接感染或者接触被虫卵污染的水源、食物及泥土等被间接感染。目前治疗此种疾病仍主要以外科手术为主，手术方式包括内囊摘除术、肝切除术及肝移植术等，此书仅介绍内囊摘除术的手术配合。

一、手术用物

（一）常规布类

常规布类包括手术盆、手术衣、剖口单、桌单和治疗巾。

（二）手术器械

手术器械包括肝叶器械、肝脏血管盒、弧形框架拉钩、粗卡、勺子和刮匙。

（三）一次性用物

1. 常规物品 一次性使用吸引管 1 根、一次性使用吸引头 1 根、一次性单极电刀笔 1 个、电刀清洁片 1 张、延长电极 1 根、剖腹套针 1 板、纱布 20 张、医用粘贴膜 45cm×45cm 1 张、一次性使用冲洗器 1 个、8 号乳胶尿管 1 根、引流管 2 根、一次性灯柄套 2 个、手套按需准备、3-0 丝线 2 包、2-0/T 丝线 2 包、1-0 丝线 2 包。

2. 特殊物品 20ml 注射器 1 副、Y 形玻璃管、血浆管、深色方纱和无菌食盐。

二、手术体位

患者采用仰卧位（详见本章第三节）。

三、消毒铺巾

（1）消毒液：碘伏。

（2）消毒范围：上至乳头连线平面，下至耻骨联合，右侧至腋后线，左侧至腋前线。

（3）铺巾：总共四张治疗巾，前三张治疗巾反折 1/4，折边向外，第一张铺于患者会阴部，第二张铺于患者左侧腋中线，第三张铺于患者头侧平乳头平面，第四张治疗巾反折 1/4，折边向内，铺于患者右侧腋中线。

（4）粘贴薄膜：待消毒液干后，将医用粘贴膜贴于手术切口处。

（5）铺剖口单：剖口单纵行打开，对准手术切口平铺于手术区域，遮盖头侧、尾侧及托盘。

（6）铺桌单：共两张桌单，一张铺于头侧，桌单的长轴与手术床垂直；另一张铺于床尾，桌单的长轴与手术床平行。

四、手术配合

（一）经右侧肋缘下切口入路

1. 手术切口　右侧肋缘下切口。

2. 切开皮肤、皮下组织和肌肉　备 20 号圆刀片、组织镊、皮肤拉钩、纱布、电刀笔和敷料镊。

3. 切开腹膜　两把中弯止血钳夹住腹膜并提起，使用 20 号圆刀片或电刀笔在腹膜上切一个小切口，再换由两把组织钳提起，用电刀笔切开余下的腹膜。

（二）暴露术野

安装弧形框架拉钩，在拉钩片下垫一张纱布保护组织，根据手术情况调节框架拉钩的高度，固定稳妥后，使用治疗巾遮盖连接处。

（三）探查腹腔

探查肝包虫的生长情况，检查包虫囊内生或外生，确定手术方式。

（四）游离肝脏

使用两把中弯止血钳夹闭肝圆韧带，用组织剪剪断后，使用 1-0 钳带线结扎或圆针 1-0 丝线缝扎。

（五）选定穿刺点，做好周围组织的保护

在外囊区域选定穿刺点，穿刺点与周围组织间用 10%高渗盐水深色方纱垫隔离保护，便于识别外溢的白色层膜和子囊（图 4-12-1）。

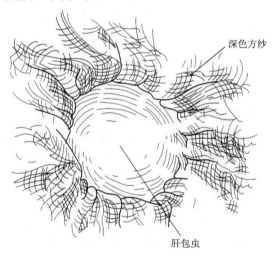

深色方纱

肝包虫

图 4-12-1　深色方纱置于囊肿周围

（六）穿刺点行荷包缝合后穿刺

（1）备圆针 2-0/T 丝线、持针器和弯蚊式止血钳。在穿刺点缝两针荷包线，便于提起囊壁进行抽吸（图 4-12-2，图 4-12-3）。

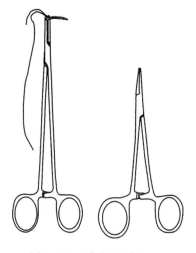

图 4-12-2 缝荷包器械

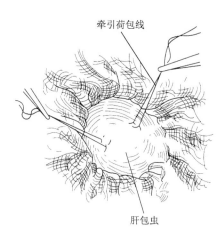

图 4-12-3 缝牵引荷包线

（2）穿刺囊肿：用粗卡带注射器穿刺，证实为包虫囊肿后将吸引管连接粗卡吸出囊液。在吸取囊液后及时关闭切口，避免囊液外流（图 4-12-4，图 4-12-5）。

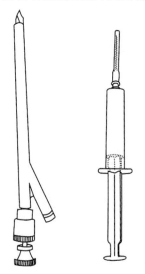

图 4-12-4 穿刺囊肿器械

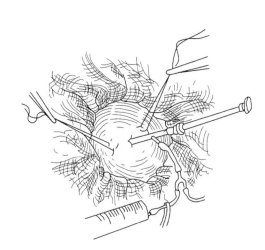

图 4-12-5 穿刺、抽吸包囊虫

（七）切开外囊壁，取出子囊

备 11 号尖刀片、组织钳、无齿卵圆钳、10%高渗盐水、勺子和标本盘。在两荷包线中间切开外囊壁，用组织钳提起外囊边缘，用无齿卵圆钳或勺子取出子囊，放入盛有 10% 高渗盐水的标本盘内（图 4-12-6，图 4-12-7）。

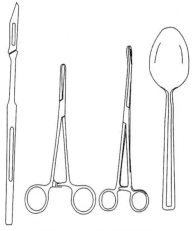

图 4-12-6　取子囊器械

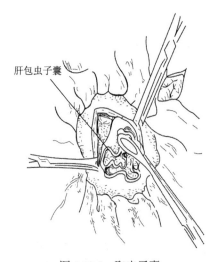

图 4-12-7　取出子囊

（八）杀灭原头节

备 10%高渗盐水和冲洗器。按囊壁大小注入 10%高渗盐水，停留 10min 后吸出，反复 2～3 次。

（九）冲洗腹腔

使用无菌温热生理盐水充分冲洗腹腔。

（十）置管，关闭切口

1. 放置引流管　于囊腔内外放置引流管。

2. 关闭切口

（1）关闭腹膜、肌肉：圆针 1-0 丝线缝合。

（2）关闭皮下：圆针 3-0 丝线缝合。

（3）关闭皮肤：角针 3-0 丝线缝合。

（4）固定引流管：角针 2-0/T 丝线缝合。

（5）粘贴敷贴：根据切口长度传递合适的敷贴。

（6）标记：在引流袋上贴上标签，注明名称及安置日期。

（7）用物处理

1）器械使用双层布类包裹，并于包布外注明器械类别、数量和感染类型。

2）布类使用双层医疗垃圾袋包裹，并注明相关信息。

五、特殊关注点

（一）麻醉诱导期关注点

（1）外周静脉应选择 16G 或以上的通道。

（2）防止患者坠床。

（二）术中关注点

（1）注意观察患者的生命体征，注意子囊外渗所致的过敏。

（2）配备足够浓度的生理盐水。

（3）注意保护手术区域，避免虫卵污染。

（三）用物处理关注点

（1）环境疑似污染：使用 10%高渗盐水擦拭。

（2）所有器械经高渗盐水浸泡后再打包。

（3）吸引瓶内应当提前吸入足量的高渗盐水。

（4）所有器械双层包装后，标明特殊感染，送至器械回收点。

（廖安鹊　杨　霄）

第十三节　开腹肝囊肿开窗引流术手术配合

　　肝囊肿是一种较常见的肝脏良性疾病，生长于肝脏上的所有囊泡状病变统称为肝囊肿。由于形成的原因不同，可以分成先天性肝囊肿、创伤性肝囊肿、炎症性肝囊肿、肿瘤性肝囊肿和寄生虫性肝囊肿。临床上肝囊肿通常为先天性肝囊肿，并以孤立性肝囊肿及多囊肝较多见，孤立性肝囊肿好发于右肝近膈面，多发性肝囊肿多数累及整个肝脏。肝囊肿开窗引流术是治疗单纯性肝囊肿的主要方法。

一、手术用物

（一）常规布类

常规布类包括手术盆、治疗巾、手术衣、剖口单和桌单。

（二）手术器械

手术器械包括肝叶器械、肝血管盒和弧形框架拉钩。

（三）一次性用物

1. 常规物品　纱布 20 张、方纱 3 张、纱球 5 个、一次性单极电刀笔 1 个、延长电极 1 个、电刀清洁片 1 张、一次性使用吸引管 1 套、剖腹套针 1 板、3-0 丝线 2 包、2-0/T 丝线 2 包、1-0 丝线 2 包、45cm×45cm 医用粘贴膜 1 张、10ml 注射器 1 副、一次性灯柄套 1 个、一次性无菌垃圾袋 1 个、一次性使用冲洗器 1 个、血浆引流管、手套按需准备。

2. 特殊用物　4-0/20mm、5-0/17mm 血管滑线及止血产品按需准备。

二、手术体位

患者采取仰卧位（详见本章第三节）。

三、消毒铺巾

（1）消毒液：碘伏。

（2）消毒范围：上至乳头连线平面，下至耻骨联合平面，右侧至腋后线，左侧至腋前线。

（3）铺巾：4 张治疗巾 1/4 折，按照会阴侧、对侧、头侧和近侧顺序铺于切口周围，用医用粘贴膜固定于手术切口区域。

（4）铺剖口单：剖口单纵行打开，对准手术切口平铺于手术区域。

（5）铺桌单：一张桌单横铺于切口上缘，遮盖头架及外展上肢；另一张桌单平切口下缘，覆盖托盘及床尾。

四、手术配合

（一）经右肋缘下切口入路

1. 手术切口　右肋缘下斜切口。

2. 切开皮肤、皮下及肌肉 备 20 号圆刀片、组织镊、皮肤拉钩、剥离剪、纱布和电刀笔，依次切开皮肤、皮下及肌肉层。

3. 切开腹膜 备两把中弯止血钳夹住腹膜并提起，备 20 号圆刀片在腹膜上切一个小口，使用电刀笔切开腹膜。

（二）暴露术野

1. 暴露肝脏 备用两张方纱浸湿一角，垫衬于肝脏与胃、肠之间，S 形拉钩牵拉显露肝脏。

2. 暴露术野 安装弧形框架拉钩，两张纱布于左、右肋弓处垫衬拉钩片，牵拉暴露肝脏及囊肿，准备治疗巾两张于每个框架的连接处进行无菌遮盖保护。

（三）囊肿开窗

1. 探查肝囊肿 备用敷料镊、纱布，探查肝囊肿的位置、大小和数量（图 4-13-1）。
2. 穿刺囊肿 备用 10ml 注射器穿刺抽取囊肿内液体，备一次性使用吸引头吸出囊液。
3. 囊肿开窗 备用敷料镊、长剥离剪分离囊肿壁，使用电刀笔切除囊顶壁，进行开窗引流（图 4-13-2）。

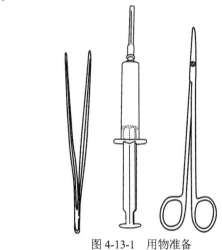

图 4-13-1 用物准备

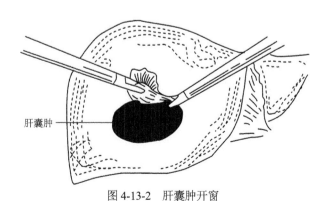

肝囊肿

图 4-13-2 肝囊肿开窗

（四）创面处理

1. 冲洗囊腔 备一次性使用冲洗器吸引生理盐水冲洗囊腔，检查有无活动性出血及胆汁漏，吸尽腹腔内液体。

2. 肝创面止血 备干燥纱布压迫创面拭血，明显出血处备用 4-0/20mm 或 5-0/17mm 血管滑线贯穿缝扎止血，可吸收止血纱覆盖切面边缘。

（五）安置引流管

备用血浆引流管，安置于膈下创面，备 11 号尖刀片和中弯止血钳于切口外侧另戳孔引出。

（六）关闭切口

（1）器械护士、巡回护士准确清点手术用物。

（2）关闭腹膜、肌层：圆针 1-0 丝线缝合。

（3）关闭皮下组织：圆针 3-0 丝线缝合。

（4）关闭皮肤：角针 3-0 丝线缝合。

（5）固定引流管：角针 2-0/T 丝线缝合。

（6）连接引流袋：根据医生要求提供引流袋或负压引流瓶。

（7）粘贴敷贴：根据切口长度传递合适的敷贴。

（8）标记：在引流袋上贴上标签，注明名称及安置日期。

（9）用物处理

1）凭术中器械流转单，按消毒要求分类归还低温和高温器械。

2）一次性物品：缝针统一放入指定锐器盒；一次性耗材做毁形处理。

3）垃圾分类：严格按照医院感染管理要求分类放置医疗垃圾。

（汤宁宁　马　悦）

第十四节　腹腔镜肝囊肿开窗引流术手术配合

腹腔镜肝囊肿开窗术因具有创伤小、康复快、术中出血少、并发症少、住院时间短等优势，目前已成为肝囊肿的首选术式。

一、手术用物

（一）常规布类

常规布类包括手术盆、治疗巾、手术衣、剖口单和桌单。

（二）手术器械

手术器械包括腔镜普通器械、腔镜特殊器械和腔镜超声刀。

（三）一次性用物

1. 常规用品 纱布10张、纱球5个、纱条5根、一次性使用吸引管1套、11号尖刀片1个、仪器防菌隔离罩1个、一次性灯柄套1个、一次性垃圾袋1个、钛夹1板、一次性穿刺鞘3个、骨科引流管1根、一次性引流袋1个、手套按需准备。

2. 特殊用物 1-0可吸收线1根。

二、手术体位

患者采取头高足低位。

（1）患者仰卧于手术床中线，头部垫一个软枕。

（2）将建立好静脉通道一侧的上肢外展放于搁手板上，保持功能位并保证穿刺通畅；另一侧上肢使用中单包裹、保护、固定。

（3）双下肢膝部使用束腿带固定。

（4）电凝器负极板贴于患者体毛较少、肌肉丰厚、血运良好的靠近手术区域处，如大腿或小腿处。

（5）头架横放于床头，高度为50cm，下缘平眉弓。

（6）打孔成功后，采取头高足低30°、向左倾斜10°～15°位。

三、消毒铺巾

（1）消毒液：碘伏。

（2）消毒范围：上至胸骨上窝，下至耻骨联合，右侧至腋后线，左侧至腋前线。

（3）铺巾：4张治疗巾1/4折，按照会阴侧、对侧、头侧和近侧顺序铺切口周围，并显露脐部、剑突和左右侧肋缘。

（4）铺剖口单：剖口单纵行打开，对准手术切口平铺于手术区域。

（5）铺桌单：一张桌单齐切口上缘铺盖头部、头架及一侧外展上肢；另一张桌单齐切口下缘，铺盖托盘及床尾。

四、手术配合

（一）用物准备

1. 准确清点术前用物 准确清点术前器械、缝针、刀片、纱布、纱条等手术用物。

2. 连接用物

（1）调试仪器：连接光源线、CO_2 中心供气管、电凝脚踏开关线。打开腹腔镜系统各仪器电源开关，进行自检。

（2）设置气腹机参数：调试设置气腹机压力参数为 12～15mmHg。

（3）连接固定管路：连接并固定腔镜镜头、冷光源、气腹管、电凝线和摄像头（使用仪器防菌隔离罩保护形成无菌状态）（图 4-14-1）。

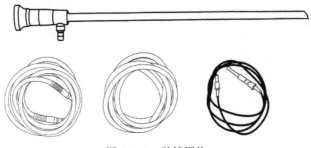

图 4-14-1　腔镜用物

（4）调节白平衡。

（二）建立腹腔操作空间

1. 建立气腹　备 11 号尖刀片、组织镊，沿脐窝上缘做约 1cm 弧形切口达皮下，气腹针刺入腹腔。巡回护士开启气腹机建立气腹（图 4-14-2）。

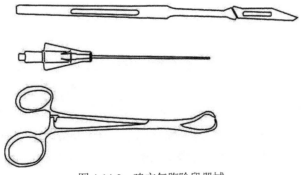

图 4-14-2　建立气腹阶段器械

2. 建立第一操作孔　备用 10mm 穿刺鞘，将该鞘沿气腹针切口刺入腹腔，留置鞘管，拔出鞘芯，并在穿刺鞘侧孔连接气腹管。将镜头（碘伏擦拭处理后）经鞘管插入腹腔进行可视探查。

3. 建立第二操作孔　备 11 号尖刀片、组织镊。在剑突下 4～6cm 处切开皮肤、皮下组织，置入 12mm 穿刺鞘，作为主操作孔，放置电凝钩、超声刀。

4. 建立第三、第四操作孔　根据囊肿的部位，在左锁骨中线与左肋缘下 2～4cm 交界处、右腋前线肋缘下分别置入 5mm 穿刺鞘，作为辅助操作孔（图 4-14-3）。

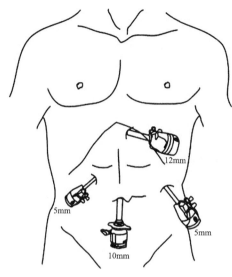

图 4-14-3　建立操作孔

（三）肝囊肿开窗

1. 腹腔探查　备分离钳、无损伤钳，探查肝囊肿位置、大小及数量。

2. 穿刺囊肿　备穿刺针、20ml 注射器穿刺囊肿，如抽出无色或淡黄色的不含胆汁液体，可确认为单纯性肝囊肿（图 4-14-4）。

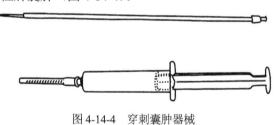

图 4-14-4　穿刺囊肿器械

3. 切除囊壁　备超声刀切开囊壁，吸引器吸净囊液。待囊液排空后，备腔镜组织钳将囊壁提起，用超声刀在囊肿边缘与肝实质交界处切开，将囊肿顶盖部分全部切除，取出囊壁，送做病理组织检查（图 4-14-5，图 4-14-6）。

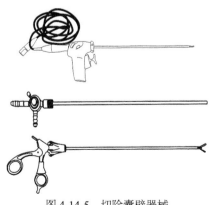

图 4-14-5　切除囊壁器械

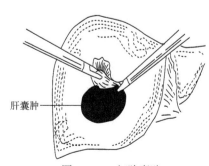

图 4-14-6　切除囊壁

（四）创面处理

1. 探查囊壁　备腔镜无损伤钳探查是否已经完整去除肝囊肿囊壁。

2. 创面处理　冲洗囊腔，检查有无活动性出血和胆汁漏，吸尽腹腔内液体。

（五）安置引流管

于肝囊肿创面处放置 1 根骨科引流管。

（六）关闭切口

（1）器械护士、巡回护士准确清点手术用物。

（2）关闭气腹。

（3）关闭切口：1-0 可吸收线缝合。

（4）固定引流管：角针 2-0/T 丝线固定，连接引流袋，保持引流通畅。

（5）粘贴敷贴：穿刺孔处垫纱球，上面覆盖敷贴。

（6）粘贴引流管标签，注明名称和时间。

（汤宁宁　顾笑羚）

第十五节　开腹肝癌射频消融术手术配合

　　肝癌是指发生于肝脏的恶性肿瘤，包括原发性肝癌和转移性肝癌两种。通常所述肝癌多指原发性肝癌。原发性肝癌按细胞分型可分为肝细胞型肝癌、胆管细胞型肝癌及混合型肝癌。射频消融术是近几年发展的肝癌治疗技术，以其疗效确定、操作简单、价格适中等优势，成为了治疗小肝癌的常用手段之一。目前，肝癌射频消融的指征有以下几点。

　　（1）肝癌直径≤3cm，肝内病灶少于 3 个。研究表明对于直径≤3cm 的肝癌射频消融可彻底治愈，从而取代手术治疗。

　　（2）对于肿瘤直径较大的肝肿瘤，也可应用射频消融治疗，可以通过一次定位、多方向穿刺技术，在预定穿刺处进针于皮下，采用超声引导下一点、多方向穿刺针呈辐射状治疗，以达到最大面积覆盖，以保证治疗效果。

　　（3）对于不愿手术、肝功能不允许手术的患者亦是最佳的选择（图 4-15-1）。

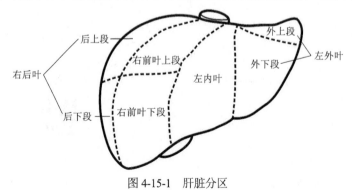

图 4-15-1　肝脏分区

一、手 术 用 物

（一）常规布类

常规布类包括手术盆、手术衣、剖口单、桌单和治疗巾。

（二）手术器械

手术器械包括剖腹器械包和弧形框架拉钩。

（三）一次性用物

1. 常规物品　一次性使用吸引管 1 根、一次性使用吸引头 1 根、一次性单极电刀笔 1 个、一次性延长电极 1 根、电刀清洁片 1 张、方纱 3 张、纱布 10 张、纱球 5 个、剖腹套针 1 板、8 号乳胶尿管 1 根、无菌垃圾袋 1 个、45cm×45cm 医用粘贴膜 1 张、20 号圆刀片 2 个、11 号尖刀片 1 个、3-0 丝线 2 包、2-0/T 丝线 2 包、1-0 丝线 2 包、一次性使用冲洗器 1 个、血浆引流管 1 根、一次性使用引流袋 1 个、手套按需准备。

2. 特殊用物　射频消融针 1 套、射频仪 1 套、彩色多普勒超声诊断仪。

二、手 术 体 位

患者采取仰卧位（详见本章第三节）。

三、消 毒 铺 巾

（1）消毒液：碘伏。

（2）消毒范围：上至乳头连线平面，下到耻骨联合平面，右侧至腋后线，左侧至腋前线。

（3）铺巾：2 张治疗巾 1/4 折铺垫于双侧腋后线；4 张治疗巾 1/4 折，按照会阴侧、对侧、头侧和近侧顺序铺于切口周围，粘贴医用粘贴膜固定。

（4）铺剖口单：剖口单纵行打开，对准手术切口铺下，平铺于手术区域。

（5）铺桌单：一张桌单铺于手术床头侧及头架区域，桌单下缘平切口上缘展开，遮盖外展上肢；另一桌单铺于手术床尾侧，桌单上缘平切口下缘展开，平铺遮盖手术托盘及床尾。

四、手 术 配 合

（一）经右肋缘下切口入路

1. 手术切口　右肋缘下斜切口（图 4-15-2）。

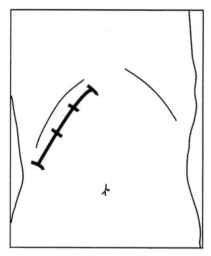

图 4-15-2　右肋缘下斜切口

2. 切开皮肤、皮下及肌肉　备 20 号圆刀片、组织镊、皮肤拉钩、剥离剪、纱布和电刀笔，依次切开皮肤、皮下及肌肉层 。

3. 切开腹膜　备两把中弯止血钳夹住腹膜提起，备 20 号圆刀片在腹膜上切一个小口，使用电刀笔切开腹膜（图 4-15-3，图 4-15-4）。

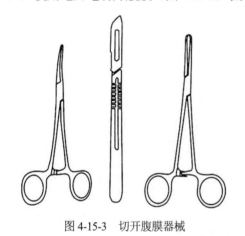

图 4-15-3　切开腹膜器械

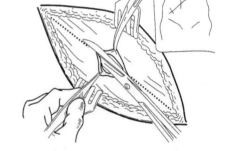

图 4-15-4　切开腹膜

（二）暴露术野

1. 离断肝圆韧带　备用中弯止血钳两把，钳夹住肝圆韧带后，使用电刀笔离断，圆针 1-0 丝线缝扎切缘止血。

2. 暴露肝脏　备用一张方纱浸湿一角，垫衬于肝脏与胃、肠之间，S 形拉钩牵拉显露肝脏。

3. 暴露术野　备用框架拉钩并稳固安装于床旁，两张纱布于左右肋弓处垫衬拉钩片牵拉暴露肝脏。准备治疗巾两张于每个框架的连接处进行无菌遮盖保护（图 4-15-5）。

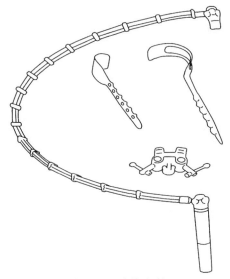

图 4-15-5　框架拉钩

（三）定位肿瘤位置

1. 彩色多普勒超声准备　连接彩色多普勒超声诊断仪探头，使用仪器防菌隔离罩对探头进行无菌隔离，并在隔离前于探头处涂抹耦合剂准备。

2. 肿瘤探查　彩色多普勒超声探查明确肝脏占位部位、数量及大小，并在肝脏表面标记入路。

（四）切除胆囊

如肿瘤位于右半肝，靠近胆囊床，有致术后胆囊缺血坏死可能性者，可预先切除胆囊。

（五）穿刺肿瘤

1. 射频仪器准备
（1）冷循环水准备：冷循环桶内盛装 1/2 满冰水，使主机温度显示在 20℃ 以下为佳。
（2）射频消融仪器准备
1）连接射频负极板：将粘贴于患者腿部的每个负极板连线按顺序逐一牢固连接，并与主机连接固定。
2）连接射频针套件：将射频针导线旋钮与主机连接。
3）连接冷循环液管道：按冷循环液管道上泵入段箭头标识，正确将其放入泵槽内，进出水管均放入冷循环水桶内，其中进水管应稳固埋入水面下，以保证进液通畅（图 4-15-6）。

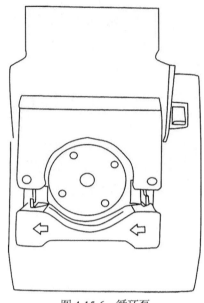

图 4-15-6　循环泵

2. 肿瘤定位、穿刺　在彩色多普勒超声定位引导下，穿刺肿瘤达预定深度。

（六）射频消融

开启冷循环开关，建立冷循环。根据肿瘤大小设置射频消融时间与次数，开启射频仪进行射频消融（射频消融时放射出电波，电波结合癌细胞后即会产生热力，当热力达到 70～100℃，即可引起细胞变性坏死，并能使肿瘤周围血管凝固闭塞，阻断瘤体血供，防止发生转移）（图 4-15-7）。

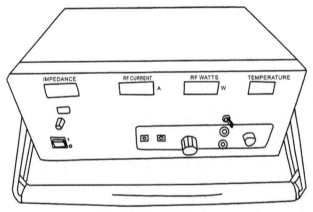

图 4-15-7　肝脏射频消融仪

（七）针道复温，针道止血

射频消融结束后调节针道复温开关，进行针道复温，待针道复温完成，冷循环温度降至正常后，拔出射频针。必要时可重复以上步骤进行多次消融治疗。

（八）复检肿瘤射频消融结果

彩色多普勒超声定位复检肿瘤射频后形态和大小。

（九）安置引流管

根据肿瘤大小、射频消融时间长短选择安置 1 根血浆引流管于温氏孔内。

（十）关闭切口

（1）器械护士、巡回护士准确清点手术用物。
（2）关闭腹膜、肌层：圆针 1-0 丝线缝合。
（3）关闭皮下组织：圆针 3-0 丝线缝合。
（4）关闭皮肤：角针 3-0 丝线缝合。
（5）固定引流管：角针 2-0/T 丝线缝合。

五、特殊关注点

（1）根据患者凝血功能遵医嘱给予止血药物，以防止术后肝脏穿刺点出血。
（2）射频消融完成，应进行针道升温，防止针道术后出血。
（3）射频消融术后，遵医嘱给予碳酸氢钠静脉滴注（125ml 或 250ml）以碱化尿液，防止溶血所致血红蛋白结晶堵塞肾小管引起术后肾功能障碍。
（4）全程彩色多普勒超声跟踪定位，并动态显示肿瘤射频消融状态，必要时行超声造影。

（温　娜　覃　燕　唐　庆）

第十六节　经皮肝癌射频消融术手术配合

肝癌是最常见的恶性肿瘤，治疗肝癌最有效的方法为手术切除，但在我国仅有 20% 左右的患者能获得手术切除的机会。经皮肝癌射频消融术（RFA）是一种创伤小、病痛轻、并发症少、可重复治疗肝癌的新技术，成为治疗小肝癌的常用手段之一。

射频消融术也是作为治疗中晚期肝癌的一种新型治疗手段，对无法手术切除及多发性的肝癌治疗效果显著。其原理是将射频电子针经皮穿刺进入肝肿瘤，并呈星状展开锁定肿瘤，利用电磁波热效应使肿瘤组织升温震荡发热（最高可达 120℃），从而达到彻底消灭肿瘤活性的目的。

经皮肝癌射频消融术指征：Child A 级肝功能，单发占位，最大直径＜3cm，位于肝脏实质表浅部位为宜。肝肾衰竭、凝血功能障碍、大量腹水、Child B 级和 C 级肝功能的患者禁用。

一、手术用物

（一）常规布类

常规布类包括手术盆、手术衣、剖口单、桌单和治疗巾。

（二）手术器械

手术器械为小手术器械包。

（三）一次性用物

1. 常规物品 纱布 5 张、纱球 5 个、一次性无菌垃圾袋 1 个、仪器防菌隔离罩 1 个、手套按需准备。

2. 特殊用物 射频消融针 1 套、射频仪 1 套、彩色多普勒超声诊断仪。

二、手术体位

患者采取仰卧位（详见本章第三节）。

三、消毒铺巾

（1）消毒液：碘伏。

（2）消毒范围：上至胸骨上窝，下至耻骨联合，左侧至腋前线，右侧至腋后线。

（3）铺巾：4 张治疗巾 1/4 折，按照会阴侧、对侧、头侧和近侧顺序铺于切口周围，巾钳固定。

（4）铺剖口单：剖口单纵行打开，对准手术切口平铺于手术区域。

（5）铺桌单：一张桌单铺于手术床头侧及头架区域，桌单下缘平穿刺区上缘，分别向左右两侧延伸遮盖双侧上肢；另一桌单铺于手术床尾侧，桌单上缘平穿刺区下缘展开，平铺遮盖手术托盘。

四、手术配合

（一）用物准备

1. 彩色多普勒超声准备 连接彩色多普勒超声诊断仪探头，使用仪器防菌隔离罩对探头进行无菌隔离，并在隔离前，于探头处涂抹耦合剂准备。术前彩色多普勒超声检查明确肝脏占位部位、数量及大小。

2. 射频仪器准备

（1）冷循环水准备：冷循环桶内盛装 1/2 满冰水，使水温维持在 20℃ 左右。

（2）射频消融仪器准备

1）连接射频负极板：将粘贴于患者腿部的每个负极板连线按顺序逐一牢固连接，并与主机连接固定。

2）连接射频针套件：将射频针导线旋钮与主机连接。

3）连接冷循环液管道：按冷循环液管道上泵入段箭头标识，正确将其卡入泵槽内，进出水管均放入冷循环水桶内，其中进水管应稳固埋入水面下，以保证进液通畅（图4-16-1）。

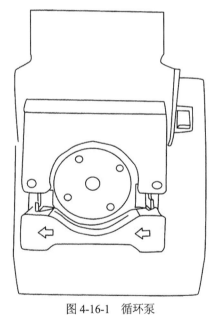

图 4-16-1 循环泵

（二）肿瘤定位，穿刺

在彩色多普勒超声定位引导下，使用超声穿刺支架和射频针，经皮穿刺以定位肿瘤。

（三）射频消融

开启冷循环开关，建立冷循环。根据肿瘤大小设置射频消融时间与次数，开启射频仪进行射频消融（图 4-16-2）。

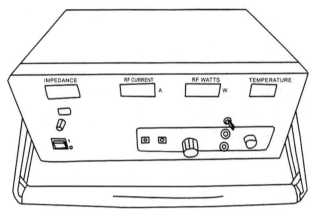

图 4-16-2 肝脏射频消融仪

（四）针道复温、止血

射频消融结束后调节针道复温开关，进行针道复温，待针道复温完成、冷循环温度降至正常后，拔出射频针。必要时可重复以上步骤进行多次消融治疗。

五、特殊关注点

（1）实时动态监测患者心率、心律和血压变化，预防治疗过程中出现迷走神经反射。

（2）结束前根据患者凝血功能遵医嘱给予止血药物，以防止术后肝脏穿刺点出血。

（3）射频消融完成，应进行针道升温，防止针道术后出血。

（4）射频消融针道升温后，应等待冷循环温度降至正常，方可拔出射频消融针，防止皮肤、皮下组织烧伤等并发症。

（5）射频消融术后，遵医嘱给予碳酸氢钠静脉滴注（125ml 或 250ml）以碱化尿液，防止溶血所致血红蛋白结晶堵塞肾小管引起术后肾功能障碍。

（6）全程彩色多普勒超声跟踪定位，并动态显示肿瘤射频消融状态。

（覃　燕　向琦雯）

第十七节　活体肝移植供肝切取术手术配合

随着肝移植的快速发展，供体短缺日趋严重，活体肝移植成为很多器官移植中心治疗终末期肝病的重要手段。活体肝移植（LDLT）具有供肝质量可靠、可选择适当移植时机、供受者间大多具有较近的血缘关系、基因组结构近似、免疫排斥反应较轻等优点（图 4-17-1）。

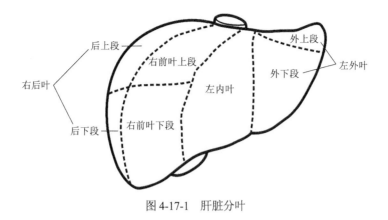

图 4-17-1　肝脏分叶

一、手 术 用 物

（一）常规布类

常规布类包括手术盆、手术衣、剖口单、桌单和治疗巾。

（二）手术器械

手术器械包括肝移植普通器械包、肝移植血管盒器械包、弧形框架拉钩器械包和超声吸引系统。

（三）一次性用物

1. 常规用物　一次性单极电刀笔 1 把、一次性延长电极 1 个、电刀清洁片 1 张、一次性吸引管 1 套、剖腹套针 1 板、45cm×45cm 医用粘贴膜 1 张、50cm×60cm 医用粘贴膜 1 张、方纱 3 张、一次性灯柄套 1 个、20 号圆刀片 2 个、11 号尖刀片 1 个、8 号乳胶尿管 2 根、20ml 注射器 2 副、10ml 注射器 1 副、一次性使用冲洗器 1 个、一次性肝灌注管 2 根、无菌塑料袋 3 包、无菌垃圾袋 1 个、22G 安全留置针 1 个、手术用标记线 4 根、仪器防菌隔离罩 1 个、7 号头皮针 1 个、纱布、血浆引流管、钛夹、手套按需准备。

2. 丝线　3-0 丝线 5 包、2-0/T 丝线 3 包、1-0 丝线 5 包。

3. 血管缝线　5-0/17mm、5-0/13mm、4-0/20mm、4-0/26mm、6-0/13mm、6-0/9mm 血管滑线按需准备。

4. 特殊用物　钛夹钳 1 把、超声探头 1 个、低温器官保存灌注液（UW 液）3 袋、无菌冰 2 盒。

（四）特殊仪器

特殊仪器包括彩色多普勒超声诊断仪和 C 形臂 X 线诊断仪。

二、手术体位

患者采取仰卧位。

（1）患者仰卧于手术床中线，头部垫一个软枕。

（2）右侧背部垫一个小沙袋，使右侧躯体抬高 20°～30°。

（3）将有输液通道的上肢外展平放于搁手板上，保证穿刺通道的通畅，并用束手带固定。

（4）无输液通道一侧上肢平放于身体侧，用中单将其包裹、保护、固定。

（5）负极板贴于患者体毛较少、肌肉丰厚、血运良好、靠近手术部位处，如大腿、小腿处。

（6）头架固定于床头，成人高度为 50cm，下缘平眉弓。

（7）双下肢膝部使用束腿带固定。

三、消毒铺巾

（1）消毒液：碘伏。

（2）消毒范围：上至双乳头连线平面，下至双膝关节上 1/3 处，两侧达腋后线，包括会阴部。

（3）铺巾：2 张治疗巾 1/4 折后于双侧腋后线垫铺；4 张治疗巾 1/4 折，按照会阴侧、对侧、头侧和近侧顺序铺于切口周围， 50cm×60cm 医用粘贴膜粘贴固定；一张治疗巾折成条形遮盖会阴部；再用 4 张治疗巾铺于手术切口周围，45cm×45cm 医用粘贴膜粘贴固定。

（4）铺剖口单：剖口单纵行打开，对准手术切口铺下，平铺于手术区域。

（5）铺桌单：第一张桌单齐切口上缘覆盖头架及外展上肢；第二张桌单齐切口下缘覆盖托盘。

四、手术配合

（一）经右肋缘下切口入路

1. 手术切口 经右肋缘下斜切口或人字形切口（图 4-17-2）。

2. 切开皮肤、皮下及肌肉 备 20 号圆刀片、组织镊、纱布、电刀和皮肤拉钩，依次切开皮肤、皮下和肌肉层。

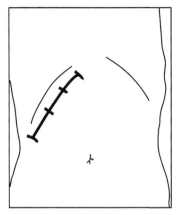

图 4-17-2　右肋缘下斜切口

3. 切开腹膜　备用弯蚊式止血钳两把提起腹膜，20 号圆刀片于两把弯蚊式止血钳之间切开腹膜，再换用组织钳牵拉两侧腹膜，使用电刀笔或组织剪顺切口打开腹膜（图 4-17-3，图 4-17-4）。

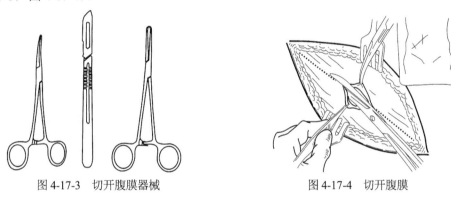

图 4-17-3　切开腹膜器械　　　　　　　　　　图 4-17-4　切开腹膜

（二）暴露腹腔

1. 暴露术野

（1）暴露肝脏：安置弧形框架拉钩，备用纱布两张，分别垫衬于左、右肋弓处，拉钩片牵拉暴露术区（图 4-17-5）。

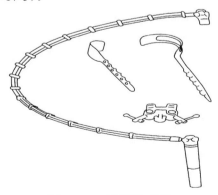

图 4-17-5　弧形框架拉钩

（2）暴露肝门部：备方纱两张，浸湿一角隔离保护胃及肠管，压肠板或 S 形拉钩牵拉暴露肝脏下缘及肝门部。

（三）肝脏探查

备用仪器防菌隔离罩、超声探头于术中行彩色多普勒超声检查，检查肝静脉、肝动脉、门静脉及肝内胆管有无解剖变异，以决定手术方式。

（四）胆道造影

1. 切除胆囊
（1）游离胆囊：换电刀延长电极，备敷料镊、直角钳，从胆囊底开始，经胆囊被膜，逆行游离胆囊。
（2）离断胆囊动脉：备用直角钳和中弯止血钳游离胆囊动脉。备 2-0 钳带线分别于胆囊动脉远、近端结扎，并于近端双重结扎防止滑脱出血。备用组织剪离断胆囊动脉。
（3）切除胆囊：备中弯止血钳钳夹胆囊管远端，2-0/T 钳带线结扎近端，组织剪离断后切除胆囊（图 4-17-6，图 4-17-7）。

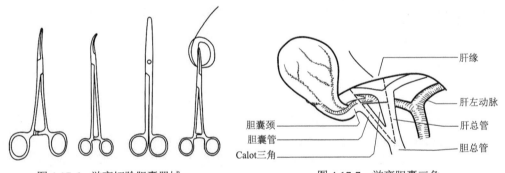

图 4-17-6　游离切除胆囊器械　　　　　图 4-17-7　游离胆囊三角

2. 胆道造影
（1）用物准备：备 C 形臂 X 线诊断仪、欧乃派克造影剂、7 号头皮针，20ml 注射器抽吸造影剂备用。
（2）胆道准备：备用无损伤哈巴狗夹，夹闭胆总管远端。
（3）胆道造影：7 号头皮针经胆囊管刺入，连接注射器推注造影剂行胆道造影，以了解胆道情况，确定患者胆道结构有无畸形。造影符合供肝要求后，继续供肝切取术；反之则终止手术。

（五）游离肝脏

1. 离断肝圆韧带　备中弯止血钳两把夹闭肝圆韧带，组织剪或电刀离断。肝圆韧带远端备用 1-0 钳带线结扎止血，近端备用圆针 1-0 丝线缝扎止血（图 4-17-8，图 4-17-9）。

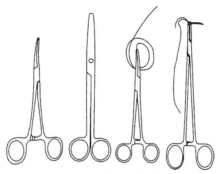

图 4-17-8 切断肝圆韧带器械

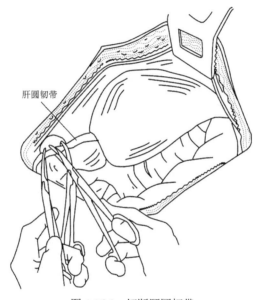

图 4-17-9 切断肝圆韧带

2. 游离第一肝门

（1）游离右肝动脉：右肝动脉位于胆总管的后方，备用精细直角钳、无损伤血管镊，游离右肝动脉至肝固有动脉起始处，备用钳带血管标记线标记备用（图 4-17-10，图 4-17-11）。

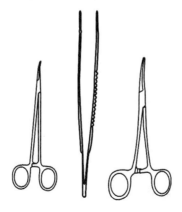

图 4-17-10 游离右肝动脉器械

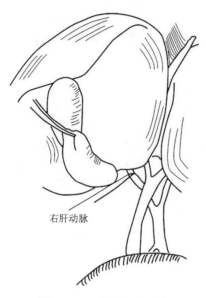

图 4-17-11 标记右肝动脉

（2）游离门静脉右侧支：备用精细直角钳和无损伤血管镊，于肝右动脉后方游离出门静脉右侧支（图 4-17-12，图 4-17-13）。

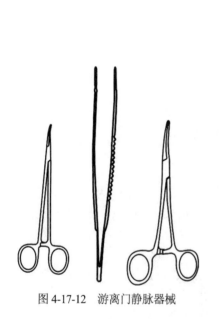

图 4-17-12 游离门静脉器械

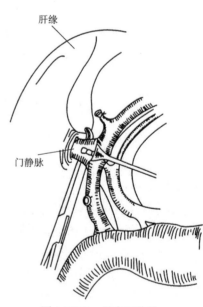

图 4-17-13 游离门静脉

（3）解剖右肝管：备精细直角钳、剥离剪、钛夹钳、钛夹、3-0 钳带线及圆针 3-0 丝线。在右肝管汇合处用钛夹夹住肝门板组织作为标记；从肝门的右侧开始解剖，解剖右肝管，备用钳带血管标记线标记备用（图 4-17-14，图 4-17-15）。

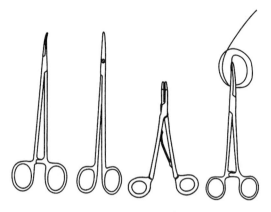

图 4-17-14　处理右肝管器械

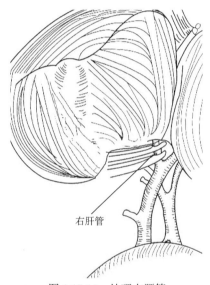

右肝管

图 4-17-15　处理右肝管

（4）离断右肝管：根据胆道造影结果，在距离肝总管 2～3cm 处离断右肝管。

（六）离断右肝周围韧带

1. 离断肝镰状韧带　备精细直角钳、中弯血管钳和剥离剪，离断肝镰状韧带到肝静脉汇入肝上、下腔静脉处，备用 3-0 钳带线或圆针 3-0 丝线结扎或缝扎断端止血。

2. 离断右侧冠状韧带和三角韧带　备长剥离剪、精细直角钳、无损伤血管镊游离肝右静脉与肝左静脉之间的纤维组织，然后离断右侧冠状韧带和三角韧带。保留左侧肝周韧带（图 4-17-16，图 4-17-17）。

3. 游离第三肝门　备用长剥离剪、精细直角钳和无损伤血管镊，解剖下腔静脉与肝脏右叶之间的韧带和肝短静脉，直至肝右静脉。

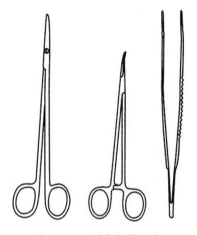

图 4-17-16　游离韧带器械

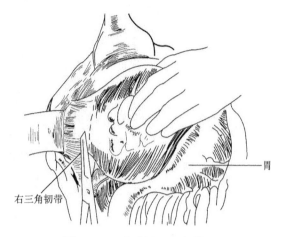

图 4-17-17　切断右三角韧带

右三角韧带

胃

（七）供肝切取

1. 确定供肝切取位置　备彩色多普勒超声诊断仪、仪器防菌隔离罩和电刀笔。行术中彩色多普勒超声，确定肝静脉的走向，并在超声引导下用电刀标记切缘。

2. 牵引肝脏　备用圆针 2-0/T 丝线于待切右肝的肝表面,沿切缘标记处缝扎作牵引用。

3. 供肝切取

（1）备超声吸引系统，连接并调试好，使其处于备用状态（图 4-17-18）。

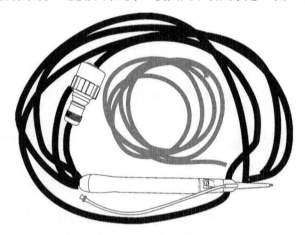

图 4-17-18　超声吸引系统

（2）备用精细直角钳、中弯止血钳、长剥离剪、3-0 钳带线、钛夹钳、哈巴狗夹、门静脉阻断钳、4-0 或 5-0 血管滑线和电刀笔。沿切缘标记处超声刀切割肝组织，钳夹、结扎或缝扎肝断面的血管及胆管。肝切面直径 3mm 以下的管道应备用钛夹夹闭，电刀烧灼切断；3～5mm 的管道应备用钳带线结扎后切断；5mm 以上的管道应备用 10mm 钛夹夹闭后留置以备重建，左肝断端备用 4-0 或 5-0 血管滑线缝扎止血（图 4-17-19）。

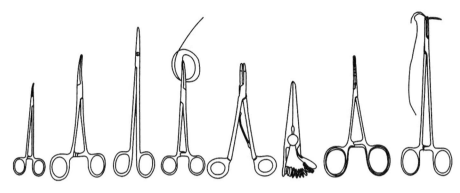

图 4-17-19 切肝准备用物

（3）在切割的同时备用 20ml 注射器抽取无菌生理盐水，接软管冲洗肝脏断面，以清晰暴露创面（图 4-17-20，图 4-17-21）。

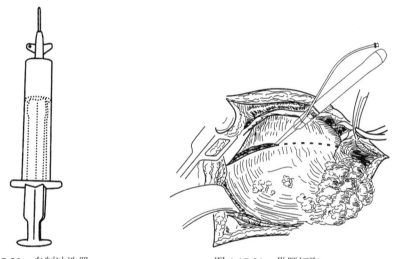

图 4-17-20 自制冲洗器

图 4-17-21 供肝切取

4. 离断右肝动脉、门静脉右支及右肝静脉 备用各型血管阻断钳、门静脉阻断钳及剥离剪。待右肝组织全部离断后，使用血管阻断钳依次阻断并离断右肝动脉、门静脉右支及右肝静脉。同时，按照 1mg/ kg 体重静脉滴注肝素（图 4-17-22）。

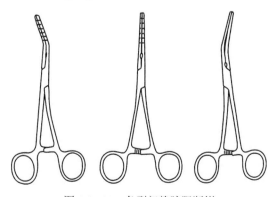

图 4-17-22 各型门静脉阻断钳

5. 供肝移取 准备供肝修整手术台，接取供肝（供肝修整手术台应在供肝离断前15min 准备好，详见供肝修整手术配合）（图 4-17-23）。

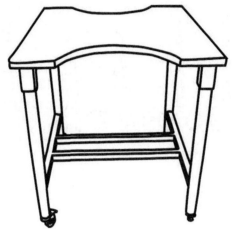

图 4-17-23 供肝修整手术台

6. 中和肝素 供肝移去后，按 1mg/kg 体重使用鱼精蛋白中和肝素。

7. 肝断面止血 备精细血管持针器、无损伤血管镊和血管滑线（根据需要备 4-0、5-0、6-0 等型号）。一次性使用冲洗器抽取无菌生理盐水冲洗创面，检查出血点，全面止血和防止胆汁漏。备用适型血管滑线缝扎止血。根据创面渗血情况，选择使用止血产品覆盖止血。

（八）安置引流管

备消毒纱球、11 号尖刀片和止血钳，于膈下创面置 1 根血浆引流管。

（九）关闭切口

（1）准确清点手术用物。
（2）关闭腹膜、肌层：圆针 1-0 丝线缝合。
（3）关闭皮下组织：圆针 3-0 丝线缝合。
（4）关闭皮肤：角针 3-0 丝线缝合。
（5）固定引流管：角针 2-0/T 丝线缝合固定。

五、特殊关注点

（1）遵医嘱及时使用术前用药，准确执行。
（2）建立有效静脉通道，防止术中意外发生。
（3）操作熟练，一定要关注供者生命体征，确保供者的安全。
（4）提前做好超声刀的连接准备工作。
（5）提前做好供肝修整手术台的准备，并及时配备好低温 UW 液、5%白蛋白灌注液等用物，以减少供肝热缺血时间，提高供肝质量，即刻进行供肝修整术。

（6）肝创面充分止血，防止术后出血。

（覃　燕　干　琳　李　智）

第十八节　活体肝移植供肝修整术手术配合

一、用物准备

（一）常规布类

常规布类包括无菌手术衣和桌单。

（二）手术器械

手术器械包括修肝盘、修肝器械和标本盘。

（三）一次性用物

1. 常规用物　10ml 注射器 1 副、20ml 注射器 2 副、剖腹套针 1 板、2-0/T 丝线 1 包、3-0 丝线 1 包、4-0 丝线 1 包、无菌塑料袋 2 个、输血器 1 副、5-0 滑线按需准备。

2. 特殊用物　无菌温度计、无菌冰、灌注管和修肝桌。

3. 药物　肝素 1 支（1.25 万 U）、2%利多卡因 1 支、抗生素、器官保存液（UW 液或 HTK 液）2000ml、40U 胰岛素、5mg 地塞米松 4 支。

二、手术配合

（1）准备无菌盆：在供肝离体前提前备好无菌冰屑，用双层塑料袋套在盆内，内层袋盛装 4℃ UW 液并加入抗生素。将温度计置入液体内检测温度。

（2）灌注供肝门静脉：备灌注管。供肝离体后立即放入碎冰盆内，并快速用 UW 液灌注供肝门静脉（图 4-18-1）。

（3）配置肝动脉冲洗液：在 100ml UW 液中加入肝素 1 支、2%利多卡因 20ml，并用此液冲洗肝动脉。

（4）修整脉管：配合医生行肝静脉、门静脉和胆管的修整。

（5）修整韧带：备血管滑线缝合供肝韧带，避免重建循环后创面出血。

（6）肝断面的检查：用 UW 液反复冲洗门静脉、肝动脉和肝静脉，检查有无渗漏，备移植用。

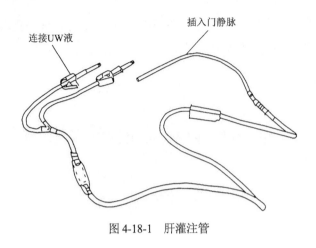

图 4-18-1　肝灌注管

（杨　霄　刘宗琼）

第十九节　同种异体活体肝移植术手术配合

一、手术用物

（一）常规布类

常规布类包括手术盆、剖口单、桌单、治疗巾和手术衣。

（二）手术器械

手术器械包括肝移植普通器械、肝移植血管盒、弧形框架拉钩、肝脏微血管盒、无菌冰盒和超声探头。

（三）一次性用物

（1）常规用物：一次性单极电刀笔 1 个、电刀清洁片 1 张、延长电极 1 根、方纱 6 张、纱布 50 张、一次性使用吸引管及吸引头各 1 根、剖腹套针 1 板、8 号尿管 4 根、手术用标记线 4 根、无菌垃圾袋 1 个、60cm×50cm 医用粘贴膜 1 张、30cm×20cm 医用粘贴膜 2 张、10ml 注射器 1 副、20ml 注射器 2 副、一次性使用冲洗器 1 个、22G 留置针 1 个、脑外专用粘贴膜 2 张、引流袋 3 个、血浆引流管 3 根、各型手套、20 号圆刀片 2 个、11 号尖刀片 1 个、肝冰袋 3 个。

（2）丝线：3-0 丝线、2-0/T 丝线和 1-0 丝线各 5 包。

（3）血管滑线：4-0/20mm、4-0/26mm、5-0/13mm、5-0/17mm、6-0、7-0 血管滑线适量。

（4）如果患者为重型肝炎，则另准备 1 套血液回收装置。

二、手术体位

患者采用仰卧位。

（1）用大棉垫垫于患者身下，防止长时间的卧床形成压疮，四肢、头部用大棉垫包裹，便于保暖。

（2）液体准备3套（2套分装袋，1套输血器）：静脉通道建立于上肢（选用14G留置针），接输血器并使用加温器，用于输血用。颈内建立静脉通道1个，分别接2套分装袋，供术中监测中心静脉压及用药、输液用。

（3）双手均外展放于搁手板上。

（4）膝关节下放置半圆形硅胶垫。

（5）足跟部放置硅胶足跟垫。

（6）电凝器负极板贴于患者体毛较少、肌肉丰厚、血运良好、靠近手术部位处，如大腿、小腿处。

（7）双下肢膝部使用束腿带固定。

三、消毒铺巾

（1）消毒液：碘伏。

（2）消毒范围：上至锁骨下，下至大腿中上1/3及会阴部，包括双侧腹股沟，左、右至腋后线。

（3）铺巾：双侧腋后线各铺治疗巾1张，再铺切口巾4张，60cm×50cm医用粘贴膜覆盖。

（4）治疗巾1张置于会阴处，遮盖会阴。

（5）左侧腹股沟处治疗巾3张铺于手术切口，30cm×20cm医用粘贴膜1张固定。

（6）剖口单竖铺于腹部切口，两边各1张桌单遮盖头架及外展手臂，然后再用桌单2张铺托盘。

（7）腹部切口处最后铺脑外专用粘贴膜。

四、手术配合

（一）准备工作

（1）器械护士、巡回护士对点器械、纱布、缝针等。

（2）灯柄套2个，吸引器、电刀固定并调试备用，做好术前准备。

（二）剖腹探查

（1）切口：双侧肋缘下"人"字形切口，右侧至腋后线，左侧至腋前线，正中向上延至剑突。备 20 号圆刀片或电刀笔、组织镊 1 个、纱布 2 张，切开皮肤及皮下各层，备圆针 1-0 丝线（图 4-19-1，图 4-19-2）。

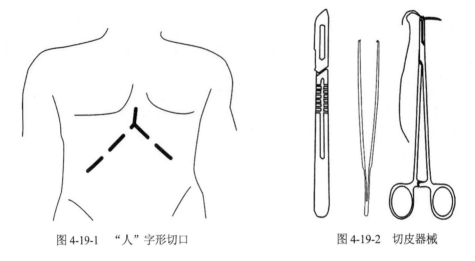

图 4-19-1 "人"字形切口

图 4-19-2 切皮器械

（2）开腹后备角针 1-0 丝线，将切口皮缘与腹膜间断缝合以缩小创面，减少渗血，然后安置弧形框架拉钩，以充分显露术野。

（3）探查并游离门静脉、肝动脉和胆管：备 1-0 钳带线、2-0/T 钳带线、3-0 钳带线、圆针 2-0/T 丝线、8 号尿管或手术用标记线悬吊标记。

（三）病肝切除

（1）解剖第一肝门：备直角钳、中弯止血钳、长剥离剪和 3-0 钳带线。解剖胆囊三角，离断胆囊管和胆囊动脉；解剖出左、右肝动脉，在靠近肝门处离断；游离出左、右肝管，在靠近肝门处离断；解剖出门静脉主干及门静脉左、右支，暂不离断（图 4-19-3，图 4-19-4）。

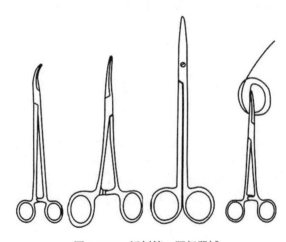

图 4-19-3 解剖第一肝门器械

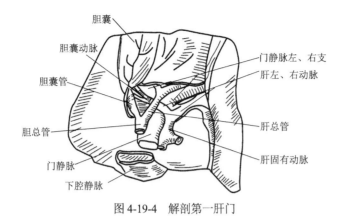

图 4-19-4　解剖第一肝门

（2）依次离断肝周韧带：备手术用标记线、直角钳、中弯止血钳、长剥离剪和 2-0/T 钳带线，依次离断左三角韧带、左冠状韧带、右冠状韧带、右三角韧带、肝结肠韧带、肝肾韧带、右肾上腺静脉和肝胃韧带；将右肝向左翻动，离断肝短静脉（图 4-19-5，图 4-19-6）。

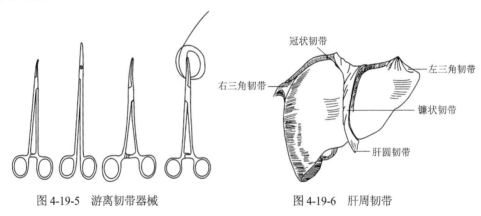

图 4-19-5　游离韧带器械　　　　　　　　图 4-19-6　肝周韧带

（3）备直角钳、弯蚊式止血钳和 8 号尿管，牵引肝上下腔静脉和肝下下腔静脉（图 4-19-7，图 4-19-8）。

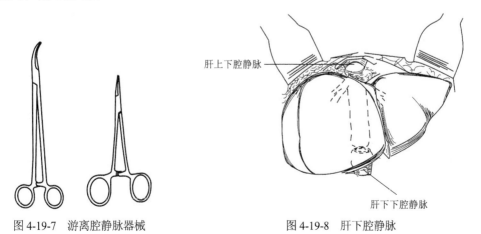

图 4-19-7　游离腔静脉器械　　　　　　　图 4-19-8　肝下腔静脉

（4）备门静脉阻断钳、腔静脉阻断钳（眼镜蛇钳和背驮钳）。在距供肝修肝完成前15～30min，备门静脉阻断钳阻断门静脉，并将其离断。用眼镜蛇钳和背驮钳分别钳夹肝上和肝下下腔静脉，准备移下病肝（图4-19-9）。

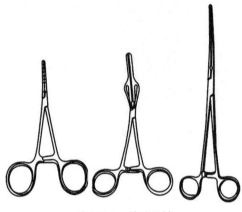

图4-19-9　特殊器械

（5）检查肝后腔静脉有无破口，对于破口使用 5-0 血管滑线缝闭。并提前准备好无菌冰袋（病肝摘除多在供肝修整手术完成前进行，尽可能缩短无肝期，减少对血液循环的影响及肝脏代谢功能的影响）（图4-19-10）。

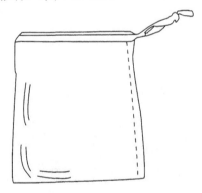

图4-19-10　无菌冰袋

（6）备免疫球蛋白4000IU 在无肝期时静脉输注（仅针对肝炎患者）。

（7）创面处理：备血管滑线和血管持针器。仔细检查创面并止血，尤其是后腹膜部位，因新肝植入后影响操作，止血困难。

（四）供肝植入

1. 肝静脉重建　依术中情况，将受体的肝静脉修整后形成单口与供肝的肝静脉吻合。供肝移入肝床放置妥当后，备无菌冰袋3个（1大：1/2满；2小：1/3满），分别置于供肝前后。备血管镊、血管持针器和4-0 血管滑线缝合固定肝静脉，左右两侧各1针，然后连续外翻缝合血管后壁及前壁，用冲洗器喷洒生理盐水润滑主刀医师双手，便于打结。若供体的肝静脉根部极短或存在难以完成肝静脉端端吻合的畸形时，可考虑经左、中肝静脉口向下纵行剪开下腔静脉,将肝静脉与下腔静脉做端侧吻合(图 4-19-11,图 4-19-12)。

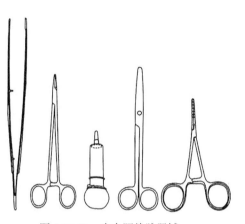

图 4-19-11　吻合肝静脉器械

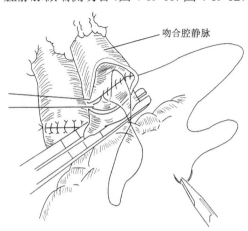

图 4-19-12　重建肝静脉

2. 门静脉重建　备门静脉钳、血管镊、组织剪、血管持针器和 5-0 或 6-0 血管滑线。5-0 血管滑线连续缝合门静脉的后壁和前壁。缝合后,用哈巴狗夹钳夹住肝侧门静脉,松开门静脉阻断钳,使血流充盈吻合口,检查吻合口是否有漏血、扭曲和狭窄。当供受体门静脉长度不够时,需考虑血管移植术。可供移植的血管多来自肝脏的同一供体。一般可取大隐静脉、卵巢静脉或肠系膜下静脉,考虑手术的方便程度,可采取腹腔内的静脉(图 4-19-13,图 4-19-14)。

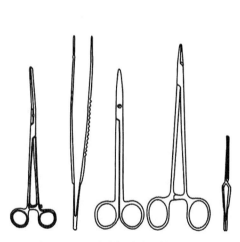

图 4-19-13　重建门静脉器械

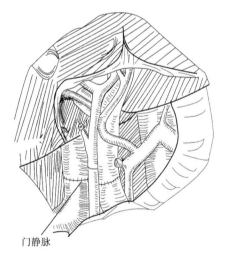

图 4-19-14　重建门静脉

3. 动脉重建　需在显微镜下操作。备显微持针器、显微血管镊、显微血管剪和哈巴狗夹。器械护士将注射器内吸入准备好的稀释肝素水(500ml 生理盐水＋1.25 万 U 肝素),反复多次喷洒吻合口,防止血栓的形成。8-0 血管滑线吻合肝动脉。恢复肝动脉血流后,观察肝脏的色泽变化,并用超声多普勒检查血流情况,便于日后观察。若动脉长度不够,则在修肝时取大隐静脉供搭桥用(图 4-19-15,图 4-19-16)。

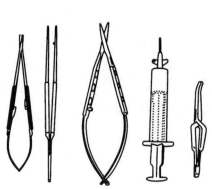

图 4-19-15　动脉重建器械

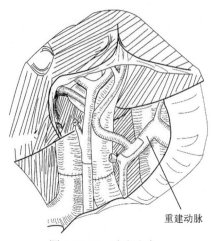

图 4-19-16　重建动脉

4. 胆道重建　备血管持针器、血管镊、长剥离剪和 6-0 或 7-0 血管滑线。由于供肝的胆管细小，可采用胆管端端吻合或胆管与空肠吻合。若胆管变异则做胆管整形（图 4-19-17，图 4-19-18）。

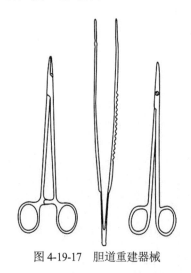

图 4-19-17　胆道重建器械

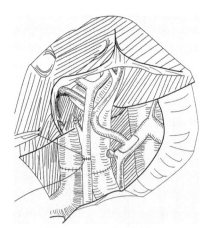

图 4-19-18　重建胆道

5. 肝脏的固定　备圆针 2-0/T 丝线。关腹前需要妥善固定肝脏，将供肝的镰状韧带和肝圆韧带固定在受体的上腹前壁或膈肌上，防止移植肝扭转。

6. 充分止血　准备关腹。

（五）置引流管，关闭腹腔

（1）血浆引流管 3 根：肝后 1 根、肝断面 1 根、温氏孔 1 根。

（2）常规关腹（同其他关腹）。

（3）归还器械，分类退回清洗间并登记。

五、术中特殊用药

（一）抗生素

（1）术前 30min 静脉滴注 1 次。

（2）手术时间超过 3h 后，追加 1 剂抗生素。

（二）甲泼尼龙

（1）切皮时，根据患者的体重，100ml 生理盐水中加入甲泼尼龙（甲强龙）3～5mg/kg，静脉滴注。

（2）开放门静脉时，再次静脉滴注。

（三）凝血酶原复合物和白蛋白

术中根据患者凝血功能及肝功能情况，准备凝血酶原复合物和白蛋白，术中输注（不能与输血通道共用同一通道）。

（四）前列地尔

肝动脉吻合完毕时，静脉滴注前列地尔 20μg（滴速适当控制）。

（谭永琼　肖小潇）

第二十节　尸体供肝修整术手术配合

一、手　术　用　物

（一）手术器械及布类

手术器械及布类包括修肝盘 1 套、肝微血管盒和无菌冰盒。

（二）一次性用物

一次性用物包括一次性冲洗器 1 个、纱布 5 张、20ml 注射器 1 副、22G 直型留置针 1 个、剖腹套针 1 板、3-0 丝线 1 包、无菌垃圾袋 1 个、白色无菌袋 3 个、灌注管 1 根、无菌温度计 1 根。

（三）特殊用物

特殊用物包括 5-0/17mm 血管滑线 1 根、肝素 1 支、2%利多卡因 1 支、抗生素、器官保存液（UW 液或 HTK 液）、专用修肝台。

二、修肝前的准备

（1）清点手术器械、纱布、缝针等用物。
（2）配制灌注液：1000ml 器官保存液内加入胰岛素 40U、地塞米松 15mg。
（3）灌注管连接灌注液，并固定在修肝台上。
（4）标本盘内放入灌注液 100ml，加入肝素 1 支、2%利多卡因 1 支。
（5）将无菌塑料袋双层套入无菌修肝盆内，外面一层放入大量碎冰，修肝盆里面倒入 1 瓶无菌冰盐水，放入无菌碎冰屑，加入抗生素，将其温度维持在 4℃以下。

三、供 肝 修 整

（1）巡回护士协助术者由器官保存箱内取出供肝，无菌冰盐水冲洗肝脏，放入修肝盆内。
（2）灌注：灌注管插入门静脉，持续灌注 UW 液或 HTK 液（图 4-20-1）。

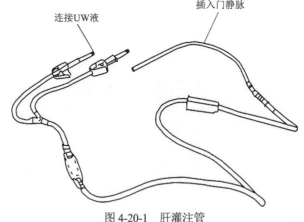

连接UW液　　　　　　插入门静脉

图 4-20-1　肝灌注管

（3）修整肝后下腔静脉和门静脉：多余小分支用血管滑线或 3-0 丝线进行缝扎或结扎。
（4）修整肝动脉：保留一个主要的肝动脉，其余的全部结扎。
（5）修整胆管：切除胆囊，用 20ml 注射器带留置针软管冲洗胆道，检查胆道有无破损。
（6）修整膈肌：用 5-0 血管滑线连续缝合膈肌与肝脏连接处。
（7）供肝修整完成后无菌低温保存备用。

四、注意事项

（一）修肝药物的正确配制及使用

1. 胰岛素 40U+地塞米松 15mg 遵医嘱，每 1000ml 器官保存液内加入 1 剂，灌注肝脏，保护肝细胞。

2. 肝素 100mg（1 支）＋20%利多卡因 20ml 遵医嘱加入手术台标本盘 100ml 灌注液内，冲洗肝动脉，防止肝动脉痉挛及血栓形成。

3. 抗生素 遵医嘱，加入修肝盆灌注液内，预防感染。

（二）监测修肝盆内温度

在修肝过程中持续监测修肝盆内温度，保持其温度在 4℃以下。

（肖小潇 谭永琼）

第二十一节 同种异体原位肝移植术手术配合

肝脏移植是目前治疗终末期肝病唯一有效的手段，在儿童主要适应证为先天性胆道闭锁和各种肝代谢性缺陷病，在成人主要适用于各种终末期肝病和原发性肝癌患者。尸体肝移植包括原位、背驮式、劈裂式等，切除供者下腔静脉的尸体全肝移植称为原位肝移植，供体一般来源于与受体没有任何血缘关系的心脏死亡者或脑死亡者。其手术方式是切除受体肝脏后在正常解剖位置植入供体的肝脏。

一、手术用物

（一）常规布类

常规布类包括手术盆、治疗巾、手术衣、剖口单和桌单。

（二）手术器械

手术器械包括肝移植普通器械、肝移植血管盒、肝脏微血管盒、弧形框架拉钩、无菌冰盒和超声探头。

（三）一次性用物

1. 常规用物 一次性单极电刀笔 1 个、电刀清洁片 1 张、延长电极 1 根、方纱 6 张、纱布 50 张、一次性使用吸引管及吸引头各 1 根、剖腹套针 1 板、8 号尿管 4 根、手术用标记线 4 根、无菌垃圾袋 2 个、60cm×50cm 医用粘贴膜 1 张、45cm×45cm 脑外专用粘贴膜 2 张、30cm×20cm 医用粘贴膜 1 张、20ml 注射器 2 副、一次性使用冲洗器 1 个、22G 留置针 1 个、引流袋 3 个、血浆引流管 3 根、各型手套、20 号圆刀片 2 个、11 号尖刀片 1 个、肝冰袋 3 个。

2. 不可吸收线 3-0 丝线 5 包、2-0/T 丝线 3 包、1-0 丝线 5 包。

3. 血管滑线 5-0/17mm、5-0/13mm、4-0/20mm、4-0/26mm、3-0/26mm、7-0/9mm 血管滑线各数根。

二、手术体位

患者采用仰卧位。

（1）手术床上平铺一层大棉垫，垫于患者身下，四肢、头部用大棉垫包裹，防止长时间的卧床形成压疮，同时便于保暖。

（2）双上肢置于两侧搁手板上，外展角度不能超过 90°，束手带固定。

（3）患者枕部放置头圈，膝关节下放置半圆形硅胶垫，足跟上方 10cm 处放置后跟垫，悬空保护，防止术后局部压疮的形成。

（4）电凝器负极板贴于患者体毛较少且肌肉丰厚、血运良好处，一般成年患者贴于小腿腹侧或大腿背侧，小儿患者贴于腰背部。

（5）头架固定于床头，高度为：成人 50cm，下缘平眉弓；小儿 30cm，头架下缘平头顶部。

（6）双下肢膝部使用束腿带固定。

三、消毒铺巾

（1）消毒液：碘伏。

（2）消毒范围：上至锁骨下，下至大腿中上 1/3 及会阴部，双侧至腋后线，包括双侧腹股沟（如需转流或切取大隐静脉搭桥备用）。

（3）铺巾：双侧腋后线各铺治疗巾 1 张，再铺切口巾 4 张，60cm×50cm 医用粘贴膜覆盖。

（4）治疗巾 1 张置于会阴处，遮盖会阴。

（5）在左侧腹股沟处铺 3 张治疗巾于手术切口，30cm×20cm 医用粘贴膜 1 张固定。

（6）剖口单 1 张竖铺于腹部切口。

（7）桌单 2 张铺于头侧，遮盖头架和外展上肢。另 2 张覆盖托盘，第一张主要覆盖器械护士近侧及床尾部，第二张上端平齐切口下缘，覆盖床尾和托盘。

（8）腹部切口两侧各铺脑外专用粘贴膜 1 张。

四、手术配合

(一) 经腹部入路

1. 手术切口　双侧肋缘下"人"字形切口，右侧至腋后线，左侧至腋前线，正中向上延至剑突（图4-21-1）。

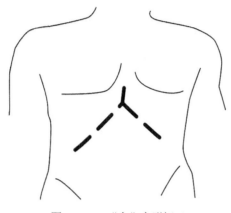

图4-21-1　"人"字形切口

2. 切开皮肤及皮下各层　备20号圆刀片、组织镊、纱布、电刀笔和圆针1-0丝线。
3. 处理切口　备角针1-0丝线将切口皮缘与腹膜间断缝合以缩小创面，减少渗血。
4. 暴露术野　备纱布两张保护切口，安置弧形框架拉钩，以充分显露术野。

(二) 游离肝脏

1. 探查并游离肝周韧带　备直角钳、长剥离剪、中弯止血钳和钳带线。离断顺序为左三角韧带、左冠状韧带、右冠状韧带、右三角韧带、肝结肠韧带、肝肾韧带、肝胃韧带等（图4-21-2，图4-21-3）。

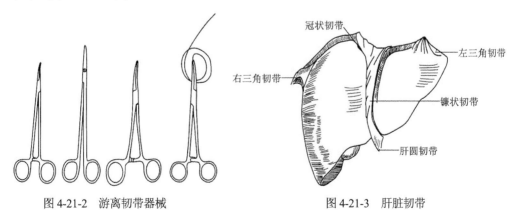

图4-21-2　游离韧带器械　　　　　　图4-21-3　肝脏韧带

2. 解剖第一肝门　备精细直角钳、钳带线、中弯止血钳、圆针3-0丝线和长剥离剪。

解剖胆囊三角，离断胆囊管和胆囊动脉；解剖出左、右肝动脉，在靠近肝门处离断；游离出左、右肝管，在靠近肝门处离断；解剖出门静脉主干及门静脉左、右支，暂不离断（图 4-21-4 ，图 4-21-5）。

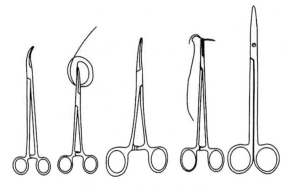

图 4-21-4　解剖肝门器械

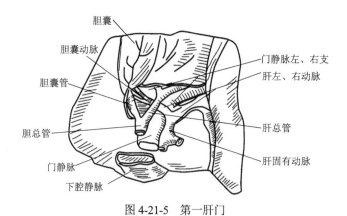

图 4-21-5　第一肝门

3. 解剖第二、第三肝门　备精细直角钳、2-0/T 丝线和 3-0 丝线，解剖第二、第三肝门；备 8 号尿管，牵引肝上下腔静脉和肝下下腔静脉；将右肝向左翻动，离断肝短静脉（图 4-21-6 ，图 4-21-7）。

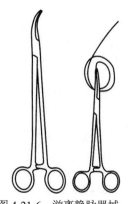

图 4-21-6　游离静脉器械

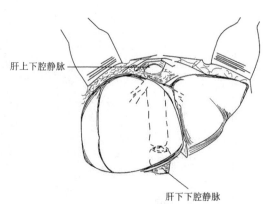

图 4-21-7　肝下腔静脉

（三）病肝切除

（1）在确保供肝修肝完成后，备门静脉阻断钳阻断门静脉，并离断门静脉与肝动脉，用腔静脉阻断钳（眼镜蛇钳、背托钳）分别阻断肝上下腔静脉和肝下下腔静脉，并离断肝上下腔静脉和肝下下腔静脉，移下病肝（图 4-21-8）。

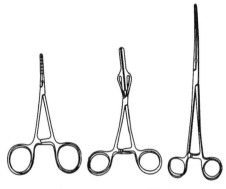

图 4-21-8　离断肝器械

（2）止血：病肝切下后，备 4-0/26mm 血管滑线用于肝裸区止血。

（四）植肝

（1）植入肝脏前，用 5% 白蛋白 400ml 灌注门静脉。备无菌冰袋 3 个放于供肝表面，保护肝脏（图 4-21-9）。

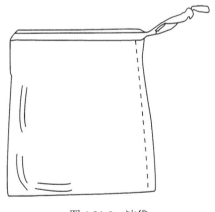

图 4-21-9　冰袋

（2）吻合下腔静脉和门静脉：备血管镊、血管持针器、冲洗器、组织剪和门静脉钳。4-0/20mm 血管滑线 2 根吻合肝上下腔静脉和肝下下腔静脉，5-0/13mm 血管滑线吻合门静脉（图 4-21-10，图 4-21-11）。

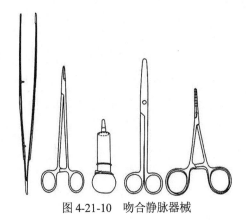

图 4-21-10　吻合静脉器械

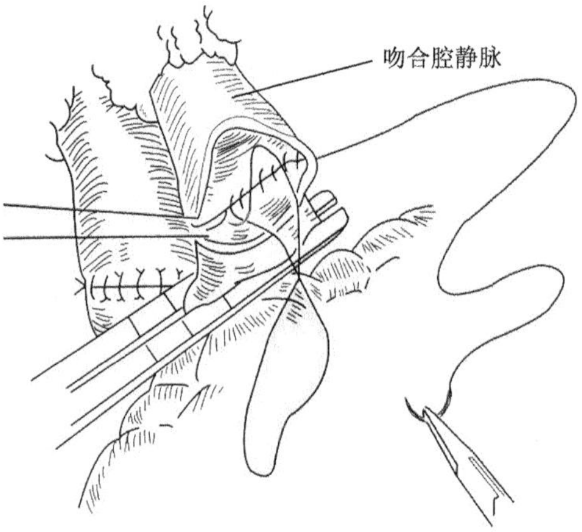

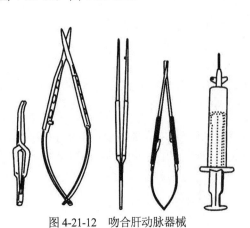

吻合腔静脉

图 4-21-11　吻合静脉

　　（3）开放门静脉和下腔静脉：备血管滑线修补止血，门静脉、下腔静脉开放后用38～40℃温盐水复温。

　　（4）吻合肝动脉：备哈巴狗夹、微血管剪刀、微血管镊、微血管持针器、20ml 注射器及留置针软管。根据肝动脉情况备 7-0/9mm 血管滑线或 8-0/9mm 血管滑线吻合肝动脉（图 4-21-12，图 4-21-13）。

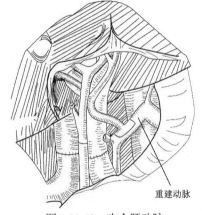

图 4-21-12　吻合肝动脉器械

重建动脉

图 4-21-13　吻合肝动脉

（5）吻合胆管：备微血管镊、微血管持针器、微血管剪刀、20ml注射器及留置针软管。使用 6-0/13mm 血管滑线吻合胆管（图4-21-14，图4-21-15）。

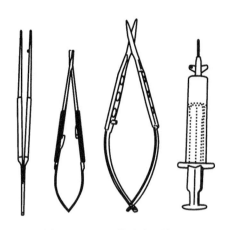

图 4-21-14　胆管重建器械

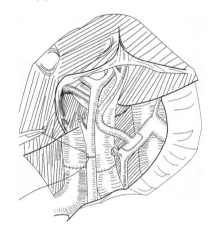

图 4-21-15　吻合胆道

（五）止血，关闭腹腔

（1）检查术野，充分止血。

（2）安置引流管，关闭切口。

1）肝脏右后、温氏孔及左肝处放置引流管。

2）腹膜缝合：圆针 1-0 丝线缝合。

3）肌层缝合：圆针 1-0 丝线缝合。

4）皮下缝合：圆针 3-0 丝线缝合。

5）皮肤缝合：角针 3-0 丝线缝合。

6）固定引流管：角针 2-0/T 丝线缝合。

7）根据伤口的长度选择敷料，将引流管与引流袋连接，使之保持负压状态。

（3）归还器械，分类退回清洗间并登记。

五、特殊关注点

（一）静脉通道建立的关注点

（1）留置针型号：14G 留置针。

（2）血管的选择：肘正中静脉、贵要静脉或颈外静脉 2～3 条，中心静脉置管 1 条。

（3）输液装置：分装袋式输液器 2～3 个，输血器 1 个。

（二）术中用药（遵医嘱）关注点

（1）抗生素：术前 30min～2h 静脉滴注，手术开始 3h 或术中失血量超过 1000ml 追加 1 剂，预防感染。

（2）甲泼尼龙 500mg＋生理盐水 100ml：免疫抑制剂，切皮时和开放门静脉后静脉滴注，抗排斥。

（3）人乙肝免疫球蛋白 4000mg：无肝期静脉滴注，中和血液中的乙肝病毒（仅限乙肝患者使用）。

（4）5%白蛋白：提前 1h 左右配制，根据白蛋白浓度用 3～5℃生理盐水稀释，冷藏保存，开始植肝时灌注供肝门静脉，冲洗出 UW 液，保护肝细胞。

（5）前列地尔 20μg ＋生理盐水 100ml：开放肝动脉后缓慢静脉滴注，扩张血管，防止肝动脉血栓。滴注过程中注意控制速度，密切观察患者血压，避免血压骤降。

（三）体温维护的关注点

（1）手术间温度设定为 22～25℃。
（2）手术床上铺大棉垫，四肢及头部用大棉垫包裹，患者身上盖以空气加热毯。
（3）手术切口周围贴脑外专用粘贴膜，收集术中的渗血、渗液及冲洗液，防止无菌单和床单浸湿。
（4）使用液体加温仪加温输注的血制品、液体及腹腔冲洗液。
（5）开放血流后，用 38～40℃的无菌生理盐水冲洗新肝及腹腔，并保留 10min 左右。
（6）术中持续监测患者体温变化。

（四）压疮预防的关注点

（1）大棉垫的应用：以大棉垫垫于患者身体下，并保持其平整，增加与皮肤的亲和性。
（2）硅胶垫的应用：头部垫硅胶头圈，硅胶后跟垫垫于离足跟 10cm 左右肌肉、脂肪较丰富的小腿部，以减轻枕部及后跟的压力。
（3）变换体位：术中定时小幅度偏转或按摩患者头部及四肢，防止长时间压迫而产生血液循环障碍。
（4）保持皮肤干燥
1）术中避免使用一次性的床单或不吸水的布单直接与患者接触，尽量保持患者身体干燥，避免受潮。
2）切口周围粘贴脑外专用粘贴膜，收集术中的渗血、渗液及冲洗液，防止无菌单和床单浸湿。
（5）加强体温的维护：体温低时，机体"关闭"外周循环，受压区域血供减少，增加局部压疮风险。采取有效的保暖措施，可在一定程度上减少压疮的发生。

（夏青红 李 敬）

第二十二节 心脏死亡供体肝脏切取术手术配合

肝脏移植手术是目前治疗终末期肝病的唯一选择。国际上心脏死亡器官捐献（DCD）

肝移植手术日趋增多。

DCD 患者供肝切取术是在医生宣布临床死亡后，利用医学手段维持重要器官的功能，家属确定进行捐献后所开始的肝脏移植手术。

一、手 术 用 物

（一）常规布类

常规布类包括手术盆、手术衣、剖口单、桌单和治疗巾。

（二）手术器械

手术器械为剖腹器械包。

（三）一次性用物

1. 常规用物 一次性单极电刀笔 1 把、一次性延长电极 1 个、电刀清洁片 1 张、一次性吸引管 1 套、剖腹套针 1 板、50cm×60cm 医用粘贴膜 1 张、方纱 6 张、纱布 20 张、一次性灯柄罩 1 个、20 号圆刀片 2 个、8 号和 12 号乳胶尿管各 1 根、20ml 注射器 2 副、一次性使用冲洗器 1 个、一次性肝灌注管 2 个、无菌塑料袋 3 包、16G 安全留置针 1 个、3-0 丝线 1 包、2-0/T 丝线 1 包、1-0 丝线 1 包、1 号丝线 1 包、手套按需准备。

2. 特殊用物 低温 UW 器官保存灌注液 4 袋、无菌冰 1 盒、加压输血器 3 个。

二、手 术 体 位

患者采取仰卧位（详见本章第三节）。

三、消 毒 铺 巾

（1）消毒液：碘伏。

（2）消毒范围：上至乳头连线平面，下至双膝关节上 1/3 处，两侧达腋后线，包括会阴部。

（3）铺巾：2 张治疗巾 1/4 折后于双侧腋后线垫铺；4 张治疗巾 1/4 折，按照会阴侧、对侧、头侧和近侧顺序铺于切口周围， 50cm×60cm 医用粘贴膜粘贴固定。

（4）铺剖口单：剖口单 2 张竖铺于腹部切口区。

（5）铺桌单：第一张桌单齐切口上缘覆盖头架及外展上肢；第二张桌单齐切口下缘覆盖足部托盘。

四、手术配合

（一）大"十"字形切口入路

1. 切开皮肤、皮下和肌肉 备 20 号圆刀片、组织镊、纱布、电刀笔和皮肤拉钩，依次切开皮肤、皮下和肌肉层。

2. 切开腹膜 备用弯蚊式止血钳两把提起腹膜，20 号圆刀于两把弯蚊式止血钳之间切开腹膜，备用解剖剪和电刀笔顺切口打开腹膜。

（二）暴露腹腔

备用腹腔拉钩牵拉肋弓，暴露腹腔。

（三）动、静脉插管

1. 腹主动脉插管

（1）隔离肠管：备用方纱 1 张，隔离肠管。

（2）游离左侧髂总动脉：备用止血钳、剥离剪。游离、显露左侧髂总动脉，备用 1 号钳带线绕过左侧髂总动脉进行悬吊牵引。

（3）腹主动脉插管：备剥离剪、止血钳。剪开左侧髂总动脉前壁，将一次性肝灌注管动脉管沿左侧髂总动脉插入至腹主动脉，1 号钳带线结扎固定（如暴露充分也可直接从腹主动脉插管）。

2. 门静脉插管

（1）离断胃结肠韧带：备用组织剪、止血钳显露并离断胃结肠韧带。

（2）游离肠系膜上静脉：备剥离剪、止血钳于胰腺下缘显露肠系膜上静脉，备用 1 号钳带线绕过肠系膜上静脉进行悬吊牵引。

（3）门静脉插管：备剥离剪、止血钳。剪开肠系膜上静脉前壁，将一次性肝灌注管静脉管沿肠系膜上静脉向上插入至门静脉，1 号钳带线结扎固定。

（四）低温 UW 器官保存液灌注

1. 肝灌注管准备

（1）动脉管准备：准备低温 UW 液 2 袋，分别套入加压输血器，并与一次性肝灌注管动脉管连接备用。

（2）静脉管准备：准备低温 UW 液 2 袋，只套入加压输血器 1 个，并与一次性肝灌注管静脉管连接备用。

2. 阻断动脉 剪开膈肌，在胸腔内备止血钳阻断胸主动脉。

3. 低温 UW 液灌注 动脉阻断后立即开始对门静脉和腹主动脉进行快速重力灌注。

4. 肝脏降温 灌注同时备用无菌冰屑，覆盖肝脏表面进行降温保护。

5. 心脏放血 当灌注开始时，备用组织剪迅速经第 6 肋入胸剪开心包，剪开右心耳放血，以利于灌注液流出。

（五）胆道处理

1. 胆囊冲洗 备组织剪剪开胆囊；备一次性使用冲洗器吸取低温 UW 液冲洗胆囊 2 次，至胆汁清为止。

2. 胆总管冲洗 备 20ml 注射器吸低温 UW 液，连接 16G 直型留置针插入胆总管，冲洗胆道 2 次，至胆汁清为止。

（六）移取供肝

1. 游离肝下下腔静脉 备剥离剪、止血钳游离肝下下腔静脉。

2. 离断肝周围韧带 分别离断肝结肠韧带、肝肾韧带、脾结肠韧带、脾肾韧带、肾胃韧带及全部肝胃韧带。

3. 游离肝上下腔静脉 备剥离剪、止血钳游离肝上下腔静脉。

4. 离断血管 在肾血管平面上方依次离断下腔静脉和腹主动脉（如同时供肾切取，则应在肾血管下方离断下腔静脉和腹主动脉）。

5. 移取肝脏 当灌注达 3000～4000ml、肝脏灌注至无血色时，连同灌注管无菌部分取出肝脏，置于盛有低温 UW 液的无菌盆内，备用无菌塑料袋保护后放入低温冰箱（4℃）内保存备移植用。

（七）关闭切口

（1）清点器械与用物。
（2）关闭腹膜、肌层：圆针 1-0 丝线缝合。
（3）关闭皮下组织：圆针 3-0 丝线缝合。
（4）关闭皮肤：角针 3-0 丝线缝合。

五、特殊关注点

（1）注意对患者的敬重。
（2）一次性肝灌注管 2 根插管端均需提前修剪成钝形楔形口。其中，动脉管防滑脱胶圈退至离楔形口 2～3cm 处，静脉管防滑脱胶圈退至离楔形口 4～5cm 处。
（3）熟练配合，减少术中热缺血时间，保证供肝质量。
（4）供肝移取后，需用低温 UW 液浸泡保存，无菌保护后置于 4℃冰箱保存，以备移植用（如是即刻移植，应准备供肝修整台，进行移植前的供肝修整术）。
（5）手术结束，应进行尸体护理，去除所有管道，堵塞孔道，清洁患者身体，整理衣物，送回停尸间。

（成 俊 夏青红）

第二十三节　围手术期关注点

一、术前等待期关注点

（1）心理护理：主动关心患者并沟通，了解患者焦虑点与问题。

（2）医疗文书检查：确认腕带、手术同意书、三方核查表、输血前全套检查、高值耗材使用同意表、术前检查单、临床输血申请单、术中医嘱单等均已准备完备。

（3）确认影像资料正确性：检查 MRI、CT 等检查单或影像片姓名、住院号与患者是否相符。

（4）及时输注术前抗生素。

（5）检查带入管道名称、型号、日期和通畅性。

（6）评估出血风险：根据患者术前基础疾病、水电解质情况、手术方式选择建立静脉通道的数量、型号和位置。

二、麻醉诱导期关注点

（1）保持吸引器通畅。

（2）保证输液通道通畅。

（3）确保患者固定牢固，避免坠床。

（4）确保抗生素与麻醉药物没有同时输注。

三、体位准备关注点

（1）上肢外展不超过 90°，避免损伤臂丛神经。

（2）骨突处注意加棉垫保护。

（3）注意患者保温。

（4）皮肤压疮风险评估：根据手术时长、年龄、白蛋白情况进行评估和预判，采取预防性保护措施。

四、术中配合关注点

（1）严密监测生命体征。

（2）严格记录出入量。

（3）及时增加手术用物，严格清点。

（4）器械护士维持无菌区的无菌环境，监督他人正确执行无菌操作。

（5）正确执行术中医嘱，严格三查七对，输血时做好三查八对。

（6）记录入肝血流阻断时间和开放时间。阻断时间过长，容易造成肝细胞缺血、坏死以至肝衰竭，每延长 5min 向主刀医生报告 1 次总时间，以便及时改变手术的节奏和处理方法，尽早恢复肝脏血流灌注，避免肝功能过度损伤和肝衰竭的发生。

（7）及时准备止血用物，如 4-0 或 5-0 血管滑线、钛夹、止血纱布、速即纱、医用创面封闭胶等。

（8）肝囊肿开窗时，注意观察生命体征，防止腹压骤降引发休克。

（9）创面止血时，及时备用血管滑线，制备胶钳以保护性夹持血管滑线。

（10）正确放置引流管。

（11）术前仪器用物准备完善，腹腔镜系统放置于患者头部两侧。

（12）超声刀自检调试正常，正确连接操作柄，防止因连接不当报警。

（13）建立气腹时，注意调节气腹压力和流量参数，并观察生命体征，防止皮下气肿的发生。

五、麻醉复苏期关注点

（1）妥善固定患者，防止坠床。

（2）严密监测生命体征。

（3）保持吸引器通畅。

（谭永琼　刘宗琼）

第五章　胆道系统手术配合

第一节　相关解剖学基础

胆道系统主要包括胆囊、肝内胆管和肝外胆管，其上端起始于毛细胆管，末端与胰管汇合，共同开口于十二指肠乳头（图5-1-1）。

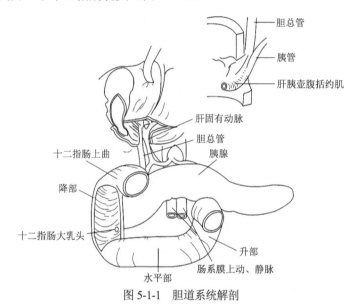

图 5-1-1　胆道系统解剖

肝内胆管系统起自于肝内的毛细胆管，汇合成小叶间胆管、肝段、肝叶胆管，以及肝门部的左、右肝管和胆总管。肝内胆管系统分别与肝门静脉、肝动脉的各级分支相伴行。

胆囊呈梨形，位于肝脏下面的胆囊窝内，借胆囊管连接于胆总管，其分为胆囊底、胆囊体、胆囊颈和胆囊管四部分。胆囊露出肝前缘的部分称胆囊底，其体表投影是在右侧腹直肌外缘与肋弓交界处，胆囊管是由胆囊颈延伸而成的，多呈锐角汇入肝总管的右前壁。胆囊的功能是浓缩和储存胆汁。

胆囊三角是由胆囊管、肝总管和肝下缘所构成的三角区，其内有胆囊动脉、肝右动脉和右肝管穿行，是胆道手术易发生误伤的区域（图5-1-2）。

肝总管与胆囊管汇合成胆总管。在肝十二指肠韧带内下行于十二指肠球部和胰头的后方，末端与胰管汇合并扩大成壶腹，开口于十二指肠降部（图5-1-1）。壶腹周围有Oddis

括约肌，由胆管括约肌、胰管括约肌及壶腹括约肌共同构成，其功能是控制、调节胆总管和胰管内胆汁、胰液的排放，防止十二指肠内容物反流。

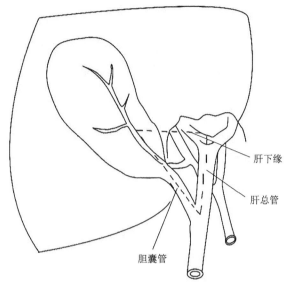

肝下缘

肝总管

胆囊管

图 5-1-2 胆囊及胆囊三角

（古云霞 刘宗琼 叶 辉）

第二节 手术相关常见疾病

一、先天性胆道疾病

（一）先天性胆道闭锁

先天性胆道闭锁多见于新生儿，是新生儿期严重黄疸的主要原因之一。其根据闭锁部位可分为胆总管闭锁、肝门胆管闭锁和肝内肝外胆管闭锁。其治疗方法主要是手术治疗，手术方式有：胆总管闭锁的肝外存在胆道时可行胆道十二指肠吻合术；肝门胆管闭锁可行肝门空肠吻合术；肝内胆道完全闭锁则无法救治，条件具备时，可行肝移植术。本章内容不涉及。

（二）胆管囊性扩张症

无论是肝内还是肝外的胆管都可以发生囊性扩张。临床上最常见的是发生在胆总管的囊性扩张，称为胆总管囊肿（胆总管扩张症），多是先天性的，又称为先天性胆总管囊肿，多见于小儿，成人占 5%～8%。一经确诊，应行手术治疗，常见手术方式是胆总管囊肿切除术和胆肠吻合术。

二、胆石症

胆石症是胆囊、胆管内晶体的集中沉淀，可发生在胆管系统的任何部位，如结石位于胆囊，称为胆囊结石，如结石位于胆总管即是胆总管结石。当胆道系统梗阻时，细菌繁殖迅速形成胆管炎症，细菌可逆行入血引起身体其他部位感染。大多数患者因为出现症状而行手术。

（一）胆囊结石

胆囊结石主要见于成年人，是我国的常见病和多发病种。治疗方式以胆囊切除术为主，目前常规在腹腔镜下完成该手术。

（二）肝内胆管结石

肝内胆管结石是发生在左、右肝管汇合部以上各分支胆管内的结石，可以单独存在，也可与肝外胆管结石并存。外科手术治疗是该病的主要治疗手段，常见手术方式是：胆总管切开探查、取石、T管引流术，肝部分切除、肝内胆管切开取石术。

（三）肝外胆管结石

肝外胆管结石可分为原发性和继发性两类。原发性肝外胆管结石是指原发于胆管系统内的结石，占 10%～15%；继发性肝外胆管结石是指胆囊结石或肝内胆管结石排至肝外胆管内而发生的结石，约占 85%。其治疗方法有：胆总管切开探查、取石、T管引流术，内镜逆行胰胆管造影检查取石术、胆肠吻合术。

三、胆道感染

胆道结石是胆道感染的主要原因，胆道感染的原因还包括胆囊炎和肝内、肝外胆管炎症。常见手术方式有：胆囊切除术，腹腔镜胆囊切除术，胆总管切开探查、T管引流术。

四、胆道肿瘤

（一）胆囊隆起样病变

胆囊隆起样病变通常临床上称胆囊息肉，是对向胆囊腔内突出或隆起的所有病变的总称，可分为非肿瘤性息肉和肿瘤性息肉，非肿瘤性息肉约占胆囊隆起样病变的 80% 以上，是一种胆囊腔内的良性占位性病变，以胆固醇性息肉多见，多无症状。肿瘤性息肉包括腺瘤和腺癌，以及其他少见病变，如血管瘤、脂肪瘤、平滑肌瘤、神经纤维瘤等，以腺瘤最常见。

外科治疗方式有腹腔镜胆囊切除术和开腹胆囊切除术，术中对切除的胆囊标本应常规剖开检查，怀疑恶性病变者，行术中冷冻切片病理检查，如进一步诊断为恶性病变，则按胆囊癌手术处理。

（二）肿瘤

除胆道结石外，癌症是胆管梗阻最常见的原因。大多数癌症起源于胰腺头部，而胆总管穿行其中，其次是起源于位于胆总管和胰腺管连接部位的胆管本身，胆囊或肝内胆管。

1. 胆囊癌　是发生于胆囊的恶性肿瘤，是胆道系统最常见的恶性肿瘤，多发生在胆囊体部和底部。手术切除为首选治疗方法：根据其分期不同可选择单纯胆囊切除术、胆囊癌根治性切除术、胆囊癌扩大根治术和姑息性手术。

2. 胆管癌　又分为肝内胆管癌、肝门胆管癌和胆总管中下段癌，以手术治疗为主。根据其分期不同，可采用肝门胆管癌切除、胆管空肠吻合术，胆管癌同侧肝切除、胆肠吻合术，胰十二指肠切除术，姑息性手术（肝管空肠吻合术、胃肠吻合术、胆道内支架植入术和胆道外引流术）。

五、损　伤

肝外胆道损伤分为非手术性损伤、手术性损伤和器械性损伤，非手术性损伤临床上非常罕见，手术性损伤和器械性损伤是肝外胆道手术的并发症，临床上病例有增加的趋势。临床表现有胆汁漏、胆汁淤积性黄疸和肝外胆道损伤。其治疗方法如下所述。

（一）胆汁漏

手术方式包括腹腔引流术、内镜下十二指肠乳头括约肌切开术、支架置入引流术和内镜下鼻胆管引流术。

（二）胆管狭窄

手术方式包括内镜下胆管狭窄扩张、支架支撑引流术和胆肠吻合术。

（三）胆汁淤积性肝硬化

胆道损伤后，多次手术并最终发展为胆汁性肝硬化，肝移植术是目前最后的治疗方式。

（古云霞　刘宗琼　叶　辉）

第三节　常见体位

胆道系统相关手术的常见体位为仰卧位（图 5-3-1）。

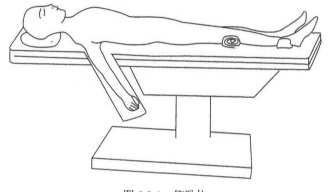

图 5-3-1　仰卧位

（一）体位摆放用物

体位摆放用物包括头枕、搁手板、泡沫垫、束手带、束腿带和半圆形硅胶垫。

（二）体位摆放原则

（1）参加人员由巡回护士、手术医生和麻醉医生共同完成。

（2）确保患者舒适安全。

（3）充分暴露手术野。

（4）确保术中呼吸通畅。

（5）保持静脉血液回流良好，避免外周血液回流受阻。

（6）避免压迫外周神经。

（7）保持患者肌肉、骨骼不会过度牵拉。

（8）皮肤不可接触金属物品，以免电灼伤。

（9）防止发生体位并发症。

（三）体位摆放方法

（1）放置头枕于手术床头侧，中单上缘平齐肘关节上 5cm 处。

（2）患者仰卧于手术床中线。

（3）有液体通道侧上肢外展放于搁手板上，并使用束手带保护固定。

（4）膝关节下放置半圆形硅胶垫。

（5）束腿带固定于膝关节上 3～5cm 处。

（6）平齐眉弓上缘固定头架。

（7）整理并固定各型管道，如胃管、尿管、输液通道等。

（四）体位摆放注意事项

（1）保持床单位干净、干燥、平整、无碎屑，一人一换。

（2）确保手术床处于层流区域内、两输液轨道中间。

（3）保暖：及时覆盖棉被，并根据患者情况适当调节室温；根据手术部位选择适型的保温毯，防止患者发生术中低体温。

（4）防止腋神经损伤：上肢外展不超过90°。

（5）防止发生压疮：术前评估患者压疮发生风险，在骨突出处给予适当的保护；减少消毒液体及冲洗液体流入患者身下。

（6）有效保护约束患者，防止坠床发生。

（古云霞　补彩云）

第四节　常用仪器

胆道系统手术常用仪器包括高频电刀、腹腔镜系统、胆道镜系统和超声刀（详见第一章）。

第五节　开腹胆囊切除术手术配合

胆囊呈梨形，分为底、体、颈和管四部分。胆囊位于肝的脏面，其表面为脏膜所覆盖，是左、右肝叶的标志性分界点。胆囊颈上部囊性膨大的部分称为袋，胆囊结石易在此滞留。胆囊管由胆囊颈延伸而成，多呈锐角汇入胆总管的右侧壁，但也常出现解剖学上的变异。

胆囊三角是由胆囊管、肝总管和肝下缘所构成的三角区，其内有胆囊动脉穿行，是胆道手术易发生误伤的区域。胆囊管与胆总管相汇处夹角上方的胆囊淋巴结是术中寻找胆囊动脉和胆囊管的重要标志（图5-5-1）。

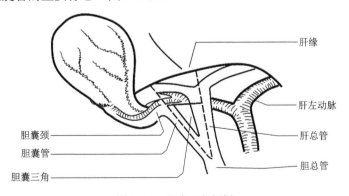

图5-5-1　胆囊三角解剖

开腹胆囊切除术多用于有症状的胆囊结石、急慢性胆囊炎、胆囊息肉样病变和胆囊癌等，尽管现在腹腔镜手术技术已经非常成熟，开腹手术已失去"金标准"的地位，但受患者个体差异和医疗条件限制，目前某些手术操作困难的病变仍需行开腹胆囊切除。

一、手术用物

（一）常规布类

常规布类包括手术盆、治疗巾、手术衣、剖口单和桌单。

（二）手术器械

手术器械为剖腹器械包。

（三）一次性用物

一次性用物包括一次性单极电刀笔 1 个、一次性延长电极 1 个、一次性电刀清洁片 1 张、一次性使用负压吸引管 1 套、剖腹套针 1 板、45cm×45cm 医用粘贴膜 1 张、一次性使用灯柄套 1 个、纱布 10 张、方纱 1 张、纱球 5 个、3-0 丝线 2 包、2-0/T 丝线 2 包、1-0 丝线 2 包、手套按需准备，必要时准备血浆引流管或硅胶骨科引流管 1 根。

二、手术体位

患者采用仰卧位（详见本章第三节）。

三、消毒铺巾

（1）消毒液：碘伏。
（2）消毒范围：上至双侧乳头连线平面，下至耻骨联合平面，两侧至腋中线。
（3）铺治疗巾：4 张治疗巾 1/4 折，按照会阴侧、对侧、头侧和近侧顺序铺于切口周围，待消毒液干后，医用粘贴膜固定粘贴于手术切口区域。
（4）铺剖口单：将剖口单纵向打开铺于手术切口，形成无菌区域。
（5）铺桌单：一张桌单长轴与手术床垂直，铺于头侧，覆盖头架及外展上肢；另一张桌单长轴与手术床平行，铺于切口下部覆盖托盘。

四、手术配合

（一）经右肋缘下斜切口（图 5-5-2）

1. 切开皮肤、皮下组织　备 20 号圆刀片、组织镊、皮肤拉钩和纱布，依次切开皮肤、皮下组织，备用电刀笔电凝止血。

2. 切开腹直肌前鞘及腹膜外斜肌腱膜　备用中弯止血钳和电刀笔，切开腹直肌前鞘及腹膜外斜肌腱膜。

3. 切断腹直肌，切开腹内斜肌腱膜　递中弯止血钳分离肌肉腱膜，电刀笔切断，大出血点备用圆针 1-0 丝线缝扎止血。

4. 切开腹直肌后鞘及腹膜　传递两把中弯止血钳钳夹少许腹膜并提起，20 号圆刀片切一个小口，使用剥离剪或电刀笔切开腹膜。

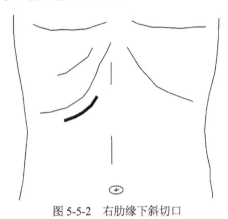

图 5-5-2　右肋缘下斜切口

（二）探查腹腔

1. 探查肝脏　首先探查肝脏色、质，有无肿大或萎缩、异常结节、硬变和脓肿等。

2. 探查胆囊　备用敷料镊、纱布，探查胆囊的形态、大小，有无水肿、充血、坏死、穿孔等，以及轻挤胆囊，判断胆囊能否排空，囊内有无结石，胆囊颈及胆囊管有无结石嵌顿，胆囊周围粘连情况等。如果胆囊膨胀明显，又不能排空，可备用 20ml 注射器于胆囊底穿刺减压，穿刺处予以圆针 3-0 丝线缝闭后再行探查。

3. 探查周围胃肠组织　检查胃和十二指肠有无溃疡、肿瘤等。必要时探查脾脏、胰腺、横结肠、升结肠、阑尾和右肾等。

（三）暴露术野

备用敷料镊、湿方纱，将湿方纱垫衬于胆囊、横结肠和十二指肠之间进行保护隔离。备用腹腔拉钩、S 形拉钩，牵拉肝缘及胃肠组织，以显露胆囊和胆总管。备用湿纱布置于肝肾隐窝并堵住网膜孔，以防胆汁和血液流入小网膜腔。

（四）切除胆囊

1. 游离胆囊三角部　备用 S 形拉钩、直角钳和大弯止血钳，S 形拉钩牵拉肝脏，暴露胆囊三角部，直角钳分离、游离出胆囊动脉和胆囊管（图 5-5-3，图 5-5-4）。

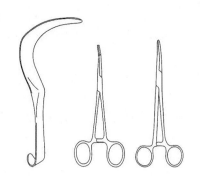

图 5-5-3 游离胆囊三角部时器械

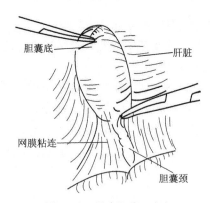

图 5-5-4 游离胆囊三角部

2. 离断胆囊动脉 备用中弯止血钳、直角钳,向上牵拉胆囊管的远端,游离出胆囊动脉,备用两把中弯止血钳在靠近胆囊一侧钳夹胆囊动脉,用剥离剪剪断,并分别用 3-0 钳带线结扎远、近断端,必要时备用圆针 2-0 丝线将近端加强缝扎(图 5-5-5,图 5-5-6)。

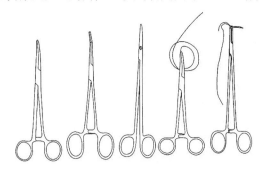

图 5-5-5 离断胆囊动脉时器械

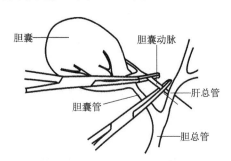

图 5-5-6 离断胆囊动脉

3. 离断胆囊管 备用直角钳、中弯止血钳钝性分离胆囊管。备用两把中弯止血钳,钳夹于距胆总管 0.5cm 的胆囊管上,备剥离剪或 11 号尖刀片,于两中弯止血钳间断开胆囊管,备用 2-0/T 钳带线分别于远、近断端结扎,备用 2-0/T 钳带线于近侧断端再次结扎加固(图 5-5-7,图 5-5-8)。

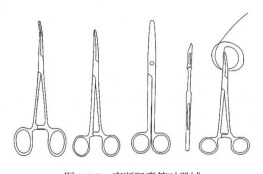

图 5-5-7 离断胆囊管时器械

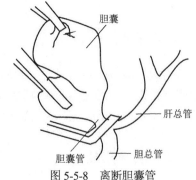

图 5-5-8 离断胆囊管

4. 切开胆囊底部浆膜 备用中弯止血钳或组织钳钳夹住胆囊底部作牵引,备用剥离剪或电刀笔,沿胆囊边缘切开浆膜层,游离胆囊。

5. 剥离胆囊　备用电刀笔沿切开的浆膜下间隙分离胆囊,必要时备用剥离剪围绕胆囊壁外周行锐性分离,切除胆囊。

6. 处理胆囊床　胆囊切除后,胆囊窝的活动性出血点应用电刀笔电凝止血或圆针2-0/T 丝线缝扎止血。

（五）冲洗腹腔,安置引流管

（1）备用温热冲洗用生理盐水冲洗手术区域,彻底止血。

（2）选择引流管:根据病情决定是否安置引流,遵医嘱备用相应的引流管。

（六）清点用物,关闭切口

1. 清点用物　巡回护士和器械护士根据手术清点记录单清点手术用物。

2. 关闭切口

（1）关闭腹膜、肌层:圆针 1-0 丝线缝合。

（2）关闭皮下组织:圆针 3-0 丝线缝合。

（3）关闭皮肤:角针 3-0 丝线缝合。

（4）固定引流管:角针 2-0 丝线缝合。

（七）标本留送

1. 送病理检查　术毕,术者将胆囊解剖,遵医嘱及时准确留送病理标本。

2. 结石处理　如胆囊内有结石,将其装入标本袋内,安全密封后,随患者带回,并做好交接记录。

（成　俊　胡　沁　刘宗琼）

第六节　腹腔镜下胆囊切除术手术配合

腹腔镜胆囊切除术常用于治疗胆囊结石、胆囊息肉等疾病,具有创伤小、疼痛轻、恢复快的特点。其在胆囊疾病的治疗中具有越来越普及的趋势。

一、术 前 准 备

（一）常规布类

常规布类包括手术盆、手术衣、剖口单、桌单和治疗巾。

（二）手术器械

手术器械包括腔镜普通器械包和腔镜特殊器械包。

（三）一次性用物

1. 常规物品　仪器防菌隔离罩 1 个、纱布 5 张、纱球 10 个、纱条 5 根、一次性灯柄套 1 个、一次性无菌垃圾袋 1 个、一次性碘伏消毒湿棉签 1 包、手套按需准备。

2. 特殊物品　一次性 5mm 和 12mm 穿刺鞘、结扎钉或可吸收夹、钛夹、1-0 可吸收线 1 根、一次性标本取出袋 1 个。

二、手 术 体 位

患者采取左侧半卧位（图 5-6-1）。

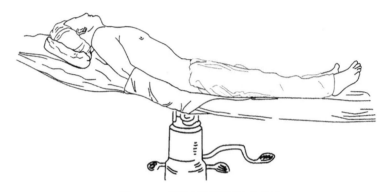

图 5-6-1　腹腔镜胆囊切除术体位

（1）患者仰卧于手术台中线，头部垫一个软枕，双侧膝部用束腿带固定。

（2）建立静脉通道侧上肢外展放于搁手板上，另一侧上肢使用中单包裹、保护、固定。

（3）高频电刀负极板贴于患者体毛较少、肌肉丰厚、血运丰富、靠近手术区域处。

（4）头架横放于床头。

（5）打孔成功后，采用头高足低 30°、向左倾斜 10°～15°位。

三、消 毒 铺 巾

（1）消毒液：碘伏。

（2）消毒范围：上至胸骨上窝平面，下至耻骨联合平面，左侧至腋前线，右侧至腋后线。

（3）治疗巾 4 张 1/4 折，按照会阴侧、对侧、头侧和近侧顺序铺于切口周围，并显露脐部、剑突和右侧肋缘，巾钳固定。

（4）铺剖口单：将剖口单纵向打开铺于切口。

（5）铺桌单：共两张，一张铺于头侧，其长轴与手术床垂直；另一张铺于床尾，其长轴与手术床平行。

四、手术配合

（一）特殊物品准备

连接并固定气腹管、冷光源、电凝线、腔镜镜头和摄像头（用仪器防菌隔离罩包裹）（图5-6-2）。

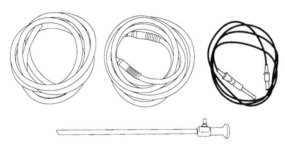

图5-6-2　成像系统和气腹系统

（二）建立人工气腹

备用11号尖刀片，沿脐窝上缘做1cm弧形切口达皮下，备用两把巾钳，夹持于切口两侧，并向上提起牵引，将气腹针从切口处刺入腹腔，巡回护士开气腹机，向腹腔内注入CO_2气体3.5～6L，压力维持在12～14mmHg（图5-6-3，图5-6-4）。

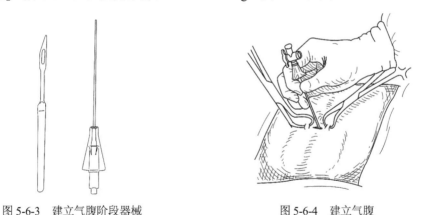

图5-6-3　建立气腹阶段器械　　　　　　　图5-6-4　建立气腹

（三）建立操作孔

1. 建立第一个操作孔　沿气腹针切口刺入12mm穿刺鞘，留置鞘管，拔出鞘芯，将气腹管与鞘管侧孔进行连接，将防雾处理（碘伏消毒棉签擦镜头）后的镜头经鞘管插入腹腔，由巡回护士启动冷光源机与摄像机，然后将患者调至左侧半卧位（图5-6-5，图5-6-6）。

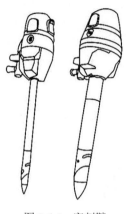

图 5-6-5　穿刺鞘

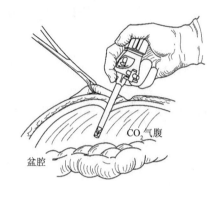

图 5-6-6　建立操作孔

2. 建立第二个操作孔　备 11 号尖刀片，于剑突下 4～6cm 处切开皮肤、皮下组织，备用 12mm 穿刺鞘，刺入腹腔，退出穿刺鞘芯，电凝钩套上转换器，送入鞘管内。

3. 建立第三个操作孔　于右锁骨中线肋缘下 2cm 处同前法刺入一个 5mm 穿刺鞘，经鞘管送入无损伤钳。

4. 建立第四个操作孔　于右侧腋前线肋缘下 2cm 处同前法刺入一个 5mm 穿刺鞘，经鞘管送入无损伤钳（图 5-6-7）。

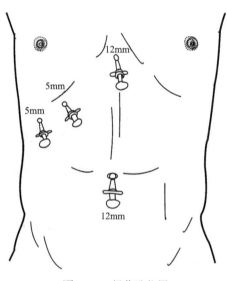

图 5-6-7　操作孔位置

（四）切除胆囊

1. 游离胆囊　传递电凝钩、转换器、左弯钳、无损伤钳和直角钳用于暴露、游离胆囊（图 5-6-8，图 5-6-9）。

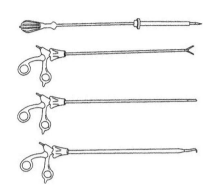

图 5-6-8 游离胆囊时器械

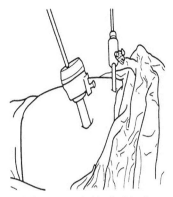

图 5-6-9 通过操作孔操作

2. 分离胆囊三角区，切断胆囊动脉和胆囊管 备用无损伤钳夹住胆囊颈向上牵引，用电凝钩或左弯钳、直角钳解剖分离胆囊管、胆囊动脉，胆囊动脉用可吸收夹或结扎钉2枚闭合，胆囊管近端用可吸收夹或结扎钉2枚闭合，远端用国产钛夹闭合后剪断（图5-6-10～图5-6-13）。

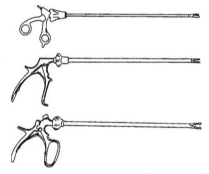

图 5-6-10 结扎胆囊管和胆囊动脉时器械

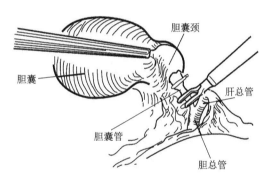

图 5-6-11 夹闭胆囊管

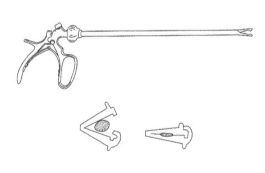

图 5-6-12 可吸收夹钳

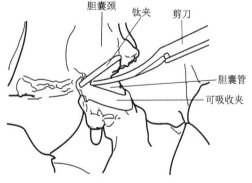

图 5-6-13 剪断胆囊管

3. 切除胆囊 用固定钳（有齿或无损伤钳）提起胆囊颈，使用电凝钩在浆膜下进行分离，使胆囊脱离胆囊床（图5-6-14）。

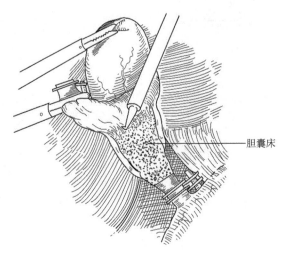

胆囊床

图 5-6-14 浆膜下切除胆囊

4. 胆囊床止血 胆囊床使用电凝棒妥善止血。

（五）取出胆囊

1. 夹持胆囊 传递胆囊抓钳，夹住胆囊颈部，使钛夹纵向夹于钳齿，将胆囊拖出脐部切口，拔出此处的穿刺鞘。

2. 夹闭胆囊颈，取出胆囊 使用大弯止血钳 1 把夹住胆囊颈部，中弯止血钳 2 把用于扩开切口将胆囊取出（图 5-6-15，图 5-6-16）。

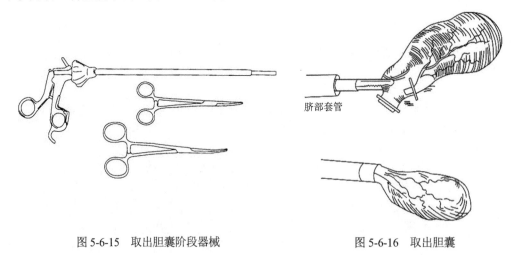

脐部套管

图 5-6-15 取出胆囊阶段器械   图 5-6-16 取出胆囊

3. 特殊情况处理 若胆囊内结石过大，可备用大弯止血钳将胆囊颈部拉出腹壁，组织剪剪开胆囊颈吸出胆汁，用取石钳伸入胆囊内夹碎结石再取出（图 5-6-17，图 5-6-18）。

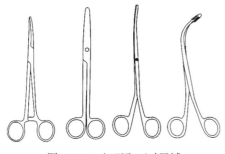

图 5-6-17　切开取石时器械

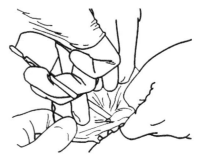

图 5-6-18　取石钳取石

（六）检查胆囊床

必要时，由右锁骨中线（或腋前线）鞘管穿刺处放置硅胶骨科引流管 1 根。

（七）移除腹腔镜设备

拔出腹腔镜，开放鞘管阀门，放出腹腔内 CO_2，然后拔出全部鞘管。

（八）关闭切口

1. 消毒切口　使用消毒纱球消毒切口。
2. 关闭切口　1-0 可吸收线缝合切口。

（赵迪芳　邹世蓉　夏青红）

第七节　开腹胆总管切开取石术手术配合

胆囊管与肝总管汇合而形成胆总管，根据与周围脏器的毗邻关系，将胆总管分为四段：即十二指肠上段、十二指肠后段、胰腺段及十二指肠壁内段。十二指肠上段位于肝十二指肠韧带的右前缘，胆总管探查、取石及引流术多在此段进行（图 5-7-1）。

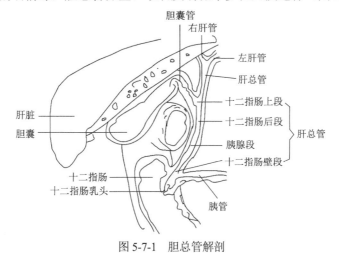

图 5-7-1　胆总管解剖

肝外胆管结石分为继发性结石和原发性结石。继发性结石主要是胆固醇结石或黑色胆色素结石，由胆囊结石排入胆管内。原发性结石多为棕色胆色素结石或混合性结石（图 5-7-2）。

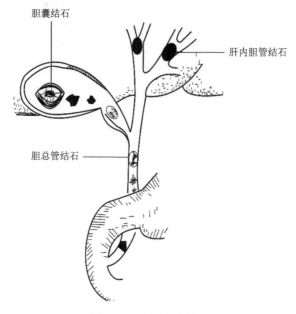

图 5-7-2　胆道系统结石

胆总管切开取石、T 管引流术是取出结石、解除胆道梗阻的主要方法，但需在术前、术中严格明确手术的适应证，以确定手术方式。

一、手 术 用 物

（一）常规布类

常规布类包括手术盆、治疗巾、手术衣、剖口单和桌单。

（二）手术器械

手术器械包括剖腹器械包、胆道探查探条包和 S 形拉钩。

（三）一次性用物

一次性用物包括一次性单极电刀笔 1 个、一次性使用延长电极 1 个、一次性电刀清洁片 1 张、一次性使用负压吸引管 1 套、剖腹套针 1 板、20ml 及 5ml 注射器各 1 副、45cm×45cm 医用粘贴膜 1 张、纱布 10～20 张、一次性灯柄套 1 个、T 形引流管 1 根、血浆引流管 1 根、8 号和 10 号乳胶尿管各 1 根、无菌输液器 1 副、3-0 丝线 2 包、2-0/T 丝线 2 包、1-0 丝线 1 包、手套按需准备。

二、手术体位

患者采取仰卧位（详见本章第三节）。

三、消毒铺巾

（1）消毒液：碘伏。

（2）消毒范围：上至乳头连线平面，下至耻骨联合平面，两侧至腋中线。

（3）铺巾

1）4 张治疗巾 1/4 折，按照会阴侧、对侧、头侧和近侧顺序铺于切口周围，消毒液待干后，医用粘贴膜固定粘贴于手术切口区域。

2）铺剖口单：将剖口单纵向铺于手术床进行覆盖，形成无菌区域。

3）铺桌单：一张桌单长轴与手术床垂直，铺于头侧，覆盖头架及外展上肢；另一张桌单长轴与手术床平行，铺于切口下部并覆盖托盘。

四、手术配合

（一）经右腹直肌切口入路

1. 切开皮肤、皮下和肌肉　备 20 号圆刀片、组织镊、纱布、电刀笔和皮肤拉钩，20 号圆刀片切开皮肤后换下，电刀笔依次切开皮下、肌肉层，出血点电凝止血，肌肉层出血可备用圆针 1-0 丝线缝扎止血。

2. 切开腹膜　使用两把中弯止血钳夹住少许腹膜并提起，再用 20 号圆刀片切开一个小口，然后使用组织剪沿切口剪开腹膜（图 5-7-3，图 5-7-4）。

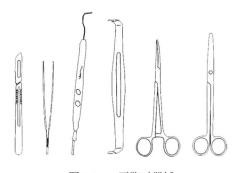

图 5-7-3　开腹时器械

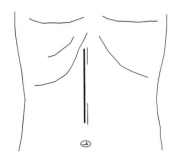

图 5-7-4　右腹直肌切口

（二）探查腹腔

1. 探查肝脏　首先探查肝脏色、质，有无肿大或萎缩、异常结节、硬变和脓肿等。

2. 探查胆囊及胆管　备用敷料镊、纱布，探查胆囊、胆总管有无结石，淋巴结是否肿大，胰头是否坚硬、肿大。

3. 探查周围胃肠组织　检查胃和十二指肠有无溃疡、肿瘤等。必要时探查脾脏、胰腺、横结肠、升结肠、阑尾和右肾等。

（三）暴露术野

备用敷料镊、湿方纱，将湿方纱垫衬于胆囊、横结肠和十二指肠之间进行保护隔离。备用腹腔拉钩、S 形拉钩，于拉钩下垫湿纱布保护胃肠道组织，显露胆囊和胆总管。备用盐水纱布堵在网膜孔内，以防胆汁和血液流入小网膜腔。

（四）显露胆总管

1. 显露胆总管　备用中弯止血钳、剥离剪分离粘连，解剖胆总管，准备 2-0/T 钳带线用于结扎小血管止血。

2. 确认胆总管　备用 5ml 注射器穿刺胆总管部，如抽出胆汁，则确认胆总管无误，必要时抽出胆汁留送培养（图 5-7-5，图 5-7-6）。

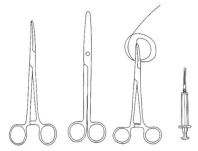

图 5-7-5　显露胆总管时器械

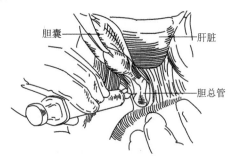

图 5-7-6　确认胆总管

（五）切开胆总管

1. 牵引胆总管　备用圆针 3-0 丝线于穿刺点两侧各缝一针悬吊牵引，直蚊式止血钳固定（图 5-7-7，图 5-7-8）。

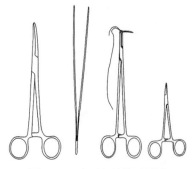

图 5-7-7　牵引胆总管时器械

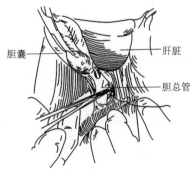

图 5-7-8　牵引胆总管

2. 切开胆总管　传递 11 号尖刀片和标本盘（内垫一张湿纱布，以存放用后的锐器）（图 5-7-9，图 5-7-10）。

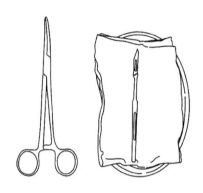

图 5-7-9　切开胆总管阶段器械

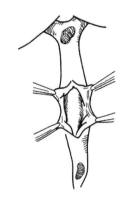

图 5-7-10　胆总管悬吊牵引后切开

3. 牵引切缘　备用 4-0 可吸收线，于切开胆总管的上、下缘缝合悬吊牵引，直蚊式止血钳固定，并缝扎出血点止血。

（六）探查胆道

准备不同型号青果探条探查胆总管下段及左、右肝管（图 5-7-11，图 5-7-12）。

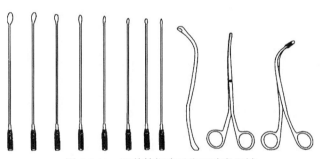

图 5-7-11　胆总管探查及取石阶段器械

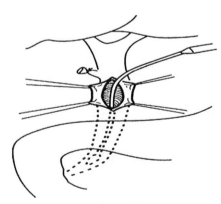

图 5-7-12　青果探条探查胆道

（七）胆总管取石

1. 胆总管取石　传递标本盘和取石钳，取出胆道结石。必要时行术中胆道镜检查、取石（图 5-7-13，图 5-7-14）。

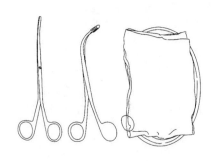

图 5-7-13 胆总管取石时用物

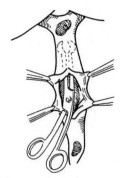

图 5-7-14 取石钳取石

2. 切除胆囊

（1）离断胆囊动脉：备用中弯止血钳、直角钳，向上牵拉胆囊管的远端，游离出胆囊动脉，备用两把中弯止血钳在靠近胆囊一侧钳夹、切断胆囊动脉，并分别用 3-0 钳带线结扎远、近断端，必要时备用圆针 2-0 丝线将近端加强缝扎。

（2）离断胆囊管：备用敷料镊、中弯止血钳钝性分离胆囊管。备用两把中弯止血钳，钳夹于距胆总管 0.5cm 的胆囊管上，备剥离剪或 11 号尖刀片，于两止血钳间断开胆囊管，备用 2-0/T 钳带线，分别于远、近断端结扎，备用 3-0 钳带线于近侧断端再次结扎加固。

（3）剥离胆囊：备用中弯止血钳或组织钳提起胆囊底，电刀笔或剥离剪沿胆囊边缘切开浆膜层，将胆囊从胆囊床剥离，切除胆囊。

（4）处理胆囊床：备用电刀笔、圆针 2-0/T 丝线，对胆囊床进行有效止血。

3. 术中胆道镜检查、取石（必要时）

（1）备冲洗装置：巡回护士在手术床头侧备无菌生理盐水 1 瓶，器械护士将预先准备的输液器插头端递予巡回护士连接。

（2）胆道镜检查：器械护士使用用物对切口周围进行保护，防止胆道镜检查时，冲洗水浸湿手术台（图 5-7-15）。

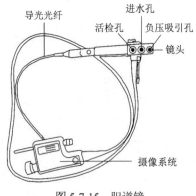

图 5-7-15 胆道镜

（3）胆道镜取石（需要时）：如检查发现还有结石，需胆道镜取石时，备用取石网篮、进行胆道镜下取石术。

（八）冲洗胆道

准备 8 号乳胶尿管与 20ml 注射器，冲洗胆总管，并检查是否有结石及是否通畅（图 5-7-16，图 5-7-17）。

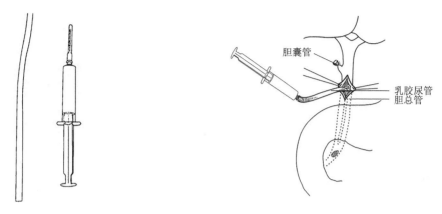

图 5-7-16　冲洗胆道阶段器械　　　　　　　图 5-7-17　冲洗胆道

（九）安置 T 形管

1. 选择 T 形管　根据胆总管内径情况判断确定 T 形管型号。

2. 准备 T 形管　将 T 形管横臂解剖开并剪短，其短臂向肝门段不宜超过 1cm，向下不宜超过 3cm，正对长臂对侧中央修剪成小"V"形口，以方便 T 形管拔出。

3. 固定 T 形管　自胆总管剖口将 T 形管置入胆总管，可吸收线间断缝合胆总管，避免术后异物残留形成结石。在固定过程中，原缝合牵引线予以撤除。

4. 检查 T 形管　使用注射器将生理盐水注入 T 形管内，观察胆总管缝合部位是否有漏液。如有漏液，加缝 1~2 针修补。并注水检查胆总管下端是否通畅（图 5-7-18，图 5-7-19）。

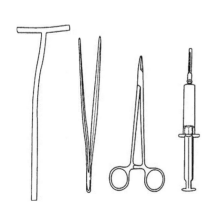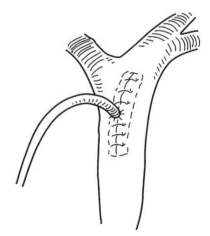

图 5-7-18　安置 T 形管阶段器械　　　　　　图 5-7-19　安置 T 形管

（十）安置引流管，关闭切口

1. 安置引流管 根据需要安置血浆引流管，引流管置于网膜孔处。

2. 清点用物，关闭切口

（1）关闭腹膜、肌层：圆针 1-0 丝线缝合。

（2）关闭皮下组织：圆针 3-0 丝线缝合。

（3）关闭皮肤：角针 3-0 丝线缝合。

（4）固定引流管：角针 2-0/T 丝线缝合固定。

（5）固定 T 形管：角针 1-0 丝线缝合固定。

（十一）标本留送

1. 送病理检查 遵医嘱及时准确留送病理标本。

2. 结石处理 取出结石，将其装入标本袋内，安全密封后，随患者带回病房，并做好交接记录。

（唐　庆　夏青红　李文莉）

第八节　腹腔镜下胆总管切开取石术手术配合

腹腔镜联合纤维胆道镜治疗胆总管结石，具有创伤小、恢复快及并发症少的优点，与开腹手术相比，有明显优越性。腹腔镜下胆总管切开取石术适用胆总管结石并发胆囊结石的患者（图 5-8-1）。

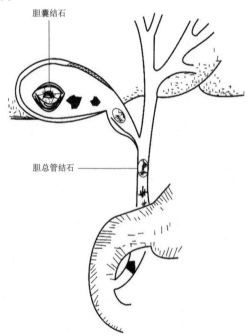

图 5-8-1　胆总管结石并发胆囊结石

一、手术用物

（一）常规布类

常规布类包括手术盆、治疗巾、手术衣、剖口单和桌单。

（二）手术器械

手术器械包括腔镜普通器械包和腔镜特殊器械包。

（三）一次性用物

一次性用物包括一次性使用吸引管 2 根、一次性灯柄套 1 个、一次性垃圾袋 1 个、腹腔镜套针 1 板、纱布 5 张、纱球 10 个、纱条 5 根、2-0/T 丝线 1 包、6cm×9cm 敷贴 2 张、12cm×14cm 有孔敷贴 2 张、血浆引流管 1 根、T 形管 1 根、11 号尖刀片 1 个、一次性使用输液器 1 个、手套按需准备。

（四）特殊用物

特殊用物包括合成夹或可吸收夹、钛夹、4-0 可吸收线 1 根。

二、手术体位

患者采用仰卧头高足低、左倾位。

（1）患者仰卧于手术床中线，头部垫一软枕。

（2）将患者身下的衣物及中单整理平整。

（3）将有输液通道的上肢外展平放于搁手板上，保证穿刺通道的通畅，并用束手带固定。

（4）无输液通道侧的上肢平放于身体侧，用中单将其包裹、保护、固定。

（5）电凝负极板贴于患者体毛较少、肌肉丰厚、血流丰富、靠近手术部位处，如大腿、小腿处。

（6）双下肢稍分开，膝关节下放置半圆形硅胶垫，束腿带固定于膝关节上 3～5cm 处。

（7）打孔成功后，采用头高足低 30°、向左倾斜 10°～15°位。

三、消毒铺巾

（1）消毒液：碘伏。

（2）消毒范围：上至双侧乳头连线平面，下至耻骨联合平面，右侧至腋后线，左侧至腋前线。

（3）铺治疗巾：4 张治疗巾 1/4 折，按照会阴侧、对侧、头侧和近侧顺序铺于切口周围，巾钳固定。

（4）铺剖口单：找准剖口单的开口处，对准手术切口放下，先展开头端，完全覆盖头架和外展上肢，再展开尾端，覆盖床尾和托盘。

（5）铺桌单：第一张桌单平齐手术切口上缘展开，其长轴与手术床垂直；第二张桌单平齐手术切口下缘展开，长轴与手术床平行。

四、手 术 配 合

（一）术前准备

连接并固定气腹管、冷光源、电凝线、腔镜镜头和摄像头（用仪器防菌隔离罩包裹）（图 5-8-2）。

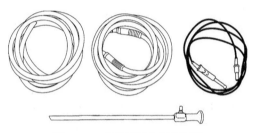

图 5-8-2　成像系统和气腹系统

（二）建立人工气腹

备 11 号尖刀片、纱布和气腹针，用 11 号尖刀片，沿脐窝上缘做 1cm 弧形切口达皮下，将气腹针刺入腹腔，巡回护士开气腹机，向腹腔内注入 CO_2 气体 3.5～6L，压力维持在 12～14mmHg。

（三）建立操作孔

1. 建立第一个操作孔　沿气腹针切口刺入 10mm 或 12mm 穿刺鞘，留置鞘管，拔出鞘芯，将气腹管与鞘管侧孔进行连接，将清晰处理后的镜头经鞘管插入腹腔，由巡回护士启动冷光源机与摄像机，然后将患者调至操作体位。

2. 建立第二个操作孔　于剑突下 4～6cm 处切开皮肤、皮下组织，10mm 或 12mm 穿刺鞘刺入，退出鞘芯，电凝钩套上转换器，送入鞘管内。

3. 建立第三个操作孔　于右锁骨中线肋缘下 2cm 处同前法刺入一个 5mm 穿刺鞘，送入无损伤钳。

4. 建立第四个操作孔　于右侧腋前线肋缘下 2cm 处同前法刺入一个 5mm 穿刺鞘，送入有齿钳（图 5-8-3）。

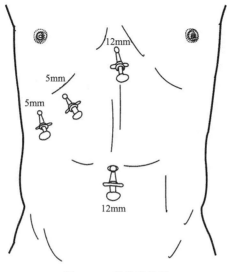

图 5-8-3 操作孔位置

（四）切除胆囊

1. 游离胆囊 传递电凝钩、左弯钳、无损伤钳、直角钳、转换器用于游离胆囊。

2. 分离胆囊三角区，切断胆囊管和胆囊动脉 用无损伤钳夹住胆囊颈向上牵引，用电凝钩或左弯钳、直角钳解剖分离胆囊管、胆囊动脉，胆囊动脉用可吸收夹或结扎钉 2 枚闭合，胆囊管近端用可吸收夹或结扎钉 2 枚闭合，远端用国产钛夹闭合后剪断（图 5-8-4，图 5-8-5）。

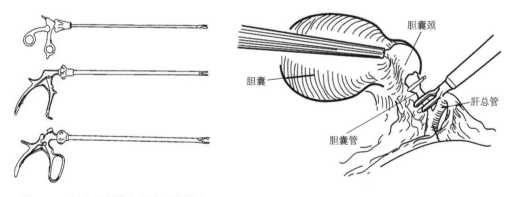

图 5-8-4 结扎胆囊管和胆囊动脉器械　　　　图 5-8-5 夹闭胆囊管

3. 切除胆囊 用固定钳（有齿钳或无损伤钳）提起胆囊颈，在浆膜下进行分离，使胆囊脱离胆囊床。

4. 胆囊床止血 胆囊床用电凝棒止血。

5. 取出胆囊 传递胆囊抓钳，夹住胆囊颈部，拖至脐部切口，使用大弯止血钳 1 把夹住胆囊颈部，中弯止血钳两把用于扩开切口将胆囊取出。

（五）游离胆总管

1. 用物准备　备电凝钩、腔镜左弯钳、波浪钳、细齿钳、剪刀和持针器。

2. 游离胆总管　备用腔镜左弯钳、电凝钩打开胆总管上腹膜，暴露胆总管，再使用剪刀纵行剪开胆总管，用 3-0 可吸收线缝合并牵引、暴露切口（图 5-8-6）。

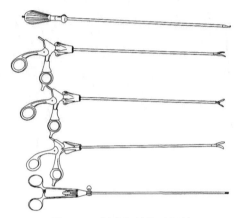

图 5-8-6　游离胆总管时器械

（六）术中胆道镜检查、取石

1. 准备胆道镜器械　备用胆道镜器械和生理盐水，连接胆道镜冲洗管道（一次性使用输液器）（图 5-8-7）。

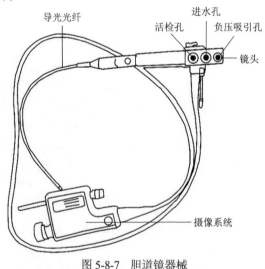

图 5-8-7　胆道镜器械

2. 胆道镜取石　器械护士使用用物对切口周围进行保护，防止浸湿污染。备用取石网篮、活检钳等胆道镜器械，进行胆道镜下取石术。

3. 盛接标本　备用标本盘，用于盛装结石。结石全部取出后，器械护士给予主刀医生查看，确认无误后，与巡回护士核对并将结石装入标本袋中。

（七）安置引流管

1. 安置 T 形管　遵医嘱备用适型 T 形管，置入胆总管引流，于右侧肋缘下操作孔引出。

2. 安置引流管　备用硅胶骨科引流管一根，于温氏孔处安置，从左侧腋前线操作孔引出。

（八）清点用物，关闭切口

1. 清点用物　清点纱布、纱条、缝针、器械等手术用物。

2. 缝合切口　穿刺孔使用 1-0 可吸收线缝合；引流管使用角针 2-0/T 丝线缝合固定。

（李　智　玉阿茜　刘宗琼）

第九节　肝门胆管癌根治性切除术手术配合

肝门部胆管癌（或称胆管上端癌）是肝外胆道癌的最常见类型。肝门胆管癌根治术是肝门部胆管癌患者唯一的能够得以治愈的治疗方法，凡已明确诊断的患者，如全身情况能耐受大手术者，均宜手术治疗（图 5-9-1）。

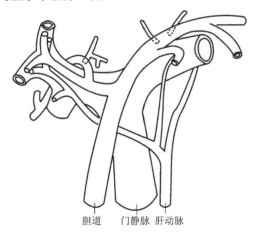

胆道　门静脉　肝动脉

图 5-9-1　肝门胆管局部解剖

一、手术适应证

肝门部胆管癌的 Bismuth-Corlette 分型：Ⅰ型肿瘤位于左、右肝管汇合部以下的肝总管；Ⅱ型肿瘤局限于左、右肝管汇合部及肝总管；Ⅲ型肿瘤侵犯一侧肝内胆管，累及右肝管者为Ⅲa 型，累及左肝管者为Ⅲb 型；Ⅳ型肿瘤侵及左、右肝管。手术方式根据上述分型确定，Ⅰ、Ⅱ型行胆囊、肝外胆管切除＋胆管空肠吻合术，Ⅲa 型或Ⅲb 型行肝门胆管癌切除、同侧半肝或三肝切除＋全尾叶切除、对侧胆管空肠吻合术；Ⅳ型多数癌肿不能切除，仅做胆道引流手术。各型手术时必须同时清除肝十二指肠韧带内除肝动脉、门静脉以外的所有淋巴结及结缔组织（肝十二指肠韧带"脉络化"）。对于不能行根治性切除的患者，可考虑姑息性手术，其目的是解除胆道梗阻和消化道梗阻，可行各种肝管空肠吻合术，如切除部分左肝的Long-mire手术、U形管引流术、肝总管空肠吻合术、胃空肠吻合术等。

由于大面积肝切除术后容易引起肝衰竭，死亡率较高，因此术前应用经皮经肝胆管穿刺置管引流术（PTBD）减黄（尤其是重度黄疸）或经选择性门静脉或肝动脉栓塞，使预保留的肝代偿性增生，从而保留更多的功能性肝组织，预防肝衰竭，增加手术的彻底性和安全性（图5-9-2）。

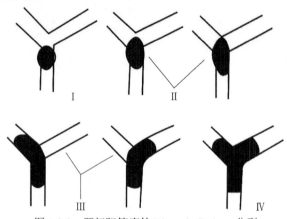

图5-9-2　肝门胆管癌的Bismuth-Corlette分型

本节仅介绍单纯肝门胆管癌根治术的手术配合。

二、手术用物

（一）常规布类

常规布类包括手术盆、手术衣、剖口单、桌单和治疗巾。

（二）手术器械

手术器械包括胃肠器械、肝血管盒、弧形框架拉钩和超声刀。

（三）一次性用物

1. 常规用物　一次性使用吸引管1根、一次性使用吸引头1根、一次性单极电刀笔1个、一次性使用延长电极1个、电刀清洁片1张、剖腹套针1板、纱布20张、一次性灯柄套1个、一次性手术用标记线4根、20ml注射器2副、24G直型留置针1个、3-0丝线4包、2-0/T丝线2包、1-0丝线2包、手套按需准备。

2. 特殊用物　4-0、5-0和6-0血管滑线及可吸收线按需准备。

三、手术体位

患者采用仰卧位（详见本章第三节）。

四、消毒铺巾

（1）消毒液：碘伏。

（2）消毒范围：上至双侧乳头连线平面，下至耻骨联合平面，左侧至腋中线，右侧至腋后线。

（3）铺巾

1）一张治疗巾 1/4 折，垫衬于右侧腋后线。

2）四张治疗巾 1/4 折，按照会阴侧、对侧、头侧和近侧顺序铺于切口周围，消毒液待干后，医用粘贴膜固定粘贴于手术切口区域。

3）铺剖口单：将剖口单纵向铺于切口进行覆盖，形成无菌区域。

4）铺桌单：一张桌单长轴与手术床垂直，铺于头侧，覆盖头架及外展上肢；另一张桌单长轴与手术床平行，铺于切口下部并覆盖托盘。

五、手术配合

（一）沿右肋缘下斜切口或肋缘下小"人"字形切口入路

1. 切开皮肤、皮下及肌肉　备 20 号圆刀片、组织镊、皮肤拉钩、剥离剪、纱布和电刀笔，依次切开皮肤、皮下及肌肉层。

2. 切开腹膜　备中弯止血钳两把，钳夹少许腹膜后提起，备用 20 号手术刀于腹膜上切一个小口，备用电刀笔或组织剪切开腹膜（图 5-9-3，图 5-9-4）。

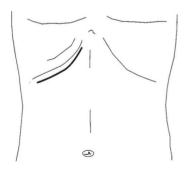

图 5-9-3　右肋缘下斜切口

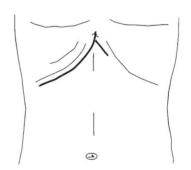

图 5-9-4　肋缘下小"人"字形切口

（二）暴露术野

1. 隔离保护胃肠组织　备用方纱，将两张方纱浸湿一角，隔离保护胃肠组织。

2. 暴露术野　备用弧形框架拉钩、纱布，于肋缘处垫衬纱布一张，用以保护隔离组织，安装弧形框架拉钩，备用治疗巾，于每个框架拉钩的连接处进行无菌保护、遮盖。

（三）腹腔探查

1. 腹腔探查　备 S 形拉钩，暴露腹腔，探查肝门区外的腹腔情况，了解有无腹腔转移、种植，肝内有无转移。

2. 肝门区探查　探查完腹腔，再进行肝门区肿瘤的探查。探知肿瘤的范围，侵及肝管、胆管及肝门部血管的情况，以判断手术方式。必要时行术中超声检查。如探查发现汇合部完整，或有汇合部受侵犯，但左、右肝管扩张柔软，无肝脏受侵，尾状叶不受累，则可进行肝门胆管癌切除术。

（四）游离切除胆囊

1. 游离胆囊　传递剥离剪、中弯止血钳，从胆囊底部开始，逆行游离胆囊（因胆囊颈部肿瘤侵犯，常逆行游离胆囊），备圆针 3-0 丝线缝扎胆囊床的出血点。

2. 游离胆囊颈部　备用剥离剪、精细直角钳、电刀笔和超声刀，分离胆囊颈部与肝脏的附着，游离胆囊和胆管（图 5-9-5，图 5-9-6）。

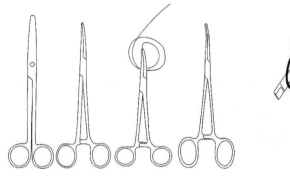

图 5-9-5　游离、切除胆囊时器械

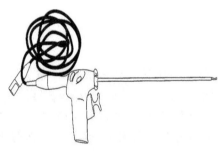

图 5-9-6　超声刀

（五）游离肝门部

1. 游离肝固有动脉　备精细直角钳、剥离剪、手术用标记线。精细直角钳、剥离剪游离肝固有动脉，钳带手术用标记线牵引，直蚊式止血钳固定并牵开肝固有动脉，出血点备 3-0 钳带线结扎止血或圆针 3-0 丝线缝扎止血。

2. 游离门静脉　备用精细直角钳、中弯止血钳和剥离剪，游离门静脉周围的淋巴、脂肪结缔组织，断端使用 3-0 钳带线结扎止血或圆针 3-0 丝线缝扎止血，逐步游离出门静脉，钳带手术用标记线牵引门静脉，直蚊式止血钳固定（图 5-9-7）。

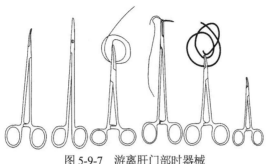

图 5-9-7　游离肝门部时器械

（六）离断胆总管

1. 暴露胆总管　备用 S 形拉钩暴露胆总管。

2. 离断胆总管　备用中弯止血钳、剥离剪于胆总管进入胰腺处切断，远断端备用圆针 3-0 丝线缝扎，近端胆管用中弯止血钳钳夹向上翻，传递精细直角钳自门静脉及肝固有动脉外膜下平面向上方剥离（图 5-9-8，图 5-9-9）。

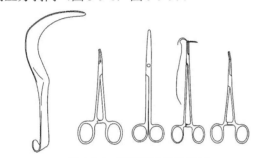

图 5-9-8　离断胆总管时器械

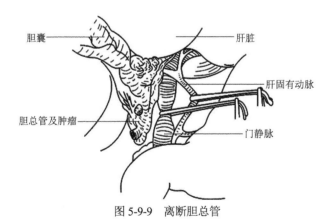

图 5-9-9　离断胆总管

3. 胆总管断端送快速冷冻病理切片　传递剥离剪切取胆总管断端，送术中冷冻切片。

（七）离断左肝管

1. 离断肝右动脉和门静脉的分支　中弯止血钳钳夹胆总管断端，向上牵引胆囊及胆总管，传递剥离剪、精细直角钳和电刀笔，将胆管上端与肝右动脉和门静脉的左、右支分离并切断，断端使用 3-0 钳带线结扎止血（图 5-9-10，图 5-9-11）。

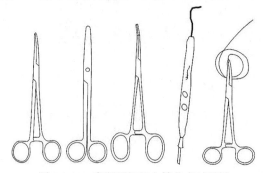

图 5-9-10　离断肝门部血管分支时器械

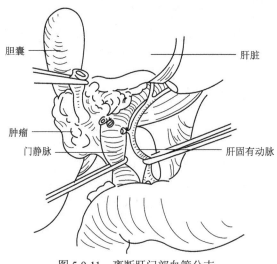

图 5-9-11　离断肝门部血管分支

2. 确认左肝管　术者将胆囊及胆总管向右侧牵引，暴露左肝管，备用 5ml 注射器穿刺确认扩张的左肝管。

3. 离断左肝管　传递圆针 3-0 丝线，于肿瘤界限上约 1cm 处缝以牵引线，备用 11号尖刀片于肿瘤上方 2cm 处切开左肝管前壁，剥离剪逐步剪开其周径，断端留作牵引，用圆针 3-0 丝线缝扎止血（图 5-9-12，图 5-9-13）。

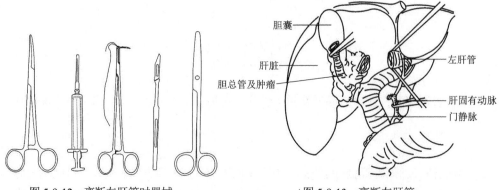

图 5-9-12　离断左肝管时器械　　　　　　图 5-9-13　离断左肝管

（八）离断右侧肝管

1. 游离胆总管与门静脉分叉部　术者牵引胆总管断端和左肝管断端，备用超声刀、长剥离剪、长血管镊和精细直角钳，将胆总管与门静脉分叉部游离（若门静脉局限性受侵犯，可备无损伤血管阻断钳夹闭，切除部分门静脉壁然后修复），在游离过程中使用一次性冲洗器及注射器冲洗装置冲洗术野，进行清晰暴露。

2. 离断右侧肝管　备用剥离剪、精细直角钳和电刀笔，逐步向右侧分离，游离右侧肝管，于肿瘤上方 2cm 处切断（图 5-9-14，图 5-9-15）。

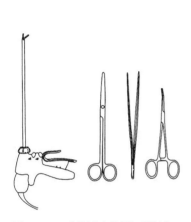

图 5-9-14　离断右侧肝管时器械

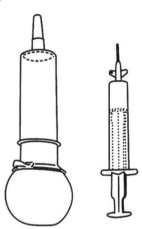

图 5-9-15　冲洗用物

（九）肿瘤切除

备用剥离剪、精细直角钳和电刀笔，将肝外胆管、胆囊、肝门部的脂肪淋巴组织和胆管分叉处及肿瘤整块切除。仅留下门静脉、肝固有动脉本身，其他软组织一并整块切除，使肝十二指肠韧带"脉络化"（根据临床分型加同侧半肝或三肝切除＋全尾叶切除）。

（十）胆肠吻合

1. 肝管断端整形（必要时）　如汇合部切除，备用血管镊、4-0 可吸收线将两个肝管融合成一个肝管，待吻合时用。

2. 游离空肠　使用剥离剪、超声刀游离空肠，肠钳 2 把钳夹两端，20 号圆刀片于两肠钳间离断，备用消毒纱球消毒两侧断端。近侧断端使用 60 闭合器闭合，圆针 3-0 丝线加固缝合。远侧断端待吻合用。

3. 胆肠吻合　备用 4-0 可吸收线、血管镊，胆管与空肠行 Roux-en-Y 端侧吻合。

4. 肠肠吻合　传递 4-0 可吸收线于吻合口下方 50cm 处行空肠对空肠侧侧吻合（若两肝管相距过远，可将两肝管分别与空肠吻合）（图 5-9-16，图 5-9-17）。

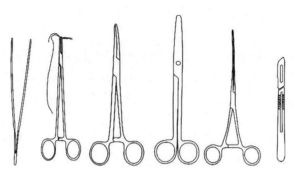

图 5-9-16　胆肠吻合时器械

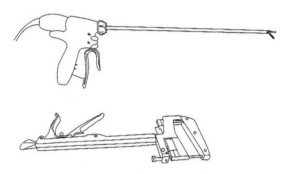

图 5-9-17　超声刀和 60 闭合器

（十一）安置引流管，关闭切口

1. 安置引流管　根据需要准备血浆管数根，置于胆肠吻合口处，另戳孔引出。

2. 清点用物，关闭切口

（1）关闭腹膜、肌层：圆针 1-0 丝线缝合。

（2）关闭皮下组织：圆针 3-0 丝线缝合。

（3）关闭皮肤：角针 3-0 丝线缝合。

（4）固定引流管：角针 2-0 丝线缝合。

（古云霞　李　智　谭永琼）

第十节　胆囊癌根治术手术配合

　　胆囊癌是最常见的胆道系统的恶性肿瘤之一，居消化道恶性肿瘤第五位。胆囊癌泛指原发于胆囊的恶性肿瘤。从组织学分类看，腺癌所占比例最高（大于 80%），其次为鳞癌、混合癌及未分化癌。因其恶性程度高、易早期转移、难于早期发现、对化疗药物不敏感等特点，故而术前确诊为胆囊癌的患者其远期疗效差于肝癌及胰腺癌。对于适合手术的患者，胆囊癌根治术是唯一可能的治愈手段。

　　胆囊癌的 Nevin 分期：Ⅰ期，黏膜内原位癌；Ⅱ期，侵犯黏膜和肌层；Ⅲ期，侵犯胆囊壁全层；Ⅳ期，侵犯胆囊壁全层及周围淋巴结；Ⅴ期，侵犯或转移至肝及其他脏器。

手术方式根据临床分期选择，Ⅰ期仅行胆囊切除术，即能达到根治；Ⅱ～Ⅳ期切除范围除胆囊外还包括距胆囊床 2cm 的肝楔形切除及胆囊引流区域的淋巴结清扫。此外，对有些Ⅲ期和Ⅳ期的患者还有行扩大根治术的报告，其切除范围还包括右半肝或右三肝切除、胰十二指肠切除、肝动脉 和（或）门静脉重建术。对Ⅴ期患者可行姑息性手术，其目的是行胆道引流。

本节主要介绍针对Ⅱ～Ⅳ期胆囊癌根治术的手术配合。

一、手术用物

（一）常规布类

常规布类包括手术盆、治疗巾、手术衣、剖口单和桌单。

（二）手术器械

手术器械包括肝叶器械包、肝血管盒、弧形框架拉钩和超声刀。

（三）一次性用物

一次性用物包括一次性单极电刀笔 1 个、一次性电刀清洁片 1 张、一次性延长电极 1 个、8 号乳胶尿管 1 根、一次性使用负压吸引管 1 套、45cm×45cm 医用粘贴膜 1 张、一次性灯柄套 1 个、一次性无菌垃圾袋 1 个、剖腹套针 1 板、纱布 20 张、3-0 丝线 2 包、2-0/T 丝线 2 包、1-0 丝线 2 包、20ml 注射器 2 副、24G 直型留置针 1 个、手套按需准备。

（四）特殊用物

适型切口保护套 1 个，4-0、5-0 和 6-0 血管滑线及适型可吸收线按需准备。

二、手术体位

患者采用仰卧位（详见本章第三节）。

三、消毒铺巾

（1）消毒液：碘伏。
（2）消毒范围：上至双侧乳头连线平面，下至耻骨联合平面，左侧至腋中线，右侧至腋后线。

（3）铺巾

1）一张治疗巾 1/4 折，垫衬于右侧腋后线。

2）四张治疗巾 1/4 折，按照会阴侧、对侧、头侧和近侧顺序铺于切口周围，消毒液待干后，医用粘贴膜固定粘贴于手术切口区域。

3）铺剖口单：将剖口单纵向铺于切口进行覆盖，形成无菌区域。

4）铺桌单：一张桌单长轴与手术床垂直，铺于头侧，覆盖头架及外展上肢；另一张桌单长轴与手术床平行，铺于切口下部分并覆盖托盘。

四、手术配合

（一）经右侧肋缘下斜切口入路

1. 手术切口 右侧肋缘下斜切口，向上延伸至剑突，右侧至腋前线，必要时联合左侧肋缘下切口（图 5-10-1）。

2. 切开皮肤、皮下及肌肉 备 20 号圆刀片、组织镊、纱布、电刀笔、皮肤拉钩。第一把圆刀切开皮肤后换下，电刀笔切开皮下、肌肉组织，备用圆针 1-0 丝线缝扎止血。

3. 切开腹膜 使用两把中弯止血钳夹住少许腹膜并提起，再用 20 号圆刀片切开一个小口，然后使用组织剪或电刀沿切口剪开腹膜。如患者腹壁肥厚、暴露困难及需要保护切口，可予以角针 2-0/T 丝线缝合腹膜、皮肤至敷料，协助暴露（图 5-10-2）。

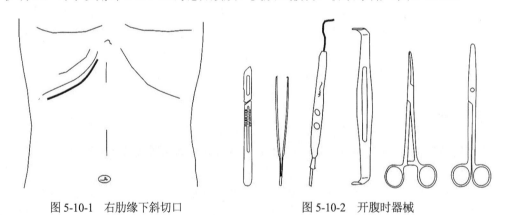

图 5-10-1 右肋缘下斜切口　　　　图 5-10-2 开腹时器械

（二）暴露术野，探查腹腔

1. 暴露术野 备切口保护套、弧形框架拉钩，安装切口保护套后，再与巡回护士配合安装弧形框架拉钩，撑开腹腔，暴露术野。

2. 探查腹腔 术者探查腹腔，了解胆囊局部病变情况，邻近脏器受侵犯情况，有无腹膜、腹腔远处脏器转移，有无肝内转移病灶，以及有无胆囊颈部淋巴结、胆总管旁淋巴结转移。根据探查情况，确定手术方式（必要时可行术中 B 超以明确癌组织侵及范围）。

3. 确定手术方式 探查发现，癌组织已穿过肌层并有浆膜层侵犯，确定进行扩大根治术，即清扫肝十二指肠韧带及肝门部的淋巴脂肪组织，并做胆囊部肝脏部分切除术。

（三）切除肿瘤

1.切断肝圆韧带　使用电刀笔切断肝圆韧带，断端予以 1-0 丝线双重结扎并适当保留线尾，传递弯蚊式止血钳牵引、离断肝圆韧带后，电刀笔更换一次性延长电极，向上沿肝脏表面离断肝镰状韧带。

2.解剖胆囊三角　传递直角钳在肝门部解剖胆囊三角，显露出胆囊动脉、肝总管和胆囊管，备用 2-0 钳带线牵引胆囊管，1-0 丝线双重结扎后切断胆囊动脉。

3.切除肿瘤

（1）楔形切除距胆囊床 2～3cm（包括胆囊及胆囊床）的肝组织：备电刀笔切开肝包膜，传递圆针 2-0/T 丝线间断缝合肝实质，线尾略长，予以弯蚊式止血钳牵引。备用钛夹钳、超声刀、电刀笔、一次性冲洗器、适型血管滑线，以超声刀切割肝实质，显露肝实质内肝管及血管，细小管道经电刀笔电凝离断，较大血管及胆管使用精细直角钳、3-0 钳带线予以结扎切断（或使用钛夹夹闭后，组织剪离断）。肝断端出血点可备 5-0/17mm 血管滑线缝合止血。行包括胆囊及胆囊床的肝脏楔形切除，直达肝门部（图 5-10-3，图 5-10-4）。

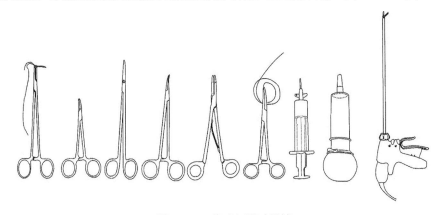

图 5-10-3　楔形切肝时器械

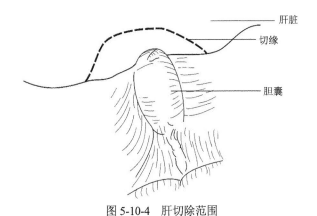

肝脏

切缘

胆囊

图 5-10-4　肝切除范围

（2）切断胆囊管：备用 2-0 钳带线双重结扎胆囊管，传递组织剪切断胆囊管。

4.胆囊引流区域的淋巴结清扫　备用 S 形拉钩、直角钳、中弯止血钳、剥离剪和超声刀，中弯止血钳提起已游离的胆囊及胆囊床，剥离剪或超声刀解剖、切除胆囊三角区的淋巴结及脂肪组织，沿胆总管向下方清除胆总管右侧和门静脉右侧及后方的淋巴结、脂肪组织，清除胰头后方淋巴结及脂肪组织（图5-10-5，图5-10-6）。

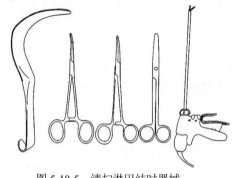

图 5-10-5　清扫淋巴结时器械

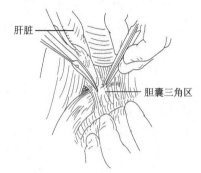

肝脏

胆囊三角区

图 5-10-6　清扫胆囊三角区淋巴结

（四）创面止血

（1）使用电刀笔电凝肝断面止血，较大出血点、小胆管可予以 4-0 及 5-0 血管滑线缝合出血点周围肝实质以彻底止血。必要时备用止血纱布，对断面进行覆盖止血。

（2）检查有无胆汁漏：备用敷料镊、纱布对断面进行检查，判断有无胆汁漏。

（五）冲洗切口并安置引流

准备血浆引流管 2 根，分别于右肝下间隙及肝断面处放置引流，从腹壁另戳口引出。

（六）清点用物，关闭切口

（1）关闭腹直肌后鞘和前鞘：圆针 1-0 丝线或 1-0 可吸收线缝合。
（2）关闭皮下组织：圆针 3-0 丝线或 2-0 可吸收线缝合。
（3）关闭皮肤：角针 3-0 丝线缝合。
（4）固定引流管：角针 2-0/T 丝线缝合。
（5）归还器械，分类退还清洗间并登记。

（古云霞　胡建容　宁　芳）

第十一节　围手术期关注点

一、术前关注点

（1）建立访视制度，根据年龄、手术情况等访视重点患者，做好术前宣教。

（2）安全核查：严格执行安全核查制度、应用开放性问答方式核对患者手术相关信息，包括医疗文书、术中使用药物、手术标记等。

（3）心理护理：注重沟通，了解患者需求，解答患者手术相关疑问，鼓励其做好手术配合。

（4）相关知识宣教：针对于输液、导尿等侵入性操作应当做好充分宣教，使患者知晓操作的必要性和配合要点。

（5）建立静脉通道：静脉通道应根据手术方式，选择 20G 或以上通道。遵医嘱协助建立中心静脉及有创动脉。

（6）皮肤保护：根据手术时长、营养状况、术前活动情况、禁食禁饮等评估患者压疮风险，必要时填写难免压疮风险评估表，针对于易发压疮部位，尤其是枕部、肩胛、骶尾、足跟等处采用适当措施进行保护。

（7）防止发生电外科损伤：患者避免和金属床缘接触，防止发生旁路灼伤。

（8）用物准备充分：器械、仪器设备准备充分，调试于工作状态。

（9）根据手术方式遵医嘱于术前 30min～2h 使用抗生素。

（10）层流管理：手术开始前，检查层流工作情况，登记相关参数，如温度、湿度等。

二、术中关注点

（1）再次安全核查：手术切皮前应当严格按照三方核查表，由手术医生、麻醉医生和巡回护士共同完成核查。

（2）用物准备充分：器械、仪器设备准备到位，备用胆道支架装置，如为保守手术，可行支架置入以减轻黄疸症状。

（3）参观人员管理：严格限制手术间参观人员人数，并且防止参观人员污染手术人员及手术区域。

（4）低体温防护：根据手术时长和患者情况，采取不同的保暖措施，如覆盖保温毯、提高室温、使用温盐水冲洗等。

（5）正确提供手术物资：关注手术进程，提前了解手术所需物资并准备。使用后应当按照医疗文书要求粘贴合格证。

（6）及时、正确记录医用物资：包括器械、敷料、缝针、刀片、特殊用物等应及时记录。

（7）根据病情、手术方式，严密关注手术流程和生命体征。腹腔镜手术时，关注腹腔压力，防止皮下气肿的发生，并准备好中转开腹用物。

（8）关注生命体征及液体出入量：持续关注患者生命体征，关注补液量和尿量。

（9）根据手术方式，及时准备术中胆道镜系统、腹腔冲洗系统、超声刀、胆道支架等术中仪器用物。

（10）遵医嘱准确用药：根据手术进展，遵医嘱使用术中抗生素；手术出血量超过 1000ml 或手术时间超过 3h，追加 1 剂抗生素。

三、术后关注点

（1）根据麻醉方式，在麻醉复苏时，协助医生保护患者，有效约束，防止躁动发生坠床。

（2）根据手术方式，及时准确留送病理标本，标本固定液应当浸没标本，并尽量保证标本液为标本体积的 5～10 倍。

（3）妥善固定引流装置，维持各种通道通畅。

（4）术中取出结石，妥善包装后，封存于患者上衣口袋，注明标识，随患者回病房。

（5）检查患者皮肤完整性，正确书写护理转运交接单，整理患者物品，核查后，安全转运。

（古云霞　谭永琼）

第六章　胰腺手术配合

第一节　相关解剖学基础

胰腺是人体的第二大腺体，横卧于第1~2腰椎前方，除胰尾外均位于腹膜后，并固定于腹膜后不能移动。按外科解剖其可分为头、颈、体及尾部。头部最厚，嵌入十二指肠弧内，其下缘的一小部分向后、向上突出，包绕着肠系膜上动、静脉，称为胰腺钩突。颈部较窄，其深面是肠系膜上静脉与门静脉的分界处，后方为腰椎的椎体，是胰腺横断伤最常见的部位。体部和尾部的界限不清，尾部逐渐变窄，与脾门相接，是脾切除时易造成损伤的部位。

胰腺前面有胃、胃结肠韧带和横结肠及其系膜覆盖。胰管与胰腺长轴平行，主胰管贯穿胰腺，在十二指肠降部中份平面与胆总管汇合于 Vater 壶腹；胆总管穿过十二指肠壁时包绕胆总管下端和胰胆管合流后共同通道的肌肉为 Oddis 括约肌。在胰头部主胰管上方，有时可见到副胰管，较细而短，单独开口于十二指肠（图6-1-1）。

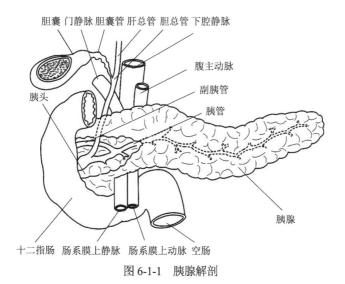

图 6-1-1　胰腺解剖

胰腺的血液供应主要来自胰十二指肠上前、后动脉（起自于胃十二指肠动脉）和胰十二指肠下动脉（起自于肠系膜上动脉）及脾动脉。胰腺的静脉多与同名动脉伴行，胰头及胰颈的静脉汇入胰十二指肠上、下静脉及肠系膜上静脉，胰体、胰尾的静脉在胰后上部汇入脾静脉（图6-1-2）。

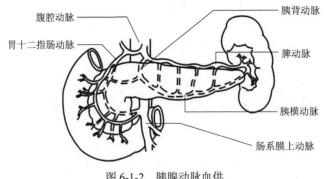

图 6-1-2　胰腺动脉血供

（古云霞　补彩云）

第二节　手术相关常见疾病

一、急性胰腺炎

急性胰腺炎是多种病因导致胰管内高压，腺泡细胞内酶原提前激活而引起的胰腺组织自身消化所致的胰腺水肿、出血甚至坏死等炎性损伤。临床以急性上腹痛及血淀粉酶或脂肪酶升高为特点。多数患者病情轻，预后良好；少数重症患者可伴发多器官功能障碍及胰腺局部并发症，死亡率高。

多数急性胰腺炎早期通常采用非手术内科及内镜治疗。若胰腺局部并发症时，则可以通过内镜或外科手术治疗：存在胆总管下段梗阻或胆道感染；不能排除其他急腹症的情况；非手术治疗不能缓解的腹腔间隔室综合征（由于腹膜后、腹腔内大量渗液和严重肠麻痹导致腹腔、腹膜后压力急剧增高，而严重影响呼吸功能和循环功能等）。

手术方式主要采用胰腺坏死组织清除、胰周引流术。

二、慢性胰腺炎

慢性胰腺炎是指由于各种原因导致的胰腺局部、节段性或弥漫性的慢性进展性炎症，导致胰腺组织和（或）胰腺功能的不可逆损害。临床上表现为反复发作性或持续性腹痛、腹泻或脂肪泻、消瘦、黄疸、腹部包块和糖尿病。

慢性胰腺炎主要采用非手术治疗。外科手术治疗的主要目的是缓解疼痛，延缓疾病进展，因此它所对应的手术指征包括：内科处理不能缓解的疼痛；胰管结石、胰管狭窄伴胰管梗阻；发生胆道梗阻、十二指肠梗阻、门脉高压，以及胰性腹水形成和假性囊肿等并发症。

采用的手术方式需根据胰管的直径、梗阻的部位、是否存在局部包块综合考虑，包括：胰管纵行切开减压胰肠侧侧吻合术；胰头切除术（胰十二指肠切除术）；胰体尾或胰尾切除术；胰腺局部切除术加胰肠吻合术；胰腺假性囊肿内引流术等。

三、胰腺癌和壶腹部癌

胰腺癌是一种恶性程度很高的肿瘤，生存率较低，90%的胰腺癌为导管腺癌，少部分为囊腺癌和腺泡细胞癌。约70%的胰腺癌位于胰头部，其次是胰体尾部，全胰癌较为少见。壶腹部癌主要包括壶腹癌、十二指肠乳头部癌和胆管下段癌，在临床表现和手术方式上与胰头癌有许多共同之处，统称为壶腹周围癌。壶腹癌多数较胰腺癌出现症状早，恶性程度较胰头癌低，手术切除率高。

胰头十二指肠切除术是治疗上述两种病症的有效手段，若患者无法耐受此手术风险或者肿瘤不能切除，则可行胆肠吻合和胃空肠吻合或内镜引导下放置支架，以达到解除梗阻的目的。

四、胰岛素瘤

胰腺内分泌肿瘤相对少见，临床上将其分为功能性胰腺内分泌肿瘤和无功能性胰腺内分泌肿瘤，有功能的胰腺内分泌肿瘤通常根据其分泌的激素命名，如胰岛素瘤、促胃液素瘤、胰高血糖素瘤等。胰岛素瘤是胰岛B细胞组成的肿瘤，为最常见的胰腺内分泌肿瘤，其中90%以上为良性。

手术是治疗胰岛素瘤的有效手段，根据肿瘤大小和部位采用胰岛素瘤摘除、胰腺节段切除、胰体尾切除和胰头十二指肠切除等方式。

五、胰腺假性囊肿

胰腺假性囊肿是外溢的血液和胰液进入胰周组织，或少见情况下进入网膜囊内发生包裹形成的囊肿。假性囊肿和真性囊肿的区别在于后者发生于胰腺组织，囊肿在胰腺内，囊内层为胰腺导管或腺泡上皮组织组成；而前者是胰腺周围组织形成囊壁将积液包裹形成的囊肿，囊没有上皮细胞，故称为假性囊肿。

胰腺假性囊肿的治疗方式以手术为主，方式包括囊肿切除术、囊肿引流术和胰腺切除术。

（古云霞 宁 芳）

第三节 常 见 体 位

胰腺手术常用体位为仰卧位（图6-3-1）。

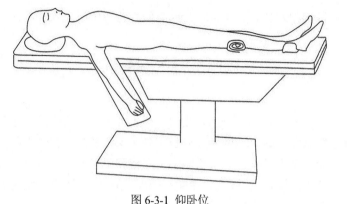

图 6-3-1 仰卧位

（一）体位摆放用物

体位摆放用物包括头枕、泡沫垫、半圆形硅胶垫、约束带、搁手板和束手带。

（二）体位摆放原则

（1）参加人员应当由巡回护士、手术医生和麻醉医生共同完成。
（2）确保患者舒适安全。
（3）充分暴露手术野。
（4）确保术中呼吸通畅。
（5）保持静脉血液回流良好，避免外周血液回流受阻。
（6）避免压迫外周神经。
（7）保持患者肌肉骨骼不会过度牵拉。
（8）防止发生体位并发症。

（三）体位摆放方法

（1）放置头枕于手术床头侧，中单上缘平齐肘关节上 5cm 处。
（2）患者仰卧于手术床中线。
（3）有液体通道侧上肢外展放于搁手板上，并使用束手带固定。
（4）膝关节下放置半圆形硅胶垫。
（5）约束带固定于膝关节上 3～5cm 处。
（6）平齐眉弓上缘固定头架。
（7）整理并固定各型管道：如胃管、尿管、输液通道等。

（四）体位摆放注意事项

（1）保持手术床单位干净、干燥、平整、无碎屑，一人一换。
（2）确保手术床处于层流区域内、两输液轨道中间。

（3）保暖：及时覆盖棉被，并根据患者情况适当调整室温；根据手术部位选择适型的保温毯，防止患者发生术中低体温。

（4）防止腋神经损伤：上肢外展不超过90°。

（5）防止发生压疮：术前评估患者压疮发生风险，在骨突出给予适当的保护。减少消毒液体及冲洗液体流入患者身下，形成潮湿环境，增加压疮风险。

（古云霞　刘宗琼）

第四节　常用仪器

胰腺手术常用仪器包括高频电刀、双极电凝、超声刀、大血管闭合系统及腹腔镜系统（详见第一章）。

第五节　开腹胰十二指肠切除术手术配合

胰腺是人体第二大消化腺，位于上腹部，前面与胃相邻，后方有下腔静脉、胆总管、肝门静脉和腹主动脉等重要结构。右端被十二指肠环抱，左端抵达脾门。

胰腺有内分泌和外分泌两种功能，也就有内分泌和外分泌两种细胞。这两种细胞都会发生癌变，来源于内分泌细胞的癌，称作神经内分泌癌。来源于外分泌细胞的癌，就是常说的胰腺癌，是一种恶性程度比较高的肿瘤。70%的胰腺癌位于头部。因其解剖位置特殊，随着病情的发展，胰腺癌可浸润周围脏器。术中可能联合多脏器切除（图6-5-1）。

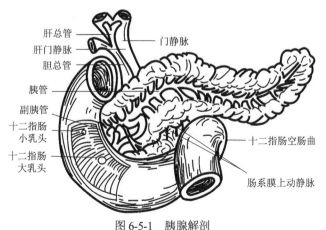

图6-5-1　胰腺解剖

壶腹周围癌泛指起源于胆总管末端、Vater壶腹、十二指肠乳头及周围黏膜的恶性肿瘤。这些来源不同的恶性肿瘤，由于其特殊的解剖部位、类似的临床表现、相同的治疗方法，甚至在手术时也难以将其截然分开，故统称为壶腹周围癌。壶腹周围癌多数较胰腺癌症状出现早，恶性程度较胰头癌低，手术切除率高。

胰十二指肠切除术是一种复杂且创伤很大的腹部手术，切除范围包括远端 1/2 胃、胆囊、胆总管、胰头、十二指肠和约 10cm 的上段空肠，以及胰头周围和肝十二指肠韧带内的淋巴结。切除后依次行胰肠、胆肠、胃肠吻合术重建消化道。

一、手术用物

（一）常规布类

常规布类包括手术盆、手术衣、剖口单、桌单和治疗巾。

（二）手术器械

手术器械包括胃肠器械包、腹腔拉钩、血管盒和弧形框架拉钩。

（三）一次性用物

1. 常规用物　一次性单极电刀笔 1 个、一次性延长电极 1 个、一次性电刀清洁片 1 张、一次性使用负压吸引管 1 套、剖腹套针 1 板、3-0 丝线 2 包、2-0/T 丝线 2 包、1-0 丝线 2 包、45cm×45cm 医用粘贴膜 1 张、一次性灯柄套 1 个、一次性无菌垃圾袋 1 个、8 号硅胶尿管 1 根、一次性输液器 1 个，纱布、手套、血浆引流管按需准备。

2. 特殊用物　超声刀、闭合器、合成夹钳、合成夹、直线切割缝合器及组件、适型吻合器、适型血管滑线、止血材料按需准备、切口保护套。

二、手术体位

患者采用仰卧位（详见本章第三节）。

三、消毒铺巾

（1）消毒液：碘伏。

（2）消毒范围：上至双侧乳头连线平面，下至耻骨联合平面，两侧至腋中线。

（3）铺巾：三张治疗巾反折 1/4，折边向外，按会阴侧、对侧和头侧顺序铺于切口周围，一张治疗巾反折 1/4，折边向内，铺于近侧切口。

（4）待消毒液干后，贴医用粘贴膜于手术切口。

（5）铺剖口单，遮盖头端、尾端及托盘。

（6）铺桌单：共两张桌单，一张铺于头侧，桌单的长轴与手术床垂直；另一张铺于床尾，桌单的长轴与手术床平行。

四、手术配合

（一）经腹正中切口入路

1. 手术切口 腹正中切口，上至剑突，下达脐下约 3cm 处。

2. 切开皮肤、皮下及肌肉 备 20 号圆刀片、纱布 2 张，切开皮肤。备组织剪、电刀笔和皮肤拉钩，依次切开皮下及肌肉组织。

3. 打开腹膜 两把中弯止血钳提起少许腹膜，20 号圆刀片于两把中弯止血钳之间切开一个小口，然后备用解剖剪或电刀笔顺切口方向打开腹膜（图 6-5-2）。

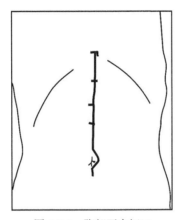

图 6-5-2 腹部正中切口

（二）腹腔探查

探查肝脏、小肠系膜、横结肠系膜、主动脉附近有无肿大淋巴结。探查盆腔有无癌种植。如肿瘤已侵犯到上述组织，则不能做胰十二指肠切除术。如肿瘤比较游离、活动，则可行此手术。

（三）暴露术野

1. 选择合适的切口保护套 先在切口周围放置两张纱布，再将适型的切口保护套交由医生，妥善安置于切口处。

2. 安装弧形框架拉钩 器械护士与巡回护士清点数量无误后将床旁固定器交由巡回护士。主刀医生确定位置后，巡回护士先将床旁固定器安置好，然后由医生将框架固定杆插入插孔内，根据需要暴露组织情况调节框架拉钩的高度，旋紧固定器。另一侧同法安置。在安置拉钩片处垫一张纱布保护组织（图 6-5-3，图 6-5-4）。

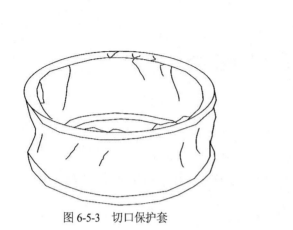

图 6-5-3 切口保护套

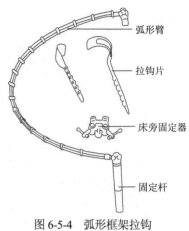

弧形臂
拉钩片
床旁固定器
固定杆

图 6-5-4 弧形框架拉钩

（四）分离胃结肠韧带

准备超声刀或中弯止血钳、精细直角钳、剥离剪、3-0 和 2-0/T 钳带线。分离胃结肠韧带，出血点使用钳带线结扎止血（图 6-5-5，图 6-5-6）。

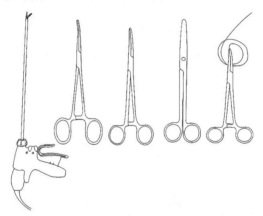

图 6-5-5 分离胃结肠韧带时器械

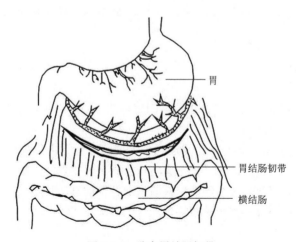

胃
胃结肠韧带
横结肠

图 6-5-6 分离胃结肠韧带

（五）游离十二指肠及胰头部

1. 用物准备　备超声刀、精细直角钳、剥离剪和 3-0 钳带线。

2. 游离胰头　超声刀、电刀笔或解剖剪断开十二指肠外侧腹膜，并游离横结肠肝曲及横结肠右端，2-0/T 钳带线结扎止血。使用精细直角钳、剥离剪游离十二指肠及胰头后方，直至腹主动脉左侧缘。

（六）游离胆囊并切断胆总管

1. 用物准备　S 形拉钩、精细直角钳、中弯止血钳、剥离剪、超声刀、2-0/T 和 1-0 钳带线。

2. 暴露术野　解剖肝十二指肠韧带，备用 S 形拉钩牵拉右侧肝缘，显露肝总管、胆囊管、肝动脉和门静脉。

3. 切断胆总管　解剖胆囊三角，传递精细直角钳、中弯止血钳和剥离剪，解剖、游离胆囊动脉，备用 2-0/T 和 1-0 钳带线双重结扎切断胆囊动脉。中弯止血钳钳夹牵引固定胆囊底，备用剥离剪或电刀笔将胆囊从胆囊床剥离，备用两把中弯止血钳钳夹胆总管，20 号圆刀片于两止血钳之间切断胆总管，近端送冷冻切片，断端使用中弯止血钳钳夹待用。远端用 1-0 钳带线结扎（图 6-5-7，图 6-5-8）。

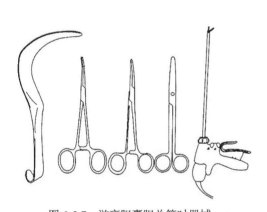

图 6-5-7　游离胆囊胆总管时器械

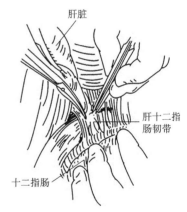

图 6-5-8　解剖肝十二指肠韧带

（七）切断胃

1. 游离胃窦部血管　胃窦部血管用 2-0/T 丝线结扎，胃网膜右动脉、胃十二指肠动脉、胃右静脉用 1-0 和 2-0/T 钳带线结扎或适型合成夹夹闭。游离小网膜到小弯侧第三支静脉，大网膜到胃网膜左右血管交接处，垂直于胃大弯侧胃壁。

2. 切断胃窦部　大弯止血钳、可可钳分别夹住胃的远端、近端约 4cm 宽的胃壁准备吻合，再用大弯止血钳、可可钳斜行向胃小弯侧达预定的切除部位钳夹固定，备用 20 号圆刀片将胃切断，碘伏纱球消毒切缘（或使用 75mm 直线切割缝合器离断胃窦部）（图 6-5-9，图 6-5-10）。

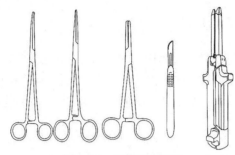

图 6-5-9　切断胃时器械

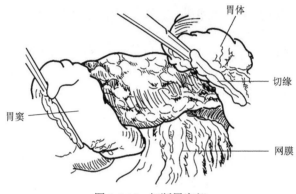

图 6-5-10　切断胃窦部

3. 处理残胃　干纱布将切断的远端胃包裹，1-0 钳带线结扎保护断端，以免污染术野。圆针 2-0/T 丝线连续缝合近端胃切缘，圆针 3-0 丝线间断缝合浆肌层。

（八）切断空肠

备用肠钳、可可钳将空肠距 Treitz 韧带 10～15cm 处钳夹夹闭，20 号圆刀片于两钳间切断，碘伏纱球消毒断端。近端空肠用干纱布包裹，1-0 钳带线结扎，保护断端，预防肠内容物流出污染手术野。远端使用可可钳钳夹，待吻合用（或用 60 号闭合器切断空肠）（图 6-5-11，图 6-5-12）。

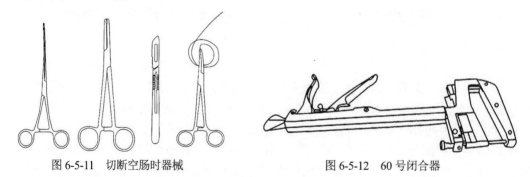

图 6-5-11　切断空肠时器械　　　　　　图 6-5-12　60 号闭合器

（九）显露、切断胰头

1. 切断胰腺　使用大弯止血钳或手指在胰腺和门静脉之间钝性、隧道式游离，使用

8 号乳胶尿管穿过隧道牵引胰腺，备用可可钳，固定胰头侧，肠钳固定胰体侧，使用 11 号尖刀片缓慢切开胰腺，圆针 3-0 丝线缝扎断端止血，并找到主胰管，切断胰腺（图 6-5-13，图 6-5-14）。

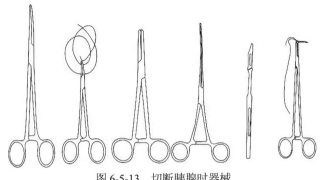

图 6-5-13　切断胰腺时器械

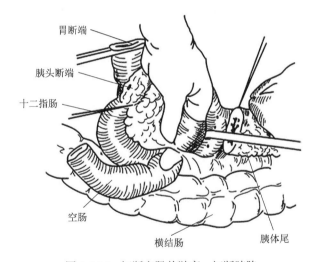

图 6-5-14　切断空肠并游离、切断胰腺

2. 置入内支架管　根据主胰管大小，备用无菌输液器前端头皮针硅胶管或小儿 8 号硅胶尿管修剪成主胰管支架管。在胰管内插入内支架管，备用 5-0/17mm 血管滑线缝合固定（图 6-5-15，图 6-5-16）。

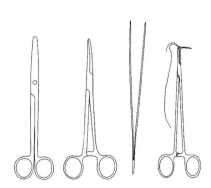

图 6-5-15　置入胰管支架管时器械

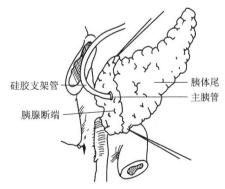

图 6-5-16　主胰管置入内支架管

3. 处理胰腺周围血管分支 备用精细直角钳、中弯止血钳和精细血管镊,解剖门静脉、脾静脉和肠系膜上静脉,显露胰头回流入门静脉系统的分支血管,以 3-0 钳带线结扎或圆针 3-0 丝线缝扎(图 6-5-17,图 6-5-18)。

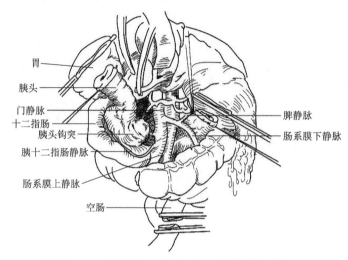

图 6-5-17 病变组织切除后,处理胰腺周围血管分支

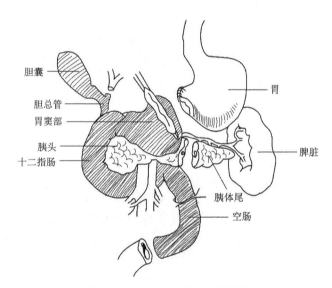

图 6-5-18 胰十二指肠切除范围

（十）重建消化道

1. 胰腺空肠吻合 常采用胰腺断端空肠套入法吻合,在此以该方法为例。备用圆针 3-0 丝线关闭小肠系膜与腹后壁间的间隙。圆针 2-0/T 丝线或 4-0/20mm 血管滑线做胰腺断端与空肠端的后壁吻合,后壁做两层缝合后,备用 11 号尖刀片于空肠断端后壁开一个小孔,传递 3-0 可吸收线与胰管做全层吻合。胰管内放置的支架管固定于肠腔内,然后将相应的空肠前壁缝合于胰断面前缘, 并将此吻合口套入肠腔内约 1.5 cm,圆针 3-0 丝线将空肠浆肌层与胰腺被膜缝合固定(图 6-5-19,图 6-5-20)。

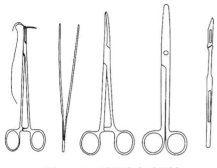

图 6-5-19 胰肠吻合时器械

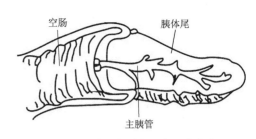

图 6-5-20 胰腺断端空肠套入法吻合

2. 胆管空肠吻合 距胰肠吻合口约 10cm 处,将胆总管与空肠端侧吻合。备用圆针 3-0 丝线以先吻合胆总管与空肠后壁、再吻合前壁的方法进行吻合,或遵医嘱备用 3-0 或 4-0 可吸收线吻合（根据情况决定是否在吻合口上方的胆总管安置 T 形管引流胆汁）。

3. 胃空肠吻合 距胆肠吻合口 35～40cm 处,行残胃与空肠吻合。备用圆针 3-0 丝线间断缝合胃与空肠浆肌层及全层（也可遵医嘱备用合适型号吻合器进行吻合）;或用 4-0 可吸收线连续缝合全层（图 6-5-21,图 6-5-22）。

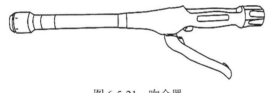

图 6-5-21 吻合器

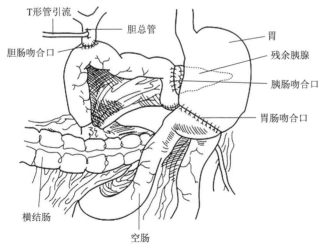

图 6-5-22 重建后的消化道

（十一）创面止血,置引流管

1. 创面止血 遵医嘱备用血管滑线、止血纱布等止血用品,进行有效止血。

2. 腹腔冲洗 准备温热灭菌注射用水冲洗腹腔。

3. 安置引流管 备用血浆引流管，分别安置于胰肠吻合口、胆肠吻合口处，于腹壁另戳孔引出。

（十二）清点用物，关闭切口

（1）清点用物：巡回护士及器械护士根据术中清点记录单清点术中用物。

（2）关闭切口

1）腹膜、肌层缝合：圆针 1-0 丝线或 1-0 可吸收线缝合。

2）皮下缝合：圆针 3-0 丝线或 2-0 可吸收线缝合。

3）皮肤缝合：角针 3-0 丝线或 3-0 可吸收线缝合。

4）固定引流管：角针 2-0/T 丝线缝合。

（3）根据切口长度选择敷料，将引流管与引流袋连接，并粘贴引流管标签，注明安置日期和引流管名称。

（4）归还器械，分类退回清洗间并登记。

五、特殊关注点

（一）麻醉诱导关注点

（1）麻醉诱导前进行三方核查工作。

（2）协助麻醉医生进行深静脉置管，外周建立有效静脉通道。

（3）调节好负压吸引器。

（4）安全稳固固定患者。

（5）调节室温至 23～25℃。

（6）遵医嘱保留留置导尿管。

（二）体位准备关注点

（1）上肢外展不超过 90°，避免损伤臂丛神经或静脉回流受阻。

（2）枕部、骶尾部、足跟处垫棉垫保护，约束带固定膝部。

（3）铺适型保温毯，注意患者保温。

（4）器械护士提前刷手上台，整理器械桌，与巡回护士清点物品。

（三）探查期关注点

（1）备好弧形框架拉钩，正确安装框架拉钩。

（2）遵医嘱准备一次性穿刺活检针，及时留送病检标本。

（四）游离期关注点

（1）严密监测血压，观察生命体征。

（2）严格记录出入量和冲洗量，计算出血量。

（3）如门静脉或肠系膜上静脉受累需部分切除时，应准备血管缝线。

（五）离断胃和空肠期关注点

（1）遵医嘱准备好合适型号的切割闭合器。

（2）离断后立刻消毒断端，备纱布包裹残端，避免污染术野。

（六）消化道重建期关注点

（1）备好 3-0 或 4-0 可吸收线。

（2）根据医嘱准备合适型号吻合器。

（3）关腹前，准备温热无菌蒸馏水冲洗腹腔。

（七）麻醉复苏期关注点

（1）安全稳固固定患者。

（2）调节室温，协助患者麻醉复苏。

（3）严密监测生命体征。

（4）保持吸引器通畅。

（5）观察引流情况，妥善固定好各种管道。

（罗春蓉　马　悦　刘　涛）

第六节　腹腔镜胰十二指肠切除术手术配合

腹腔镜胰十二指肠切除术是微创治疗胰头癌和壶腹周围癌的外科治疗手段，适用于无远处转移的壶腹周围癌。

一、手术用物

（一）常规布类

常规布类包括手术盆、治疗巾、手术衣、剖口单和桌单。

（二）手术器械

手术器械包括胃肠器械包和普外腔镜特殊器械包。

（三）一次性用物

1. 常规用物　纱布 10 张、纱球 1 包、纱条 1 包、一次性使用负压吸引管 1 套、11 号尖刀片 1 个、20 号圆刀片 1 个、一次性使用电刀笔 1 个、一次性电刀清洁片 1 张、剖腹套针 1 板、3-0 和 2-0/T 丝线各 1 包、仪器防菌隔离罩 1 个、一次性灯柄套 1 个、一次性无菌垃圾袋 1 个、医用润滑油 1 支、合成夹 1 板、钛夹 1 板、12mm 和 5mm 穿刺鞘各 2 个、血浆引流管 2 根、骨科引流管 3 根、一次性引流袋 5 个、手套按需准备。

2. 特殊用物　腔镜超声刀 1 套、腔镜切割缝合器 1 把、合适型号吻合器 2 把、一次性手辅助装置 1 个，切割缝合器钉仓、1-0 可吸收线、2-0 可吸收线、3-0 可吸收线和 4-0 可吸收线按需准备。

二、手 术 体 位

患者采取头高足低分腿位。

（1）患者仰卧于手术床中线，头部垫一个软枕。

（2）手术床尾板两块分开成 30°～45° 角，双腿分别妥善固定于手术床尾板上。

（3）将建立好静脉通道一侧的上肢外展放于搁手板上，保持功能位，并保持静脉通道通畅；另一侧上肢平放于身体侧，使用中单包裹、保护、固定。

（4）电凝器负极板贴于患者体毛较少、肌肉丰厚、血运良好、靠近手术区域处，一般贴于大腿或小腿处。

（5）头架横放于床头，高度为 50cm，下缘平眉弓。

（6）打孔成功后，采取头高足低 30°、向右倾斜 10°～15°位（图 6-6-1）。

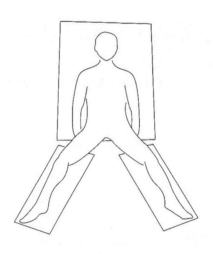

图 6-6-1　平卧双腿分开 30°～45°

三、消 毒 铺 巾

（1）消毒液：碘伏。

（2）消毒范围：上至胸骨上窝，下至耻骨联合，左侧至腋后线，右侧至腋前线。

（3）铺巾：两张桌单分别铺于两腿上，一张治疗巾条形折叠遮盖会阴，四张治疗巾1/4 折，按照会阴侧、对侧、头侧和近侧顺序铺于切口周围，并显露脐部、剑突和左、右侧肋缘，巾钳固定。

（4）铺剖口单：将剖口单平操作平面倒铺，即短侧一边朝床尾铺放，直接置于患者的髋部，不再外展打开。

（5）铺桌单：一张桌单齐切口上缘铺盖头部、头架及一侧外展上肢。托盘上横、竖各铺一张桌单形成操作台。

四、手 术 配 合

（一）用物准备

1. 清点用物　准确清点术前器械、缝针、刀片、纱布、纱条等手术用物。

2. 连接用物

（1）调试仪器：连接电源线、CO_2 气腹管、电凝脚踏开关线，打开腹腔镜系统各仪器电源开关，进行自检。

（2）设置气腹机参数：调试设置气腹机压力参数为 12～15mmHg，最大流量参数为20L/min。

（3）连接固定管路：连接并固定气腹管、冷光源、电凝线、腔镜镜头、摄像头（备用仪器防菌隔离罩保护形成无菌状态）和腔镜超声刀。

（4）调节白平衡（图 6-6-2，图 6-6-3）。

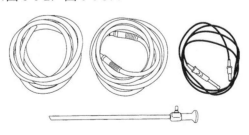

图 6-6-2　腔镜系统用物

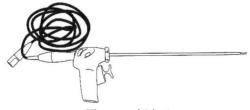

图 6-6-3　超声刀

（二）建立气腹

1. 建立气腹孔 备 11 号尖刀片沿脐窝上缘做约 1cm 弧形切口达皮下，传递气腹针刺入腹腔。

2. 建立气腹 打开气腹机开关向腹腔内注入 CO_2 气体 3.5～6L，压力维持在 12～15mmHg（建立气腹的同时，观察患者的心率情况，预防应激反应的发生）（图 6-6-4，图 6-6-5）。

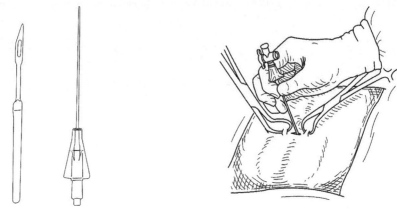

图 6-6-4　建立气腹时用物　　　　　　　　　图 6-6-5　建立气腹孔

（三）建立操作孔

1. 建立第一操作孔 备用 10mm 穿刺鞘，将该鞘沿脐部气腹针切口处刺入腹腔，留置鞘管，拔出鞘芯，并将气腹管与侧孔进行连接，以维持气腹状态。将镜头（碘伏轻柔擦拭处理清晰后）经鞘管插入腹腔进行可视探查。

2. 建立第二操作孔 备 11 号尖刀片、组织镊，在左锁骨中线与左肋缘下 2～4cm 交界处切开皮肤、皮下组织，置入 12mm 穿刺鞘，作为主操作孔，放置超声刀和电凝钩。

3. 建立第三、第四操作孔 在左、右腋中线肋弓下 2cm 处，切开皮肤、皮下组织，分别置入 5mm 穿刺鞘，作为辅助操作孔，放置左弯钳。

4. 建立第五操作孔 在右锁骨中线与右肋缘下 2～4cm 交界处，切开皮肤、皮下组织，置入 5mm 穿刺鞘，作为辅助操作孔，放置波浪钳（图 6-6-6～图 6-6-8）。

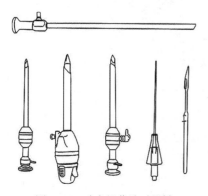

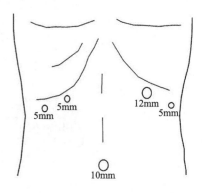

图 6-6-6　建立操作孔时器械　　　　　　　　图 6-6-7　操作孔位置

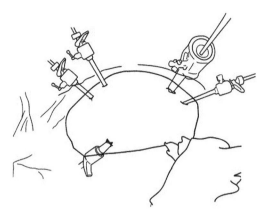

图 6-6-8 经操作孔置入相应器械

（四）腹腔探查

将镜头置入腹腔，可视下探查肝脏、肠系膜、腹主动脉附近有无肿大淋巴结。探查盆腔有无癌种植。如肿瘤比较游离、活动，可行此手术。

（五）分离胃结肠韧带

备用超声刀打开胃结肠韧带，充分游离胃大弯，找到肠系膜上动脉，并于肠系膜上静脉与胰腺背面之间游离出间隙，备用适型合成夹或者钛夹夹闭肠系膜上动脉（图6-6-9，图 6-6-10）。

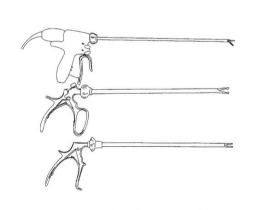

图 6-6-9 分离胃结肠韧带时器械

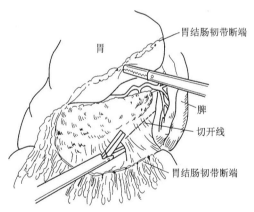

图 6-6-10 分离胃结肠韧带

（六）离断空肠、胃

1. 离断空肠 距 Treitz 韧带远端约 10cm 处以腔内切割闭合器离断空肠，备用超声刀、左弯钳向近端游离空肠至肠系膜上静脉处。

2. 离断胃右动脉 沿胃小弯切开小网膜，备用适型合成夹结扎胃右动脉。

3. 离断胃十二指肠动脉 备用肠钳、超声刀，继续向下游离十二指肠第一段，备用适型合成夹结扎胃十二指肠动脉。

4. 离断胃 备用腔内切割闭合器于胃幽门处离断胃体（图 6-6-11）。

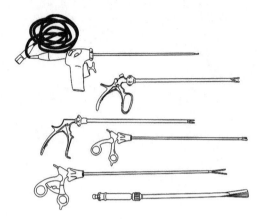

图 6-6-11 离断胃、空肠时器械

（七）离断胆总管

1. 游离肝门部 备用超声刀，解剖肝十二指肠韧带，显露肝总管、胆总管、肝动脉和门静脉。

2. 切除胆囊 备用电凝钩、波浪钳游离胆囊底，逆行剥离胆囊，备用可吸收夹钳夹闭胆囊管和胆囊动脉，并离断、切除胆囊（图 6-6-12）。

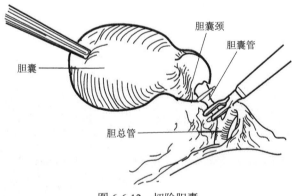

胆囊颈

胆囊管

胆囊

胆总管

图 6-6-12 切除胆囊

3. 离断胆总管 备用超声刀游离胆总管，于距肿瘤 2cm 以上处离断胆总管，近端备用 1-0 丝线结扎，留作标记以备吻合。

（八）离断胰腺

备超声刀、肠钳充分游离结肠肝曲，显露十二指肠降段并游离，连同胰头沿胰腺背面间隙向右游离胰腺及十二指肠至肠系膜上静脉处，备用阻断带牵引胰腺，以超声刀于肠系膜上静脉左缘离断胰腺（图 6-6-13，图 6-6-14）。

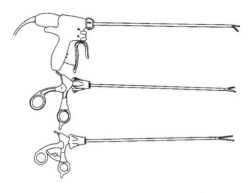

图 6-6-13　切除胰十二指肠器械

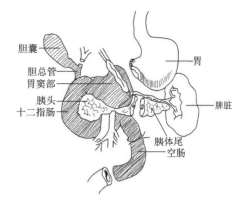

图 6-6-14　切除胰十二指肠离断面

（九）取出标本

1. 左侧上腹部小切口　备用 20 号圆刀片、组织镊、皮肤拉钩和电刀笔于左侧上腹部做一长约 5cm 的横切口，依次切开皮肤、皮下、肌肉及腹膜组织。

2. 取出标本　于切口处安置手辅助装置，并将离断后的标本取出。

（十）重建消化道

1. 胰肠吻合　备用持针器、中弯止血钳、敷料镊和 3-0 可吸收线行胰腺断面空肠黏膜端侧吻合，继续以 3-0 可吸收线连续缝合，行空肠浆肌层包埋胰体断面（图 6-6-15，图 6-6-16）。

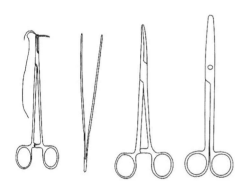

图 6-6-15　胰肠吻合时器械

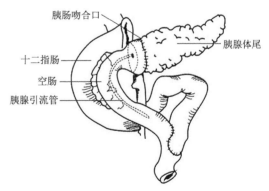

图 6-6-16　胰肠吻合

2. 胆肠吻合　备腔镜下持针器、左弯钳、3-0 或 4-0 可吸收线行胆总管空肠端侧吻合。

3. 胃肠吻合　备合适型号吻合器从小切口置入，将残胃与空肠于距胆肠吻合口约 40cm 处行胃大弯空肠端侧吻合。

4. 肠肠吻合　备用 3-0 可吸收线将空肠进行 Roux-Y 吻合（图 6-6-17，图 6-6-18）。

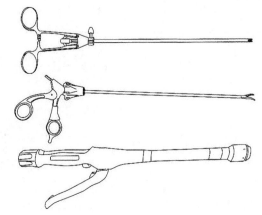

图 6-6-17　消化道重建器械

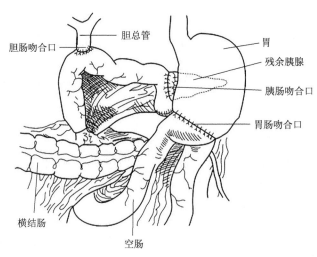

图 6-6-18　消化道重建

（十一）检查创面，安置引流管

1. 检查吻合口　可视下探查吻合口及周围有无渗血, 备用 3-0 可吸收线, 补充缝扎止血。

2. 安置引流管

（1）胰肠吻合口：备用 2 根硅胶骨科引流管, 分别安置于胰肠吻合口上下。

（2）胆肠吻合口：备用 1 根硅胶骨科引流管, 安置于胆肠吻合口处。

（3）肝肾隐窝：备用 1 根硅胶骨科引流管, 安置于肝肾隐窝处。

（4）肝膈之间：备用 1 根血浆引流管, 安置于肝膈之间。

（5）盆腔：备用 1 根血浆引流管, 安置于盆腔。

（十二）关闭切口

1. 清点用物　准确清点手术用物。

2. 关闭腹膜和肌层　1-0 可吸收线缝合。

3. 皮下组织　2-0 可吸收线缝合。

4. 皮肤及穿刺孔　1-0 可吸收线缝合。

5. 固定引流管　角针 2-0/T 丝线缝合。

五、特殊关注点

（1）建立气腹时，注意观察生命体征，防止腹压变化引发心律失常。

（2）腹腔镜胰十二指肠切除术手术时间长，注意保护患者皮肤，防止压疮的发生。

（3）备用开腹器械，防止因意外中转开腹。

（徐　静　胡　沁　刘宗琼）

第七节　开腹胰体尾切除术手术配合

胰腺癌在胰腺的任何部位均有发生的可能，但胰头最多见。胰体、胰尾较少见，弥漫性病变居中。目前临床上按病理分型将胰腺癌分为导管腺癌、破骨细胞样巨细胞瘤、腺泡细胞癌、浆液性囊腺癌、胰母细胞瘤、黏液性囊腺癌、导管内乳头状黏液癌和实性乳头状癌等，其中85%～90%起源于胰腺导管上皮。

胰体胰尾癌：由于胰体部、尾部之间的界线不清而发生在这两部分的肿瘤统称为胰体胰尾癌，约占胰腺癌的30%左右。由于胰体胰尾癌可破坏胰岛组织而产生糖尿病，并且常可伴有周围静脉血栓形成而造成脾大、门静脉高压等症。这可能与肿瘤细胞分泌的某些物质有关。其扩散转移发生早，多累及局部淋巴结、肝、腹膜和肺（图6-7-1）。

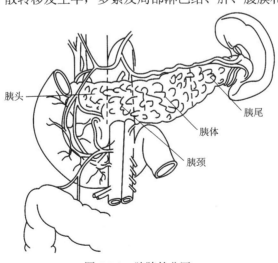

胰头

胰尾

胰体

胰颈

图 6-7-1　胰腺的分区

胰腺体尾部切除术适用证如下所述。

（1）胰腺体尾部多发腺瘤或增生性胰岛素瘤。

（2）胰岛素瘤直径>3cm，且靠近胰腺体尾部的主胰管。

（3）胰腺体尾部胰岛细胞增生。

（4）胰腺体尾部胰岛细胞癌。

（5）伴有 MEN-Ⅰ型的胰腺体尾部胰岛细胞瘤。

一、手 术 用 物

（一）常规布类

常规布类包括手术盆、手术衣、剖口单、桌单和治疗巾。

（二）手术器械

手术器械包括胃肠器械包、血管盒和弧形框架拉钩。

（三）一次性用物

一次性用物包括一次性使用负压吸引管 1 套、一次性单极电刀笔 1 个、一次性延长电极 1 根、一次性电刀清洁片 1 张、胃肠套针或剖腹套针 1 板、纱布 10～20 张、方纱 3 张、医用粘贴膜 45cm×45cm 1 张、一次性使用灯柄套 1 个、3-0 丝线 2 包、2-0/T 丝线 2 包、1-0 丝线 2 包、手套按需准备。

（四）特殊用物

特殊用物包括超声刀和切口保护套。

二、手 术 体 位

患者采用仰卧位（详见本章第三节）。

三、消 毒 铺 巾

（1）消毒液：碘伏。

（2）消毒范围：上至双侧乳头连线平面，下至耻骨联合，两侧至腋中线。

（3）铺治疗巾：四张治疗巾 1/4 折，按照会阴侧、对侧、头侧和近侧顺序铺于切口周围。

（4）待消毒液干后，贴医用粘贴膜于手术切口。

（5）铺剖口单，遮盖头端、尾端及托盘。

（6）铺桌单：共两张桌单，一张铺于头侧，桌单的长轴与手术床垂直；另一张铺于床尾，桌单的长轴与手术床平行。

四、手 术 配 合

（一）左侧上腹部经腹直肌切口或左上腹"L"形切口入路

1. 手术切口　左侧上腹部经腹直肌切口或左上腹"L"形切口。

2. 切开皮肤、皮下及肌肉　备 20 号手术刀、组织镊、纱布、电刀笔、皮肤拉钩。第一把圆刀切开皮肤后换下，并用第二把圆刀或电刀切开皮下组织，分离肌肉并止血，大出血点可用圆针 1-0 丝线缝扎。

3. 切开腹膜　使用两把中弯止血钳夹住腹膜并提起，再用 20 号圆刀片切开一个小口，然后使用组织剪或电刀笔沿切口打开腹膜。如患者腹壁肥厚、暴露困难且需要保护切口，可予角针 2-0/T 丝线缝合腹膜、皮肤至敷料，协助暴露（图 6-7-2，图 6-7-3）。

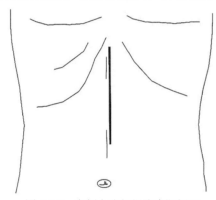

图 6-7-2　左侧上腹部经腹直肌切口

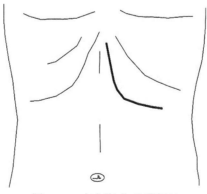

图 6-7-3　左上腹"L"形切口

（二）探查腹腔，暴露术野

1. 探查腹腔　探查肝脏、小肠系膜、横结肠系膜、腹主动脉附近有无肿大淋巴结。

探查盆腔有无癌种植。了解胰腺病变范围，以及腹腔内和其他脏器有无转移病灶，决定手术方式。

2. 暴露术野 备用适型切口保护套安置于切口处，传递弧形框架拉钩固定器，分别安置于手术床两侧，妥当固定好拉钩固定杆，根据手术暴露组织情况调节拉钩位置，充分暴露术区。

（三）胰腺体尾部的显露与游离

1. 离断脾胃韧带、胃结肠韧带 备用超声刀、直角钳和剥离剪，连续分离、切断脾胃韧带和胃结肠韧带，打开小网膜囊，暴露胰腺颈、体、尾部。脾胃韧带内胃侧方的胃短血管以圆针 3-0 丝线缝合结扎（图 6-7-4，图 6-7-5）。

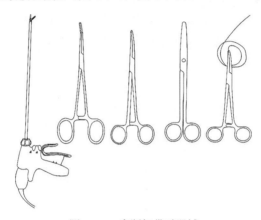

图 6-7-4 离断韧带时器械

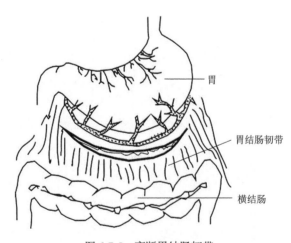

图 6-7-5 离断胃结肠韧带

2. 游离胰周 备用电刀笔、超声刀、精细直角钳，切开胰腺上、下缘的腹膜，分离胰腺周围组织，向内侧牵拉脾脏，分离结扎脾肾韧带，暴露胰腺后方。继续游离胰腺上、下缘组织，直到接近胰腺肿瘤近端水平，胰腺上缘逐步中弯止血钳钳夹后切断后腹膜及脂肪组织，备用 3-0 钳带线结扎止血。备用精细直角钳、3-0 钳带线游离结扎该处的淋巴管（图 6-7-6）。

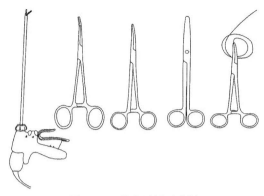

图 6-7-6　游离胰周时器械

3. 必要时切除脾脏　如胰体尾部与脾门部粘连紧密，无法游离出脾血管，则备用精细血管镊和精细直角钳，游离解剖脾静脉和脾动脉，备用 2-0/T 钳带线，于其根部连续结扎两次并离断，必要时以圆针 3-0 丝线贯穿缝合结扎，切除脾脏。

（四）胰腺的切断和断面处理

1. 离断胰腺体尾　备用圆针 3-0 丝线在切线处右侧贯穿缝合结扎胰腺上、下缘以预防出血。以电刀笔（或 75mm 直线切割缝合器）从切线处离断胰腺，备用圆针 3-0 丝线，对胰腺断面出血点缝合止血（图 6-7-7，图 6-7-8）。

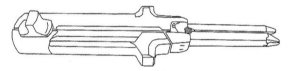

图 6-7-7　75mm 直线切割缝合器

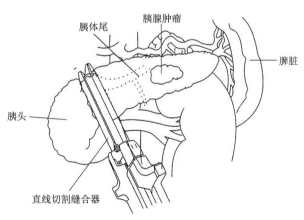

图 6-7-8　离断胰腺

2. 包埋胰腺断端　备圆针 3-0 丝线，对胰腺断端行褥式缝合，再行间断缝合，闭合残端或包埋在腹膜后；也可采用 75mm 直线切割缝合器切断胰腺，结扎胰腺断端的主胰管后，叠瓦状缝合切缘止血。

（五）冲洗腹腔并安置引流管

备用血浆引流管 1 根，安置于胰腺断端处，于皮肤另戳孔引出。

（六）清点用物，关闭切口

（1）清点用物：巡回护士及器械护士根据术中清点记录单清点手术中用物。
（2）角针 2-0/T 丝线固定引流管。
（3）关闭切口。
1）腹膜、肌层缝合：圆针 1-0 丝线或 1-0 可吸收线缝合。
2）皮下缝合：圆针 3-0 丝线或 2-0 可吸收线缝合。
3）皮肤缝合：角针 3-0 丝线或 3-0 可吸收线缝合。
（4）根据切口长度选择敷料，将引流管与引流袋连接，并粘贴标签，注明安置日期和引流管名称。
（5）遵医嘱及时准备留送标本。
（6）归还器械，分类退回清洗间并登记。

（杨　婷　丁　林　杨思悦）

第八节　腹腔镜下保留脾脏胰体尾切除术手术配合

胰腺与脾动脉、脾静脉及肠系膜动、静脉等重要血管关系密切，还与多个脏器相毗邻（图 6-8-1）。

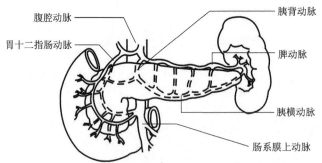

图 6-8-1　胰腺与毗邻器官的动脉血供

腹腔镜胰体尾切除术的适应证如下所述。
（1）胰体尾部各种良性肿瘤，如胰腺内分泌肿瘤、浆液性囊腺瘤等。
（2）胰体尾部各种交界性肿瘤，如交界性黏液性囊腺瘤、导管内乳头状瘤等。
（3）胰体尾部各种恶性肿瘤，且术前评估与周围组织粘连较轻无远处转移者，如胰腺癌等。

（4）胰腺损伤、慢性胰腺炎。

（5）胰腺炎合并假性囊肿。

一、手术用物

（一）常规布类

常规布类包括手术盆、治疗巾、手术衣、剖口单和桌单。

（二）手术器械

手术器械包括胃肠器械包和普外腔镜器械包。

（三）一次性用物

一次性用物包括纱布 10 张、纱球 5 个、纱条 5 根、一次性使用负压吸引管 1 套、11 号尖刀片 1 个、20 号圆刀片 1 个、一次性单极电刀笔 1 个、一次性电刀清洁片 1 张、剖腹套针 1 板、3-0 和 2-0/T 丝线各 1 包、仪器防菌隔离罩 1 个、一次性灯柄套 1 个、一次性无菌垃圾袋 1 个、一次性穿刺鞘 3 个、硅胶骨科引流管 1 根、硅胶引流管 1 根、一次性引流袋 2 个，8 号乳胶尿管、手套按需准备。

（四）特殊用物

1. **止血用物**　4-0/26mm 和 5-0/17mm 血管滑线、钛夹、合成夹、纤丝速即纱。
2. **分离用物**　超声刀和大血管闭合系统。
3. **离断胰腺**　腔内切割闭合器。
4. **盛装标本**　一次性标本取出袋。

二、手术体位

患者采用仰卧位（详见本章第三节）。术中操作孔穿刺成功后，采取头高足低 30°、向右倾斜 10°～15°位。

三、消毒铺巾

（1）消毒液：碘伏。

（2）消毒范围：上至双侧乳头连线平面，下至耻骨联合平面，两侧至腋中线。

（3）铺治疗巾：四张治疗巾 1/4 折，按照会阴侧、对侧、头侧和近侧顺序铺于切口周围。

（4）铺剖口单，遮盖头端、尾端及托盘。

（5）铺桌单：共两张桌单，一张铺于头侧，桌单的长轴与手术床垂直；另一张铺于床尾，桌单的长轴与手术床平行。

四、手术配合

（一）用物准备

1. 清点用物　准确清点术前器械、缝针、刀片、纱布、纱条等手术用物。

2. 连接用物

（1）调试仪器：连接电源线、CO_2 中心供气管和电凝脚踏开关线，打开腹腔镜系统各仪器电源开关，进行自检。

（2）设置气腹机参数：调试设置气腹机压力参数为 12～15mmHg，最大流量参数为 20L/min。

（3）连接固定管路：连接并固定气腹管、冷光源、电凝线、腔镜镜头、摄像头（备用仪器防菌隔离罩保护形成无菌状态）和腔镜超声刀。

（4）调节白平衡（图 6-8-2，图 6-8-3）。

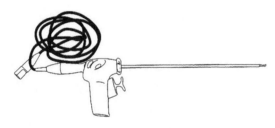

图 6-8-2　超声刀

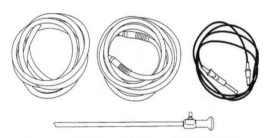

图 6-8-3　气腹管、光源线、电凝线和腔镜镜头

（二）建立气腹

1. 建立气腹孔　备 11 号尖刀片和组织镊沿脐窝上缘做约 1cm 弧形切口达皮下，备气腹针刺入腹腔。

2. 建立气腹　打开气腹机开关向腹腔内注入 CO_2 气体 3.5～6L，压力维持在 12～

15mmHg（建立气腹的同时，观察患者的心率情况，预防应激反应的发生）。

（三）建立操作孔

1. 建立第一操作孔 备用 10mm 穿刺鞘，将该鞘沿脐部气腹针切口处刺入腹腔，留置鞘管，拔出鞘芯，并将气腹管与侧孔进行连接，将镜头（碘伏棉签轻柔擦拭处理后）经鞘管插入腹腔进行可视探查。

2. 建立第二操作孔 备 11 号尖刀片、组织镊，在左锁骨中线与左肋缘下 2～4cm 交界处，切开皮肤、皮下组织，置入 12mm 穿刺鞘，作为主操作孔，放置超声刀、电凝钩和腔内切割闭合器。

3. 建立第三、第四操作孔 在左、右腋中线肋弓下 2cm 处，切开皮肤、皮下组织，分别置入 5mm 穿刺鞘，作为辅助操作孔，放置腔镜下左弯钳。

4. 建立第五操作孔 在右锁骨中线与右肋缘下 2～4cm 交界处，切开皮肤、皮下组织，置入 5mm 穿刺鞘，作为辅助操作孔，放置波浪钳（图 6-8-4，图 6-8-5）。

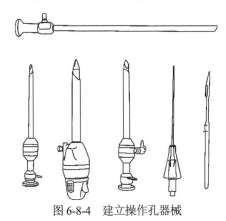

图 6-8-4 建立操作孔器械

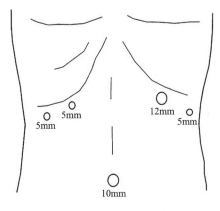

图 6-8-5 操作孔位置

（四）腹腔探查

将镜头置入腹腔，可视下探查肝脏、肠系膜、腹主动脉附近有无肿大淋巴结。探查盆腔有无癌种植。如肿瘤比较游离、活动，可行此手术。

（五）分离胃结肠韧带

备用超声刀打开胃结肠韧带，充分游离胃大弯，找到肠系膜上动脉，并于肠系膜上静脉与胰腺背面之间游离出间隙，备用适型合成夹或者钛夹夹闭肠系膜上动脉（图 6-8-6，图 6-8-7）。

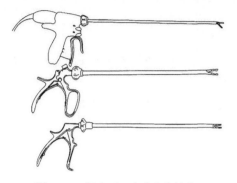

图 6-8-6　超声刀、合成夹和钛夹

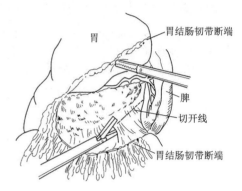

图 6-8-7　打开胃结肠韧带

（六）游离胰腺

1. 牵引胃体　备用腔镜肠钳、8 号乳胶尿管，绕肝胃韧带，将胃牵拉起暴露胰腺组织。

2. 游离胰腺下缘　备用左弯钳、直角钳，于胰腺下缘游离出间隙。备超声刀或 5mm 血管闭合钳、钛夹、适型合成夹和腔镜下吸引管，以防胰腺小血管出血，及时电凝，钳夹止血（图 6-8-8）。

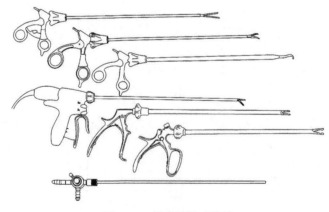

图 6-8-8　游离胰腺时器械

（七）离断胰腺

1. 离断胰腺　备腔内切割闭合器离断胰腺（图 6-8-9，图 6-8-10）。

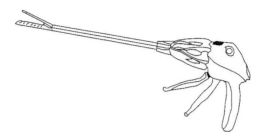

图 6-8-9 腔内切割闭合器

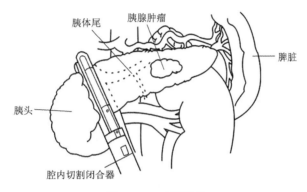

图 6-8-10 离断胰腺

2. 分离脾动、静脉 备腔镜直角钳、左弯钳完整分离脾动、静脉（脾静脉需完整保留）或胃短血管。

3. 切除标本 使用超声刀充分游离周围韧带及系膜后，连同胰体尾完整切除。

4. 取出标本 备一次性标本取出袋取出标本（图 6-8-11，图 6-8-12）。

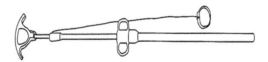

图 6-8-11 一次性标本取出袋

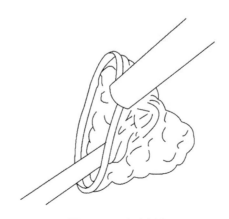

图 6-8-12 取出标本

（八）断面处理

胰腺断端备用 4-0/26mm 或 5-0/17mm 血管滑线、持针器、左弯钳缝合止血。备用止血纱覆盖创面。检查创面及周围血管有无出血，以及脾脏光泽是否正常。

（九）安置引流管

备用硅胶骨科引流管及硅胶引流管，于胰腺断面周围放置引流。分别从左、右腋中线戳孔引出，以便观察有无胰漏。

（十）关闭切口

1. 缝合切口　1-0 可吸收线缝合各操作孔切口。
2. 固定引流管　角针 2-0 丝线固定引流管。

（郑　艳　袁　凤　杨思悦）

第九节　保留十二指肠的胰头切除术手术配合

保留十二指肠的胰头切除术是胰头部良性占位性病变的手术方式之一，也同时适用于部分胰头恶性肿瘤。

该手术保留十二指肠，保持肠道功能和血糖水平的生理调节功能，保留胰体尾部，使糖尿病发生率降低，长期疼痛缓解率较高（图 6-9-1）。

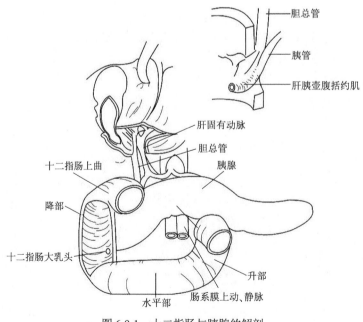

图 6-9-1　十二指肠与胰腺的解剖

保留十二指肠胰头切除术手术适应证如下所述。

（1）反复发作的疼痛。

（2）伴有十二指肠、胆总管及胰管梗阻。

（3）伴有症状的假性囊肿。

（4）胰头部良性肿块。

（5）胰头部肿块不能排除恶性可能。

一、手术用物

（一）常规布类

常规布类包括手术盆、手术衣、剖口单、桌单和治疗巾。

（二）手术器械

手术器械包括胃肠器械包、S形拉钩、血管盒和弧形框架拉钩。

（三）一次性用物

1. 常规用物　一次性单极电刀笔1个、一次性延长电极1个、一次性电刀清洁片1张、一次性使用负压吸引管1套、剖腹套针1板、3-0丝线2包、2-0/T丝线2包、1-0丝线2包、45cm×45cm医用粘贴膜1张、一次性灯柄套1个、一次性无菌垃圾袋1个、6号和8号小儿硅胶尿管各1根、一次性无菌输液器1个，纱布、手套、血浆引流管按需准备。

2. 特殊用物　超声刀和适型吻合器，适型切口保护套、荷包线、适型血管滑线、3-0可吸收线、4-0可吸收线及止血材料按需准备。

二、手术体位

患者采用仰卧位（详见本章第三节）。

三、消毒铺巾

（1）消毒液：碘伏。

（2）消毒范围：上至双侧乳头连线平面，下至耻骨联合平面，两侧至腋中线。

（3）铺巾：三张治疗巾反折1/4，折边向外，按照会阴侧、对侧和头侧顺序铺于切口周围，一张治疗巾反折1/4，折边向内，铺于近侧切口。

（4）待消毒液干后，贴医用粘贴膜于手术切口。

（5）铺剖口单，遮盖头端、尾端及托盘。

（6）铺桌单：共两张桌单，一张铺于头侧，桌单的长轴与手术床垂直；另一张铺于床尾，桌单的长轴与手术床平行。

四、手术配合

（一）经右侧腹直肌切口或上腹部右侧旁正中切口

1. 切开皮肤、皮下及肌肉 备 20 号手术刀、组织镊、纱布、电刀笔和皮肤拉钩，于右侧腹直肌处，切开皮肤、皮下及肌肉。

2. 打开腹膜 备两把弯止血钳提起少许腹膜，20 号手术刀于两把中弯止血钳之间切开一个小口，然后用解剖剪或电刀笔顺切口打开腹膜（图 6-9-2，图 6-9-3）。

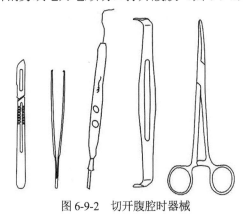

图 6-9-2　切开腹腔时器械

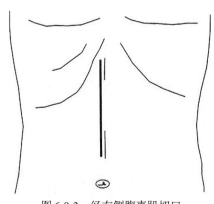

图 6-9-3　经右侧腹直肌切口

（二）腹腔探查

1. 暴露腹腔 备用腹腔拉钩，暴露腹腔。

2. 探查腹腔 慢性胰腺炎胰头部肿块与胰头癌于术前有时难以鉴别。术中应明确胰腺病变的范围与性质，胰头部肿块大小、硬度、活动性及其与周围脏器的粘连程度。

3. 安装弧形框架拉钩 备用并安装切口保护套和弧形框架拉钩。

（三）暴露十二指肠和胰头部

1. 离断胃结肠韧带 备用超声刀、止血钳和剥离剪，分离结肠肝曲，切断胃结肠韧带，注意保护胃网膜血管弓勿受损伤，出血点备用 3-0 钳带线结扎止血。

2. 离断十二指肠与结肠间韧带 备用超声刀、止血钳切断十二指肠与结肠间韧带，备精细直角钳，分离横结肠系膜与胰头间的疏松组织，出血点备用 3-0 钳带线结扎或圆针 3-0 丝线缝扎止血。显露十二指肠及胰头颈部前面（图 6-9-4）。

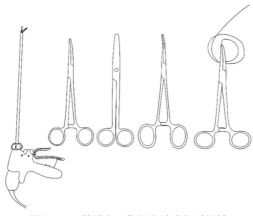

图 6-9-4 暴露十二指肠和胰头部时器械

（四）游离十二指肠和胰头部

1. 游离十二指肠和胰头部 备用精细直角钳、精细血管镊，沿十二指肠外侧剪开后腹膜，分离十二指肠及胰头后方疏松组织，备用 3-0 钳带线结扎止血，向左侧掀起十二指肠及胰头部。

2. 探查肿物 术者探查触摸胰头部肿块的大小、硬度、活动性及其与十二指肠的粘连程度，判断手术方式，若不能排除胰头部炎性肿块合并癌变时，备一次性活检穿刺针，穿刺胰头肿块并行细胞学检查。

3. 显露肠系膜上静脉和门静脉 准备精细直角钳、精细血管镊，按经典的胰十二指肠切除方法，显露肠系膜上静脉与门静脉。备 5-0/13mm 或 5-0/17mm 血管滑线，对出血点进行缝扎止血（图 6-9-5，图 6-9-6）。

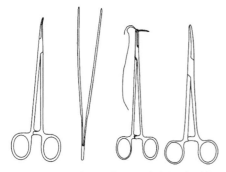

图 6-9-5 游离十二指肠和胰头部时器械

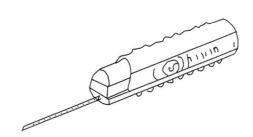

图 6-9-6 一次性活检穿刺针

（五）离断胰腺

1. 离断胰腺颈部　备用血管镊、直角钳和 4-0 可吸收线，剥离剪离断胰腺，4-0 可吸收线缝扎胰腺切缘止血，线尾备用弯蚊式止血钳固定并牵引用，切断胰腺颈部（图 6-9-7）。

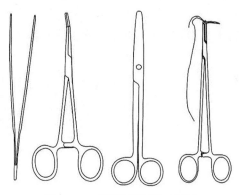

图 6-9-7　离断胰腺颈部时器械

2. 次全切除胰头部　备用超声刀、精细直角钳和中弯止血钳离断钩突系膜胰腺头侧，断端缝合牵引线，将其向右侧轻轻牵引，显露门静脉主干及右侧壁，可见来自胰头及钩突的多支小静脉汇入门静脉右侧壁，均需一一结扎后切断，准备 5-0 钳带线用于结扎小静脉（图 6-9-8）。

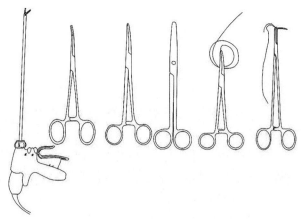

图 6-9-8　次全切除胰头部时器械

3. 剥离钩突　备用拉钩轻轻将肠系膜上静脉拉向左侧，以左手示指插入钩突后，拇指置于胰头前面，将钩突从肠系膜上动、静脉以上逐步剥离，准备 4-0 可吸收线缝扎。

（六）切除胰头

1. 游离胰内胆管　备用精细直角钳和剥离剪，于十二指肠上部下缘切开胰腺被膜，此处胰腺组织较薄，稍加分离即可显露胰内段胆管，沿胰内胆管前壁仔细分离，可显露其全程。

2. 胰头次全切除　备用中弯止血钳和剥离剪，于标记线的左侧切开胰腺组织，由浅入深，遇有出血点备用圆针 3-0 丝线缝合止血（图 6-9-9，图 6-9-10）。

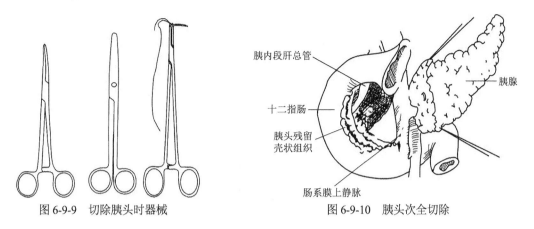

图 6-9-9　切除胰头时器械

图 6-9-10　胰头次全切除

3. 术中冷冻切片检查　胰头次全切除后，于胆总管与十二指肠之间、胰腺钩突与十二指肠相邻处，均留有一薄层胰腺如壳状，切取该处标本送术中冷冻切片检查，以排除合并癌变。准备 5-0/17mm 血管滑线对残留胰腺断面缝合结扎止血。并备 2-0/T 钳带线结扎头侧胰管。

（七）胰腺空肠吻合

1. 游离空肠　备用超声刀、中弯止血钳和剥离剪，于 Treitz 韧带下方 15cm 处使用可可钳、肠钳钳夹后，20 号圆刀片于两把中弯止血钳间切断空肠，在保证肠袢有效供血的前提下，切断系膜数个血管弓，游离空肠（图 6-9-11）。

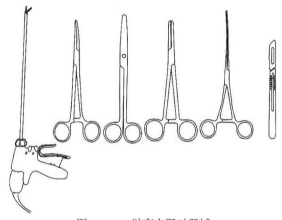

图 6-9-11　游离空肠时器械

2. 胰肠吻合　备血管镊、4-0 可吸收线，下方同一空肠袢和十二指肠内侧缘以及钩突残留的壳状胰腺组织边缘行侧侧吻合，先将残胰背侧被膜与空肠浆肌层沿纵轴间断缝合，沿肠管纵轴切开肠壁，再将残胰后切缘与空肠后壁全层间断缝合。前壁先行残胰前缘与空肠前壁全层内翻缝合，再行空肠浆肌层与胰腺被膜缝合（图

6-9-12，图 6-9-13）。

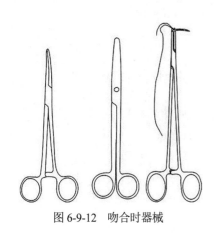

图 6-9-12 吻合时器械

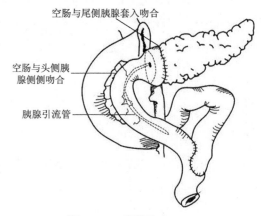

空肠与尾侧胰腺套入吻合

空肠与头侧胰
腺侧侧吻合

胰腺引流管

图 6-9-13 胰肠吻合

（八）胆肠吻合（必要时）

检查胆总管血供情况及有无胆总管损伤。如术前曾有过梗阻性黄疸或影像学检查胰内胆总管有狭窄的患者，应检查胆总管受压情况是否解除。如检查发现胆总管为炎症侵犯致器质性狭窄，则需要附加胆总管空肠侧侧吻合。备用 3-0 可吸收线进行胆肠吻合。

（九）冲洗腹腔并安置引流

备用血浆引流管两根，分别放置于十二指肠降部外侧及胰肠吻合口旁，于皮肤另戳孔引出。

（十）清点用物，关闭切口

1. **清点用物** 巡回护士及器械护士根据术中清点记录单清点手术用物。
2. **固定引流管** 角针 2-0/T 丝线固定。
3. **关闭切口**
（1）腹膜、肌层缝合：圆针 1-0 丝线或 1-0 可吸收线缝合。
（2）皮下缝合：圆针 3-0 丝线或 2-0 可吸收线缝合。
（3）皮肤缝合：角针 3-0 丝线或 3-0 可吸收线缝合。

（蒲　岚　徐淑芳）

第十节　胰管切开取石术手术配合

胰管结石是慢性胰腺炎的常见并发症，胰管结石常引起严重后果，如腹痛反复发作、进行性胰腺功能损害甚至诱发胰腺癌等。及时有效地清除胰管结石可以解除胰管梗阻情况，有效缓解症状（图 6-10-1）。

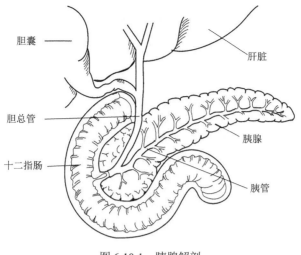

图 6-10-1　胰腺解剖

一、手术用物

（一）常规布类

常规布类包括手术盆、手术衣、剖口单、桌单和治疗巾。

（二）手术器械

手术器械包括胃肠器械、S形拉钩、血管盒、胆道探条和弧形框架拉钩。

（三）一次性用物

1. 常规用物　一次性单极电刀笔1个、一次性延长电极1个、一次性电刀清洁片1张、一次性使用负压吸引管1套、剖腹套针1板、3-0丝线2包、2-0/T丝线2包、1-0丝线2包、45cm×45cm医用粘贴膜1张、一次性灯柄套1个、一次性无菌塑料袋1个、6号或8号小儿硅胶尿管1根、一次性无菌输液器1个，纱布、手套、血浆引流管按需准备。

2. 特殊用物　超声刀、适型吻合器、适型切口保护套、5-0/17mm血管滑线、4-0可吸收线，止血材料按需准备。

二、手术体位

患者采用仰卧位（详见本章第三节）

三、消毒铺巾

（1）消毒液：碘伏。

（2）消毒范围：上至双侧乳头连线平面，下至耻骨联合平面，两侧至腋中线。

（3）铺巾：三张治疗巾反折 1/4，折边向外，按照会阴侧、对侧和头侧顺序铺于切口周围，一张治疗巾反折1/4，折边向内，铺于近侧切口周围。

（4）待消毒液干后，贴医用粘贴膜于手术切口，固定治疗巾。

（5）铺剖口单，遮盖头端、尾端及托盘。

（6）铺桌单：共两张桌单，一张铺于头侧，桌单的长轴与手术床垂直；另一张铺于床尾，桌单的长轴与手术床平行。

四、手术配合

（一）经右侧腹直肌切口或上腹部右侧旁正中切口

1. 切开皮肤、皮下及肌肉　备 20 号手术刀、组织镊、纱布、电刀笔和皮肤拉钩，于右侧腹直肌处，切开皮肤、皮下及肌肉。

2. 打开腹膜　备两把中弯止血钳提起少许腹膜，20 号手术刀于两把中弯止血钳之间切开一个小口，然后用解剖剪或电刀笔顺切口打开腹膜（图 6-10-2）。

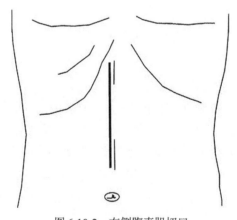

图 6-10-2　右侧腹直肌切口

（二）腹腔探查

1. 暴露腹腔　备用腹腔拉钩，暴露腹腔。

2. 探查腹腔　检查胰腺，当胰管有明显扩张时，胰腺实质多有萎缩、变薄，故一般较容易在胰腺表面扪到胰管的陷沟贯穿整个胰腺的长径。可在相当于胰管部以 5ml 注射器穿刺，抽出无色的液体以确定胰管的位置。

3. 安装弧形框架拉钩 备用并安装切口保护套和弧形框架拉钩。

（三）暴露胰腺

1. 离断胃结肠韧带 备用超声刀、中弯止血钳和剥离剪，分离结肠肝曲，切断胃结肠韧带，注意保护胃网膜血管弓勿受损伤，出血点备用 3-0 钳带线结扎止血（图 6-10-3，图 6-10-4）。

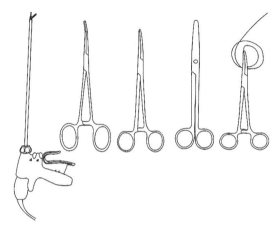

图 6-10-3　离断胃结肠韧带时器械

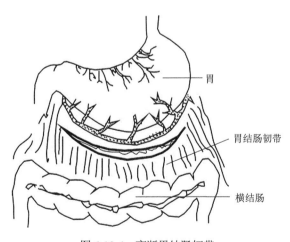

图 6-10-4　离断胃结肠韧带

2. 离断十二指肠与结肠间韧带 备用超声刀、中弯止血钳切断十二指肠与结肠间韧带，备精细直角钳，分离横结肠系膜与胰头间的疏松组织，出血点备用 3-0 钳带线结扎或圆针 3-0 丝线缝扎止血，显露十二指肠及胰腺（图 6-10-5）。

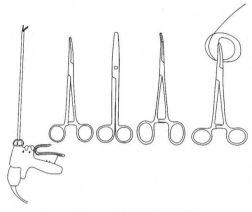

图 6-10-5　暴露胰腺时器械

（四）切开胰管取石

　　备精细血管镊、血管剪、精细直角钳和取石钳，纵行切开胰管，以直角钳为引导，逐步向胰腺头、尾部切开，清除胰管内结石，以圆针 3-0 丝线缝扎出血处（图 6-10-6，图 6-10-7）。

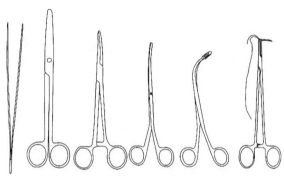

图 6-10-6　胰管切开取石时器械

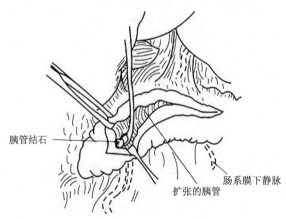

胰管结石

扩张的胰管

肠系膜下静脉

图 6-10-7　胰管切开取石

（五）胰肠吻合

备中弯止血钳和电刀笔，游离空肠袢，经横结肠系膜无血管区游离牵引至小网膜腔隙，根据胰管切开的长度，切开空肠段的系膜对侧缘，以 4-0 可吸收线将空肠与胰管进行侧侧吻合（图 6-10-8，图 6-10-9）。

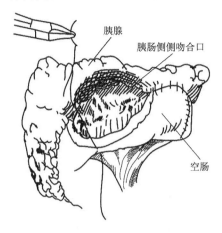

图 6-10-8　胰肠侧侧吻合

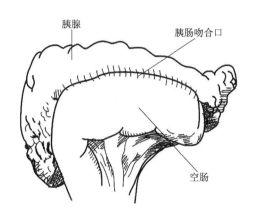

图 6-10-9　胰肠侧侧吻合后

（六）冲洗腹腔并安置引流

备用冲洗用生理盐水 500ml 冲洗腹腔。血浆引流管 1 根，放置于胰肠吻合口后方，经腹壁另戳孔引出。

（七）清点用物，关闭切口

1. 清点用物　巡回护士及器械护士根据术中清点记录单清点手术中用物。
2. 固定引流管　角针 2-0/T 丝线固定引流管。
3. 关闭切口
（1）腹膜、肌层缝合：圆针 1-0 丝线或 1-0 可吸收线缝合。
（2）皮下缝合：圆针 3-0 丝线或 2-0 可吸收线缝合。
（3）皮肤缝合：角针 3-0 丝线或 3-0 可吸收线缝合。

（杨思悦　覃　燕　谭永琼）

第十一节　胰腺坏死组织清除术手术配合

急性胰腺炎是一种自限性疾病，90%属于轻、中型，对支持疗法反应良好。只有 10% 发展为坏死性胰腺炎。急性坏死性胰腺炎是严重的、威胁生命的急腹症，约占急性胰腺炎总发病率的 5%～20%，其通常发病凶险，死亡率高。

急性胰腺炎早期主张以器官功能维护、维持循环稳定的保守治疗为主。中后期出现胰腺感染则采取手术治疗。

　　早期手术时机：经积极内科治疗病情仍不断加重，且 B 超、CT 等结果显示胰腺外浸润范围仍在不断扩大；暴发性胰腺炎经过短期非手术治疗而多器官功能障碍不能纠正，并伴有腹腔间室综合征（腹内高压≥20mmHg，伴器官衰竭）。早期手术的目的主要是缓解腹腔压力。

　　中、后期手术时机：高度怀疑胰腺感染存在时，应积极考虑手术治疗；出现局部并发症，如肠穿孔、大出血或胰腺假性囊肿。

　　重症急性胰腺炎坏死感染形成主要波及胰腺和胰周，常累及腹膜后间隙（位于后腹壁腹膜后与腹横筋膜间解剖间隙的总称，其范围广泛，分为肾旁前、肾旁后及肾周间隙），以左侧腹膜后累及多见。本章主要介绍累及左侧腹膜后的重症急性胰腺炎胰腺坏死组织清除术的手术配合（图 6-11-1，图 6-11-2）。

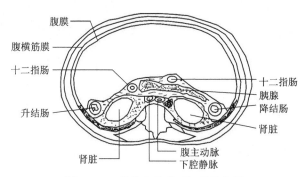

图 6-11-1　胰腺在腹膜后间隙的位置

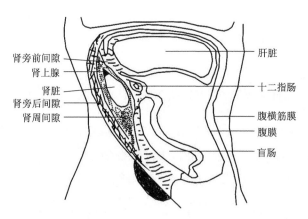

图 6-11-2　腹膜后间隙分布

一、手 术 用 物

（一）常规布类

常规布类包括手术盆、手术衣、剖口单、桌单和治疗巾。

（二）手术器械

手术器械包括胃肠器械包、血管盒和弧形框架拉钩。

（三）一次性用物

一次性用物包括一次性单极电刀笔 1 个、一次性延长电极 1 个、一次性电刀清洁片 1 张、一次性使用负压吸引管 1 套、剖腹套针 1 板、3-0 丝线 2 包、2-0/T 丝线 2 包、1-0 丝线 2 包、45cm×45cm 医用脑科专用粘贴膜 1 张、一次性灯柄套 1 个、一次性无菌垃圾袋 1 个、10ml 注射器 2 副，纱布、手套、血浆引流管按需准备。

（四）特殊用物

特殊用物包括大血管闭合系统和空肠造瘘装置，适型血管滑线、1 号减张缝合线及止血材料按需准备。

二、手 术 体 位

患者采用仰卧位（如需后腰部引流，引流侧腰部垫高 30°）。

（1）仰卧位详见本章第三节。

（2）需引流侧上肢外展放于搁手板上，使用束手带保护固定。对侧上肢平放于身体侧，用中单将上肢包裹、保护、固定（如双侧腰部均需引流，则双上肢均外展，小于 90° 角保护固定于搁手板上）（图 6-11-3）。

（3）如需要后腰部引流，可于引流侧腰部垫衬砂袋，垫高 30°，形成半侧卧位，引流侧上肢保护固定于头架上（图 6-11-4）。

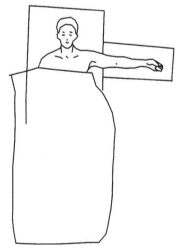

图 6-11-3 仰卧位（需引流侧上肢外展）

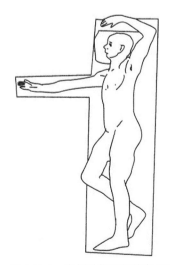

图 6-11-4 半侧卧位腰部垫高 30°

三、消 毒 铺 巾

（1）消毒液：碘伏。

（2）消毒范围：上至双侧乳头连线平面，下至耻骨联合平面，右侧至腋前线，左侧至腋后线（如需行后腰部引流术，则左侧消毒至背部）。

（3）铺巾：一张治疗巾 1/4 折，垫衬于左侧腰部，四张治疗巾 1/4 折，按会阴侧、对侧、头侧和近侧顺序铺于切口周围。

（4）待消毒液干后，将 45cm×45cm 脑科专用粘贴膜贴于手术切口，固定治疗巾。

（5）铺剖口单：将剖口单纵向铺于手术床进行覆盖，形成无菌区域。

（6）铺桌单：一张桌单长轴与手术床垂直，铺于头侧，覆盖头架及上肢；另一张桌单长轴与手术床平行，铺于切口下半部分及托盘。

四、手 术 配 合

（一）经上腹部弧形切口入路

1. 手术切口　于肋弓下 2cm 做上腹部弧形切口，自右侧锁骨中线经腹正中线至左腋前线，距剑突下端至少 3cm。如需腰部引流，在胰腺坏死组织清除后，另于左侧腰部做一个纵行切口，放置引流管（图 6-11-5）。

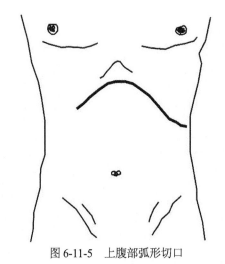

图 6-11-5　上腹部弧形切口

2. 切开皮肤、皮下及肌肉　备 20 号手术刀、组织镊、纱布、电刀笔和皮肤拉钩，20 号手术刀切开皮肤后换下，备用电刀笔依次切开皮下、肌肉组织，出血点使用电刀笔电凝止血或备用圆针 1-0 丝线缝扎止血。

3. 切开腹膜　使用两把中弯止血钳夹住腹膜并提起，备用 20 号圆刀片切开一个小口，然后使用组织剪或电刀笔沿切口剪开腹膜，及时使用吸引管吸出切口附近的感染积液。急性重症胰腺炎患者常有严重腹腔感染、水肿，伴有凝血功能障碍，开腹阶段切口渗血较重，备用圆针 1-0 丝线进行缝扎止血。开腹后常有腹腔感染性液体涌出，或水肿组织膨出，需及时吸引并备用湿方纱及时遮盖保护。

（二）暴露术野，探查腹腔

1. 暴露术野 安装弧形框架拉钩，备用纱布、S 形拉钩和腹腔拉钩，牵拉暴露腹腔。

2. 腹腔探查

（1）明确诊断：备用敷料镊、纱布，探查腹腔内有无血性腹水，大网膜有无浅黄色皂化斑，胃结肠韧带和大网膜有无增厚、挛缩、粘连，肠道有无膨胀及是否伴有粘连等，来明确急性胰腺炎的诊断，以及有无合并其他急腹症。明确诊断时，传递 10ml 注射器抽吸腹水留做淀粉酶滴度检查及细菌培养。

（2）探查肠系膜及后腹膜：探查横结肠和小肠系膜根部有无出血，双侧结肠旁沟有无变浅，判断后腹膜有无继续及组织坏死可能。

（三）清除胰腺坏死组织

1. 切断胃结肠韧带 传递方纱包裹胃体及横结肠，使用电刀笔、中弯止血钳由胃大弯开始离断胃结肠韧带至脾脏下极，出血点备用 2-0/T 钳带线结扎止血（图 6-11-6，图 6-11-7）。

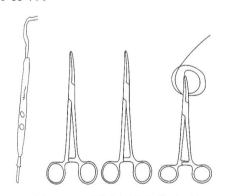

图 6-11-6 离断胃结肠韧带时器械

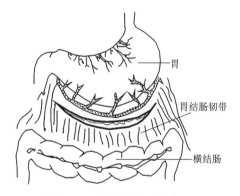

图 6-11-7 切断胃结肠韧带

2. 暴露小网膜囊及胰腺前方 传递腹腔拉钩和 S 形拉钩，分别向上及向下牵开胃壁及横结肠，使用负压吸引吸出小网膜囊内积液，暴露小网膜囊及胰腺前方。此时常可见胰腺所在区域向外突出，此为胰腺坏死组织及脓肿所在。

3. 确认腹膜后脓肿 传递 10ml 注射器穿刺后腹膜，确认腹膜后脓肿积液，抽出脓液，遵医嘱留送细菌培养。

4. 清除胰腺坏死组织

（1）暴露胰腺：备用纱布、S 形拉钩和敷料镊，暴露胰腺，可见胰腺组织肿胀、充血，伴有点、片状坏死（图 6-11-8，图 6-11-9）。

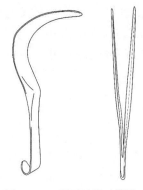

图 6-11-8　暴露胰腺时器械

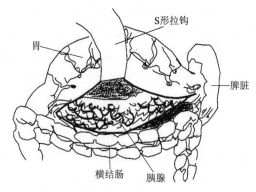

图 6-11-9　暴露胰腺

（2）清除胰腺坏死组织：胰腺坏死组织常呈淤泥状或烂棉絮状。备用垫有湿纱布的标本盘，术者使用手指或卵圆钳对其进行钝性分离、清除。对不易清除的未完全坏死的组织，可保留并做引流，避免造成术后大出血（图 6-11-10，图 6-11-11）。

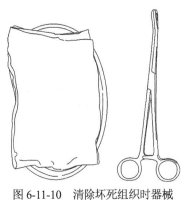

图 6-11-10　清除坏死组织时器械

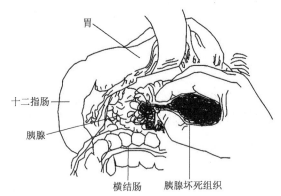

图 6-11-11　钝性分离胰腺坏死组织

5. 清除胰腺下方坏死组织　胰腺下方的坏死组织及脓腔，常可形成隧道样脓腔，备用卵圆钳以清除其坏死组织。

（四）连通网膜囊和后腹膜间隙

1. 游离脾结肠韧带　传递中弯止血钳、电刀笔，沿胃结肠韧带切口，继续切开脾结肠韧带，出血点备用 2-0/T 钳带线结扎止血（避免损伤炎症水肿的结肠脾曲）。

2. 连通网膜囊和后腹膜间隙　备用中弯止血钳、剥离剪，沿降结肠左侧剪开后腹膜至左侧髂窝处，此时完全连通网膜囊和后腹膜间隙，有利于坏死组织的引出。

3. 探查肾周脂肪囊　备用敷料镊、大弯止血钳，探查肾周脂肪囊有无坏死，如有坏死组织，备用卵圆钳予以清除。

（五）行腰部（后腰部）手术切口并引流（必要时）

1. 行腰部（后腰部）手术切口

（1）切口：再次消毒腰部皮肤，于左侧骶脊肌外缘 2cm、左侧第 12 肋下缘下 2cm

处向下做略向前的 7～9cm 的斜行切口（图 6-11-12）。

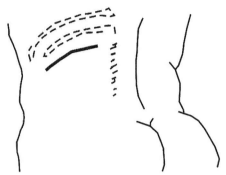

图 6-11-12 后腰部手术切口

（2）切开皮肤、皮下组织：备用 20 号手术刀、组织镊、皮肤拉钩和电刀笔，常规切开皮肤、皮下组织。

（3）切开肌肉、腹膜：备用皮肤拉钩牵引，暴露背阔肌、腹外斜肌和腹内斜肌，电刀笔予以切开，肌肉断端小血管出血予以圆针 1-0 丝线缝扎止血。备用腹腔拉钩暴露腰背筋膜，剥离剪分离肾旁间隙脂肪组织，电刀笔切开腹横筋膜，使腰部手术切口与腹腔连通。

2. 腰部（后腰部）引流

（1）冲洗腹腔及腹膜后间隙：备治疗巾 1 张，垫衬于左侧腰部，备大量生理盐水冲洗腹腔及腹膜后间隙，仍有渗血者遵医嘱备用适型止血纱布，予以填塞止血。

（2）腰部（后腰部）引流：遵医嘱备用血浆引流管 4～8 根，修剪侧孔，备用中弯止血钳经腰部（后腰部）切口，安置于胰腺上下缘、脾窝、结肠旁沟及髂窝处，术后可行腹膜后灌洗。

（3）其他引流：不能经腰部切口引流的部位，备用 11 号尖刀片和中弯止血钳，血浆引流管可另戳孔引出。

（六）空肠造瘘

1. 安置空肠造瘘装置 备用空肠造瘘装置，于距 Treitz 韧带约 15cm 处穿刺，向远端置入肠内营养管约 20cm（图 6-11-13，图 6-11-14）。

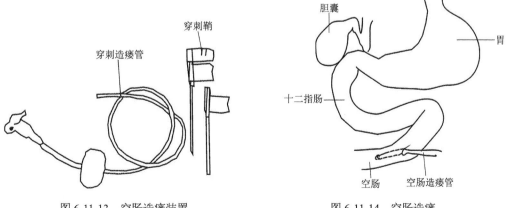

图 6-11-13 空肠造瘘装置　　　　　图 6-11-14 空肠造瘘

2. 固定空肠造瘘装置

（1）缝合肠壁穿刺口：备用圆针 3-0 丝线，缝合肠壁穿刺口并包埋数针。

（2）固定空肠造瘘装置：术者摆顺肠管位置，使用腹壁穿刺针经腹壁最近处，戳孔穿刺引出空肠造瘘管，传递角针 2-0/T 丝线将其缝合固定于腹壁上。

（七）胃造瘘（必要时）

胃壁或十二指肠有坏死时，则需行胃造瘘术。备用适型菌形引流管，经胃前壁小切口置入，圆针 3-0 丝线荷包缝合胃壁切口，并经腹壁切口穿出。

（八）网膜囊造口（需要时）

备中弯止血钳、圆针 2-0/T 丝线，缝合网膜囊于切口上、下腹膜上，形成网膜囊造口（图 6-11-15，图 6-11-16）。

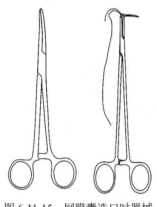

图 6-11-15　网膜囊造口时器械

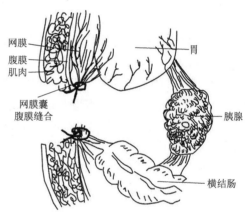

图 6-11-16　网膜囊造口

（九）清点手术用物，关腹

1. 清点手术用物　准确齐全，清点手术用物。

2. 关闭切口

（1）全层减张缝合：1 号减张缝合线行腹壁全层减张缝合。

（2）缝合腹直肌后鞘、前鞘：圆针 1-0 丝线或 1-0 可吸收线缝合。

（3）缝合皮下组织：圆针 3-0 丝线或 2-0 可吸收线缝合。

（4）缝合皮肤：角针 3-0 丝线缝合。

（5）固定引流管：角针 2-0 丝线缝合固定。

（6）切口包扎：腹部切口及腰部切口备用棉垫予以包扎覆盖，防止切口渗液、渗血污染。

（古云霞　胡建容　李文莉）

第十二节　围手术期关注点

一、术前关注点

（1）建立访视制度，根据年龄、手术情况等访视重点患者，做好术前宣教。

（2）安全核查：严格执行安全核查制度、应用开放性问答方式核对患者手术相关信息，包括医疗文书、术中使用药物、手术标记等。

（3）心理护理：注重沟通，了解患者需求，解答患者手术相关疑问，鼓励其做好手术配合。

（4）相关知识宣教：针对于输液、导尿等侵入性操作应当做好充分宣教，使患者知晓操作的必要性和配合要点。

（5）建立静脉通道：血管相关手术常常危及生命，静脉通道应根据手术方式选择18G或以上通道。遵医嘱协助建立中心静脉及有创动脉。

（6）皮肤保护：根据手术时长，营养状况、术前活动情况、禁食禁饮等评估患者压疮风险，必要时填写难免压疮风险评估表，针对于易发压疮部位，尤其是枕部、肩胛、骶尾、足跟等处采用适当措施进行保护。

（7）防止发生电外科损伤：患者避免和金属床缘接触，防止发生旁路灼伤。

（8）用物准备充分：器械、仪器设备准备充分，调试于工作状态。

（9）根据手术方式遵医嘱于术前30min～2h使用抗生素。

（10）层流管理：手术开始前，检查层流工作情况，登记相关参数，如温度、湿度等。

二、术中关注点

（1）再次安全核查：手术切皮前应当严格按照三方核查表，由手术医生、麻醉医生和巡回护士共同完成核查。

（2）用物准备充分：器械、仪器设备准备到位，备用胆道支架装置，如为保守手术，可行支架置入，减轻黄疸症状。

（3）参观人员管理：严格限制手术间参观人员人数，并且防止参观人员污染手术人员及手术区域。

（4）低体温防护：根据手术时长和患者情况，采取不同的保暖措施，如覆盖保温毯、提高室温、使用温盐水冲洗等。

（5）正确提供手术物资：关注手术进程，提前了解手术所需物资并准备。使用后应当按照医疗文书要求粘贴合格证。

（6）及时、正确记录医用物资：包括器械、敷料、缝针、刀片、特殊用物等应及时记录。

（7）根据病情、手术方式，严密关注手术流程、生命体征。腹腔镜手术时，准备好中转开腹用物。

（8）关注生命体征及出入量：持续关注患者生命体征，关注补液量和尿量。

（9）根据手术方式，及时准备术中仪器用物。

（10）遵医嘱准确用药：根据手术进展，遵医嘱使用术中抗生素；手术出血量超过 1000ml 或手术时间超过 3h，追加 1 剂抗生素。

三、术后关注点

（1）根据麻醉方式，在麻醉复苏时协肋医生保护患者，有效约束，防止躁动发生坠床。

（2）根据手术方式及时准确留送病理标本，标本固定液应当浸没标本，并尽量保证标本液为标本体积的 5～10 倍。

（3）妥善固定引流装置，维持各种通道通畅。

（4）检查患者皮肤完整性，正确书写护理转运交接单，整理患者物品，核查后安全转运。

（古云霞　谭永琼）

第七章　脾脏手术配合

第一节　相关解剖学基础

　　脾位于左季肋部的左后方，紧贴膈肌的左后部，相当于左侧胸后壁第 9～11 肋的深面。脾的长轴与第 10 肋一致。脾后上端（极）平第 9 肋上缘，距后正中线 4～5cm，脾前下端（极）平左侧第 10 肋，达腋中线。脾与膈相贴，故脾的位置可随呼吸和体位的不同而有变化，可有 2～3cm 的上下移动。脾的外侧面与膈、左胸膜和左肺相邻；内侧面与胃、左肾、胰尾及结肠脾曲相邻。

　　脾动脉多起自腹腔干，沿胰腺背侧上缘走行，其远端进入脾胃韧带，终末经脾门入脾内，沿途发出胃网膜左动脉和胃短动脉。脾动脉在进入脾门前多先分为上、下两支，或上、中、下三支，称脾叶动脉；再分为二级分支或三级分支进入脾门，称脾段动脉，供应相对独立的一块楔形脾段组织，楔形的底部朝向膈面，尖朝向脾门。根据脾段动脉的支数，可将脾分为三段型、四段型和五段型，以四段型为多。脾动脉也可发出分支，不经脾门而在脾上极或下极直接入脾实质，分别称为上极动脉和下极动脉。

　　脾静脉由 2～6 条脾门处的属支汇合而成，位于脾动脉下方，走行于胰腺后面的横沟内，沿途收纳胃短静脉、胃网膜左静脉和胰腺的小静脉支，最后在胰颈处与肠系膜上静脉汇合成肝门静脉。

　　出入脾门的脾动脉、脾静脉、神经及淋巴管，加上包在它们外面的腹膜总称脾蒂（图 7-1-1）。

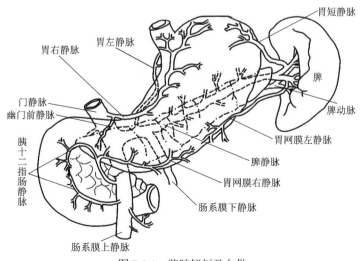

图 7-1-1　脾脏解剖及血供

脾的韧带包括：①脾肾韧带，位于脾门与左肾前面，内含胰尾、脾血管、淋巴结及神经丛，也是固定脾的主要结构，断此韧带，脾即可移动。②脾胃韧带，位于脾门与胃大弯之间，内有胃短血管通过。③脾膈韧带，位于脾后端与膈后部之间，十分薄弱。④脾结肠韧带，位于脾前端与结肠左曲间，此韧带极短（图7-1-2）。

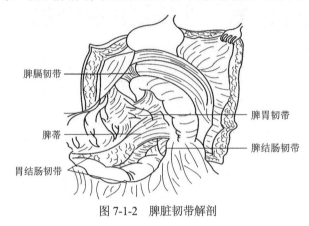

图 7-1-2 脾脏韧带解剖

（古云霞　罗春蓉）

第二节　手术相关常见疾病

脾切除的主要适应证为外伤性脾破裂、门脉高压症脾功能亢进、脾原发性疾病和占位性病变及造血系统疾病等。

（一）外伤性脾破裂

左上腹或左季肋部穿透性损伤及闭合性损伤引起的脾破裂或包膜下自发性脾破裂及手术中损伤等，均可引起致命性大出血，必须立即行脾切除术止血以挽救生命。

（二）门脉高压症

门脉高压症在我国 90%以上是因肝脏疾病引起的，主要是肝炎病毒引起的肝炎后肝硬化。临床上将门静脉压力增高出现的脾肿大、脾功能亢进、食管胃底静脉曲张致呕血、黑便、腹水等症状，称为门脉高压症。肝内型门静脉高压合并脾功能亢进者，肝外型门静脉高压，如脾动脉瘤、脾动静脉瘘及脾静脉血栓等引起充血性脾肿大者，均应行脾切除术。

（三）脾原发性疾病及占位性病变

1. 游走脾　又称异位脾，多为脾蒂和韧带先天性过长或缺失，脾可过度活动而称游走脾。压迫邻近脏器，甚至出现脾蒂扭转，造成脾坏死。

2. 脾囊肿　可分为真性和假性两种。真性囊肿有皮样囊肿、淋巴管囊肿或寄生虫性囊肿等。假性囊肿可为损伤后陈旧性血肿或脾梗死后局限性液化而成等。

3. 脾肿瘤　原发性脾肿瘤极少见。良性肿瘤（如血管瘤、内皮瘤等）行手术切除效果好，恶性肿瘤（多为肉瘤）首选脾切除加放疗、化疗联合治疗。

4. 脾动脉瘤 内脏动脉中最常见的动脉瘤，最危险的并发症是急性破裂，死亡率高。

5. 脾脓肿 多来自血行感染，为全身感染疾病的并发症。脾中央破裂有时可继发感染，形成脾脓肿。

（四）造血系统疾病

造血系统疾病包括免疫性血小板减少性紫癜、先天性溶血性贫血、原发性脾性中性白细胞减少症、原发性全血球减少症、再生障碍性贫血、后天性溶血性贫血等。

（五）浸润脾门及脾脏的肿瘤

其他胃体部癌、胃底贲门癌、胰体尾部癌、结肠脾曲部癌行根治切除术时，为清除脾动脉周围或脾门部淋巴结，应行脾切除术。特别是肿瘤与脾有粘连时，更应一并切除脾脏。

（古云霞 胡 沁）

第三节 常 见 体 位

脾脏手术无论开腹或是腔镜手术均采用平卧位，可采取左侧垫高、术中头高足低 15°、左高右低 10°～15°位。

（一）体位摆放用物

体位摆放用物包括头枕、搁手板、泡沫垫、束手带、束腿带和半圆形硅胶垫。

（二）体位摆放原则

（1）参加人员应当由巡回护士、手术医生和麻醉医生共同完成。
（2）确保患者舒适安全。
（3）充分暴露手术野。
（4）确保术中呼吸通畅。
（5）保持静脉血液回流良好，避免外周血液回流受阻。
（6）避免压迫外周神经。
（7）保证患者肌肉、骨骼不会过度牵拉。
（8）皮肤不可接触金属物品，以免电灼伤。
（9）防止发生体位并发症。

（三）体位摆放方法

（1）放置头枕于手术床头侧，中单上缘平齐肘关节上 5cm 处。
（2）患者仰卧于手术床中线。
（3）有液体通道侧上肢外展放于搁手板上，并使用束手带固定。

（4）膝关节下放置半圆形硅胶垫。

（5）约束带固定于膝关节上 3～5cm 处。

（6）平齐眉弓上缘固定头架。

（7）整理并固定各型管道，如胃管、尿管、输液通道等。

（8）如有需要，可于左侧肋下垫衬砂袋，垫高左侧 10°～15°。

（四）体位摆放注意事项

（1）保持床单位干净、干燥、平整、无碎屑，一人一换。

（2）确保手术床处于层流区域内、两输液轨道中间。

（3）保暖：及时覆盖棉被，并根据患者情况适当调整室温，根据手术部位选择适型的保温毯，防止患者发生术中低体温。

（4）防止腋神经损伤：上肢外展不超过 90°。

（5）防止发生压疮：术前评估患者压疮发生风险，在骨突出处给予适当的保护；减少消毒液体及冲洗液体流入患者身下。

（6）有效保护约束患者，防止术中变换体位时发生坠床。

（古云霞　文艳琼）

第四节　常 用 仪 器

脾脏手术常用仪器包括高频电刀、腹腔镜系统、超声刀、自体血血液回收机和大血管闭合系统（详见第一章）。

第五节　开腹脾切除术手术配合

脾位于左季肋区胃底与膈之间，与第 9～11 肋相对，其长轴与第 10 肋相对。其主要功能是参与免疫反应，吞噬和清除衰老的红细胞、细菌和异物，产生淋巴细胞及单核细胞，储存血液。胚胎时期还有造血功能。

脾切除术适用于脾外伤，游走脾，脾局部感染、肿瘤、囊肿，门静脉高压合并脾功能亢进者等（图 7-5-1）。

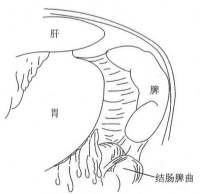

图 7-5-1　脾脏的解剖

一、手术用物

（一）常规布类

常规布类包括手术盆、手术衣、剖口单、桌单和治疗巾。

（二）手术器械

手术器械包括胃肠器械包、腹腔拉钩、弧形框架拉钩和血管盒。

（三）一次性用物

一次性用物包括一次性单极电刀笔 1 个、一次性延长电极 1 个、一次性电刀清洁片 1 张、一次性使用负压吸引管 1 套、剖腹套针 1 板、45cm×45cm 医用粘贴膜 1 张、一次性灯柄套 1 个、3-0 丝线 2 包、2-0/T 丝线 2 包、1-0 丝线 2 包、5-0/17mm 血管滑线 2 根、方纱 3 张、血浆引流管 1 根，纱布、手套按需准备。

（四）特殊用物

超声刀，良性疾病、巨脾、脾破裂大出血者需准备自体血血液回收机和一次性血液回收套件。

二、手术体位

患者采用仰卧位（详见本章第三节）。

三、消毒铺巾

（1）消毒液：碘伏。

（2）消毒范围：上至双侧乳头连线平面，下至耻骨联合平面，右侧至腋中线，左侧至腋后线。

（3）铺巾：三张治疗巾反折 1/4，折边向外，按顺序铺于会阴侧、对侧和头侧切口周围，一张治疗巾反折 1/4，折边向内，铺于近侧切口。

（4）待消毒液干后，将医用粘贴膜贴于手术切口，并固定治疗巾。

（5）铺剖口单：将剖口单纵向铺于手术床进行覆盖，形成无菌区域。

（6）铺桌单：一张桌单长轴与手术床垂直，铺于头侧，覆盖头架及外展上肢；另一张桌单长轴与手术床平行，铺于切口下部并覆盖托盘。

四、手 术 配 合

（一）经左上腹肋缘下切口入路

1. 切开皮肤、皮下及肌肉　备 20 号圆刀片、两把组织镊、两张纱布、电刀笔和皮肤拉钩，依次切开皮肤、皮下及肌肉组织。

2. 切开腹膜　用两把中弯止血钳提起少许腹膜，20 号圆刀片于两中弯止血钳之间切开一个小口，然后用剥离剪或电刀笔顺切口打开腹膜（图 7-5-2，图 7-5-3）。

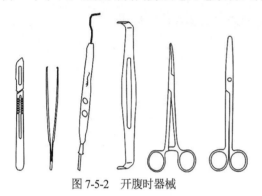

图 7-5-2　开腹时器械

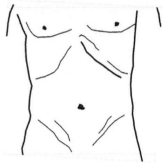

图 7-5-3　左上腹肋缘下切口

（二）腹腔探查

备方纱保护切口，探查脾脏、肝脏或上腹部相邻的其他器官。

（三）暴露切口

1. 选择合适的切口保护套　先在切口周围放置两张纱布，再将适型的切口保护套交由医生，妥善安置于切口处（图 7-5-4）。

2. 安装弧形框架拉钩　器械护士与巡回护士清点数量无误后将床旁固定器交由巡回护士。主刀医生确定位置后，巡回护士先将床旁固定器安置好，然后由医生将框架固定杆插入固定器插孔内，根据手术情况调节框架拉钩的高度，旋紧固定器。另一侧同法安置。在安置拉钩片处垫一张纱布保护组织。传递治疗巾两张，遮盖保护拉钩连接处，使其处于无菌状态（图 7-5-5）。

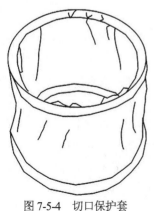

图 7-5-4　切口保护套

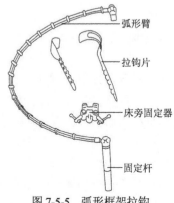

弧形臂
拉钩片
床旁固定器
固定杆

图 7-5-5　弧形框架拉钩

（四）游离脾脏

1. 离断脾动脉　更换一次性延长电极，备剥离剪、中弯止血钳切开脾胃韧带，显露胃后壁及胰腺体、尾部，在胰尾上缘隐约可见脾血管，并可触及脾动脉搏动，使用大弯止血钳、精细直角钳游离出脾动脉，使用 2-0/T 钳带线结扎两次，离断脾动脉（图 7-5-6，图 7-5-7）。

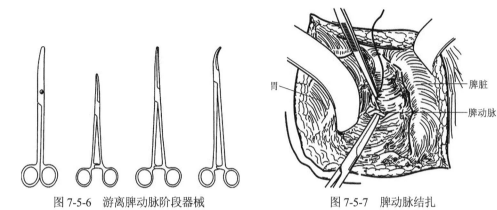

图 7-5-6　游离脾动脉阶段器械　　　　图 7-5-7　脾动脉结扎

2. 离断脾结肠韧带　术者将脾脏下极向左上翻开，显露脾结肠韧带，使用大弯止血钳钳夹后，电刀笔离断，传递 3-0 钳带线结扎止血。

3. 离断脾脏周围其余韧带　备用大弯止血钳、超声刀和剥离剪，游离脾脏与胃、膈肌、胰腺、结肠之间的韧带，也可使用两把大弯止血钳在距离脾脏 0.5cm 处钳夹，电刀笔或剥离剪离断，传递 2-0/T 钳带线结扎断端止血（图 7-5-8，图 7-5-9）。

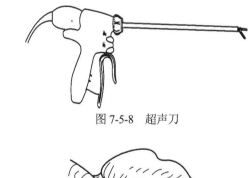

图 7-5-8　超声刀

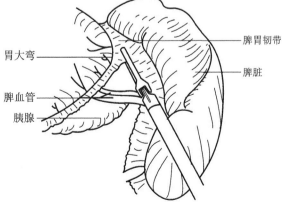

图 7-5-9　游离脾胃韧带

（五）切除脾脏，脾血回输

1. 切除脾脏 准备 S 形拉钩、长剥离剪和大弯止血钳，S 形拉钩牵开胃，使用大弯止血钳钳夹住脾蒂部，长剥离剪于两把止血钳之间剪断脾蒂，切除脾脏（图 7-5-10，图 7-5-11）。

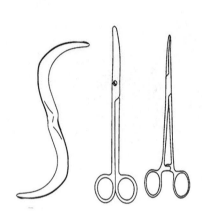

图 7-5-10　切除脾脏阶段器械

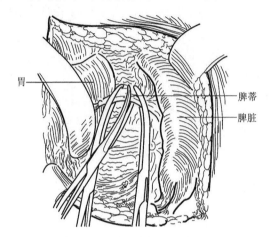

图 7-5-11　夹闭脾蒂，切除脾脏

2. 结扎脾蒂 脾蒂处使用 1-0 钳带线结扎，备用圆针 2-0/T 丝线缝扎或 1-0 钳带线再次结扎断端。

3. 回收脾血 备用手术盆，提前连接好自体血血液回收机套件，脾脏离体后，置于手术盆内松开止血钳，让脾血自然流出，及时使用吸引器将脾血吸回自体血血液回收机。通过血液回收机过滤回收后，遵医嘱及时将脾血输入体内。

（六）手术创面止血

1. 止血用物准备 准备圆针 3-0 丝线、3-0 钳带线、适型血管滑线、纱布、冲洗用生理盐水及其他止血产品。

2. 创面止血 创面出血使用圆针 3-0 丝线或适型血管滑线缝扎止血（根据情况也可使用 3-0 钳带线结扎止血），如患者凝血功能障碍，可遵医嘱备用止血纱布等止血用物进行覆盖止血。

（七）安置引流，清点用物，关闭切口

1. 安置引流管 于脾窝处放置血浆引流管 1 根，由切口外侧另行戳孔引出，备用角针 2-0/T 丝线固定。

2. 清点用物 器械护士及巡回护士根据术中清点记录单清点手术用物。

3. 关闭切口

（1）腹膜、肌层缝合：圆针 1-0 丝线或 1-0 可吸收线缝合。

（2）皮下组织：圆针 3-0 丝线或 2-0 可吸收线缝合。

（3）皮肤：角针 3-0 丝线或 3-0 可吸收线缝合。

4. 粘贴敷贴，连接引流管　根据切口长度选择合适型号的切口敷贴，将引流管与引流袋连接，贴上引流管标签，注明引流管类型及安置日期。

（罗春蓉　胡　沁　刘　涛）

第六节　腹腔镜下脾切除术手术配合

腹腔镜下脾切除术是随着微创外科的发展而产生的一种新的手术方式，适用于单纯的脾切除术，具有腹腔镜的普遍特点，即创口小、出血少、恢复快等特点（图 7-6-1）。

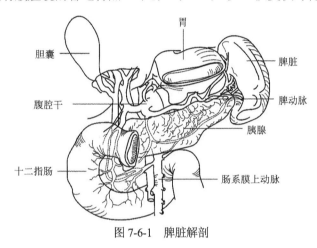

图 7-6-1　脾脏解剖

一、手　术　用　物

（一）常规布类

常规布类包括手术盆、手术衣、剖口单、桌单和治疗巾。

（二）手术器械

手术器械包括腔镜普通器械包、普外腔镜特殊器械包和腔镜超声刀 1 套。

（三）一次性用物

1. 常规物品　仪器防菌隔离罩 1 个、纱布 5 张、纱球 5 个、纱条 5 根、一次性使用负压吸引管 2 根、腹腔镜套针 1 板、2-0/T 丝线 1 包、一次性硅胶骨科引流管或血浆引流管 1 根。

2. 特殊用物 腔内一次性切割闭合器 1 把、一次性标本取出袋 1 个、4-0/26mm 血管滑线 1 根、1-0 可吸收线 1 根、合成夹 1 板、12mm 穿刺鞘 1 个。

二、手术体位

患者采用平卧位，建立气腹后调至头高足低 30°、向右倾斜 10°～15°位。

（1）患者仰卧于手术床中线，头部垫一软枕，头顶端与手术床上缘平齐。

（2）建立静脉通道侧上肢外展放于搁手板上，并用束手带固定；另一侧上肢使用中单包裹、保护、固定。

（3）高频电刀负极板贴于患者体毛较少且肌肉丰厚处，成人一般贴于小腿腹侧或大腿背侧。

（4）头架固定于床头，高度为 50cm，下缘平眉弓。

（5）双下肢膝部用束腿带固定。

（6）脐部打孔成功、建立气腹后，采用头高足低 30°、向右倾斜 10°～15°位。

三、消毒铺巾

（1）消毒液：碘伏。

（2）消毒范围：上至双侧乳头平面，下至耻骨联合平面，左侧至腋后线，右侧至腋前线。

（3）铺巾

1）四张治疗巾反折 1/4，折边向外，按会阴侧、对侧、头侧和近侧顺序铺于切口周围，巾钳固定。

2）铺剖口单：将剖口单纵向铺于手术床进行覆盖，形成无菌区域。

3）铺桌单：一张桌单长轴与手术床垂直，铺于头侧，覆盖头架及外展上肢；另一张桌单长轴与手术床平行，铺于切口下部分并覆盖托盘。

四、手术配合

（一）准备工作

将腔镜超声刀、腔镜镜头、电凝线、冷光源和气腹管传递至手术台，进行连接、备用。使用仪器防菌隔离罩隔离保护摄像头及连线后与腔镜镜头连接，备用组织钳将导线固定于手术台上（图 7-6-2）。

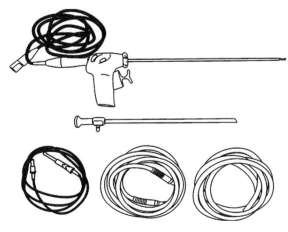

图 7-6-2　腔镜用物准备

（二）建立人工气腹

1. 建立气腹孔　备用 11 号尖刀片，沿脐窝上缘做 1cm 弧形切口达皮下，备用巾钳两把，分别提起脐窝两侧，将气腹针刺入腹腔（图 7-6-3，图 7-6-4）。

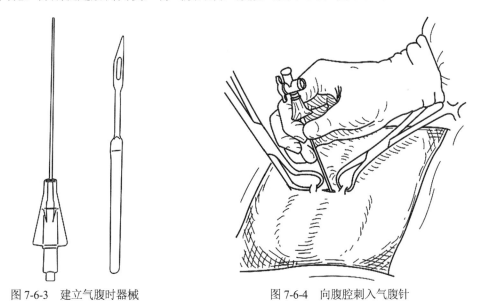

图 7-6-3　建立气腹时器械　　　　　　　图 7-6-4　向腹腔刺入气腹针

2. 建立气腹　巡回护士打开气腹机，向腹腔内注入 CO_2 气体 3.5～6L，压力维持在 12～14mmHg。

（三）建立操作孔

1. 建立第一个操作孔　在脐部沿气腹针切口刺入 10mm 穿刺鞘，留置鞘管，拔出鞘芯，将气腹管与鞘管侧孔进行连接，将用碘伏纱球处理清晰后的镜头经鞘管插入腹腔，由巡回护士启动冷光源机与摄像机，此孔即作为光源孔（图 7-6-5，图 7-6-6）。

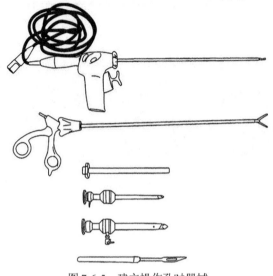

图 7-6-5　建立操作孔时器械

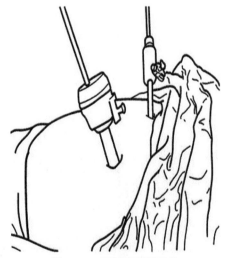

图 7-6-6　通过穿刺鞘操作

2. 建立第二个操作孔　在左锁骨中线与左肋缘下 2～4cm 交界处，备用 11 号尖刀片切开皮肤、皮下组织，置入 12mm 穿刺鞘，作为主操作孔。

3. 建立第三个操作孔　在正中线剑突下 3～6cm 处，用 11 号尖刀片切开皮肤、皮下组织，置入 5mm 穿刺鞘，作为辅助操作孔。

4. 建立第四个操作孔　在左侧腋前线与肋缘下 2～4cm 交界处，用 11 号尖刀片切开，置入 5mm 穿刺鞘，作为辅助操作孔（图 7-6-7）。

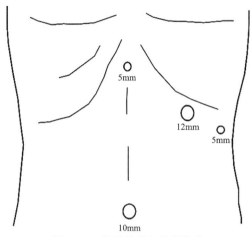

图 7-6-7 腹腔镜脾切除操作孔

（四）切除脾脏

1. 显露脾脏 备用无损伤钳、转换器和腔镜三叶钳牵拉、隔离脾脏周围组织，用以暴露脾脏（图 7-6-8）。

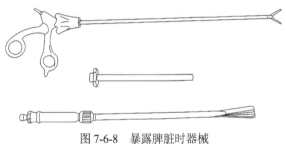

图 7-6-8 暴露脾脏时器械

2. 游离脾脏周围韧带 备腔镜超声刀、左弯钳游离、切开脾胃韧带，然后依次分离脾结肠韧带、脾肾韧带及脾膈韧带（图 7-6-9～图 7-6-11）。

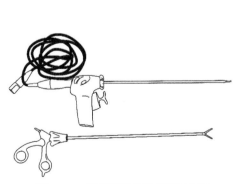

图 7-6-9 游离脾脏周围韧带时器械

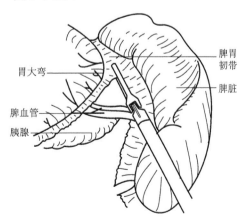

图 7-6-10 离断脾胃韧带

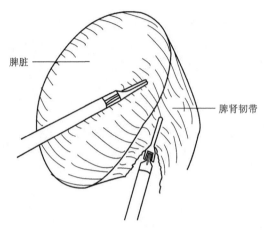

图 7-6-11 离断脾肾韧带

3. 离断脾动脉 备合成夹钳和超声刀，游离脾动脉，合成夹夹闭并离断脾动脉（图 7-6-12，图 7-6-13）。

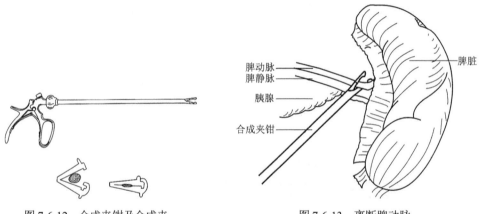

图 7-6-12 合成夹钳及合成夹　　　　图 7-6-13 离断脾动脉

4. 离断脾蒂 备腔内一次性切割闭合器离断脾蒂，并检查有无出血（图 7-6-14）。

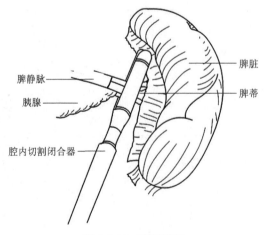

图 7-6-14 离断脾蒂

（五）取出脾脏

1. 放入一次性标本取出袋　将一次性标本取出袋从主操作孔放入腹腔后打开标本袋。

2. 装入脾脏　在腹腔镜直视下将切下的脾脏整个装入标本袋中（图 7-6-15，图 7-6-16）。

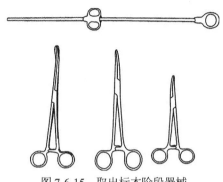

图 7-6-15　取出标本阶段器械

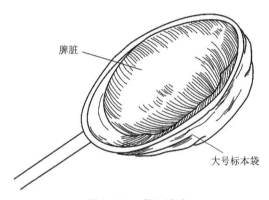

图 7-6-16　装入脾脏

3. 取出标本　从主操作孔将标本袋袋口拖出腹腔，使用有齿卵圆钳将脾脏夹碎后逐一取出放入标本盘内，用 11 号尖刀片扩开主操作孔，然后将标本袋取出（图 7-6-17，图 7-6-18）。

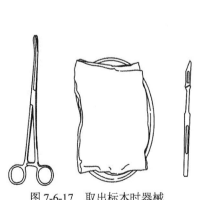

图 7-6-17　取出标本时器械

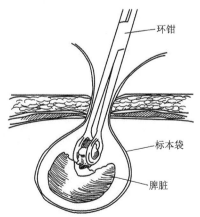

图 7-6-18　取出脾脏

（六）检查创面

1. 冲洗创面，吸尽积液 连接吸引杆和冲洗杆，备用冲洗用生理盐水，连接冲洗装置和冲洗机，对创面进行冲洗，并吸尽积液（图 7-6-19，图 7-6-20）。

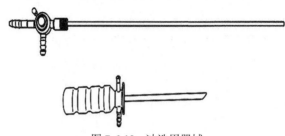

图 7-6-19 冲洗用器械

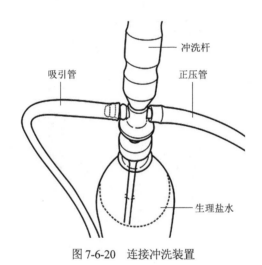

图 7-6-20 连接冲洗装置

2. 安置引流管 确认无活动性出血后，由左腋前线鞘管放置一次性硅胶骨科引流管一根，置于脾窝处，引出。

（七）关闭切口

1. 缝合切口 1-0 可吸收线缝合切口。
2. 固定引流管 角针 2-0/T 丝线固定引流管。

（夏青红　朱道珺　干　琳）

第七节　贲门周围血管离断术手术配合

门脉高压症是门静脉系统血流动力学异常和压力持久增高所引起的综合征。临床上主要表现为脾大和脾功能亢进、门体侧支血管曲张和破裂所致呕血和黑便、腹水、肝性脑病等。

门脉高压症根据病情，可选择血管介入及外科手术方式。外科手术治疗门脉高压症主要是针对门脉高压的并发症及肝硬化的并发症，包括预防和控制食管下段胃底曲张静脉破裂出血，切除严重肿大的脾，以及消除或缓解合并的脾功能亢进和严重肝功能失代偿的肝移植治疗。手术方式包括断流手术、门体分流术、分流与断流联合手术及肝移植术。临床上以断流手术应用为主。

目前，断流手术中以脾切除加贲门周围血管离断术最为有效，不仅离断了食管胃底的静脉侧支，还保存了门静脉入肝的血流，是国内应用最广泛的断流术式。

贲门周围血管分为四组，包括冠状静脉（胃支、食管支和高位食管支）、胃后静脉、胃短静脉和左膈下静脉。门静脉高压时，彻底切断与结扎这四组静脉及其伴行的动脉，才能彻底阻断门、奇静脉间的反常血流（图7-7-1）。

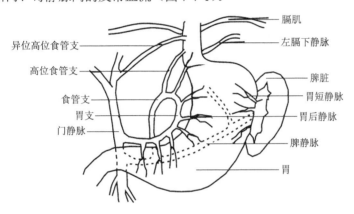

图 7-7-1 贲门周围血管

断流术时，通常行脾切除术。脾切除后能解除或缓解脾功能亢进，减少门静脉血流量和降低门静脉压力，是重要的限流方法。

一、手 术 用 物

（一）常规布类

常规布类包括手术盆、手术衣、剖口单、桌单和治疗巾。

（二）手术器械

手术器械包括胃肠器械包、S形拉钩1个、弧形框架拉钩1套。

（三）一次性用物

一次性用物包括一次性单极电刀笔1个、一次性延长电极1个、一次性电刀清洁片1张、一次性使用负压吸引管1套、剖腹套针1板、20ml及5ml注射器各1副、45cm×45cm医用粘贴膜1张、一次性灯柄套1个、3-0丝线4包、2-0/T丝线4包、1-0丝线3包，纱布、手套按需准备。

二、手术体位

患者采用仰卧位（详见本章第三节）。

三、消毒铺巾

（1）消毒液：碘伏。

（2）消毒范围：上至双侧乳头连线平面，下至耻骨联合平面，两侧至腋中线。

（3）铺巾：四张治疗巾反折 1/4，按会阴侧、对侧、头侧和近侧顺序铺于切口周围，待消毒液干后，45cm×45cm 医用粘贴膜粘贴固定。

（4）铺剖口单：将剖口单纵向铺于手术床进行覆盖，形成无菌区域。

（5）铺桌单：一张桌单长轴与手术床垂直，铺于头侧，覆盖头架及外展上肢；另一张桌单长轴与手术床平行，铺于切口下部并覆盖托盘。

四、手术配合

（一）经左上腹肋缘下切口入路

1. 手术切口　左上腹肋缘下斜切口（图 7-7-2）。

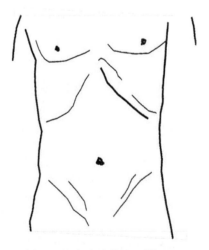

图 7-7-2　左上腹肋缘下斜切口

2. 切开皮肤、皮下组织及肌肉　备 20 号圆刀片、组织镊、纱布、电刀笔和皮肤拉钩，依次切开皮肤、皮下组织及肌肉组织。

3. 切开腹膜　用两把中弯止血钳提起少许腹膜，20 号圆刀片于两中弯止血钳之间切开一个小口，用剥离剪或电刀笔顺切口打开腹膜。

4. 暴露术野　备用弧形框架拉钩、纱布，协助安置弧形框架拉钩，将术野尽量暴露。

（二）腹腔探查

1. 清洁双手　无菌生理盐水冲洗术者双手。

2. 腹腔探查　备方纱保护切口，探查脾脏、肝脏或上腹部相邻的其他器官。

（三）分离脾脏

1. 结扎脾动脉　使用剥离剪、中弯止血钳、精细直角钳游离出脾动脉，并使用 1-0 钳带线结扎两次（图 7-7-3，图 7-7-4）。

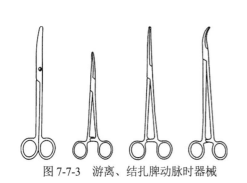

图 7-7-3　游离、结扎脾动脉时器械

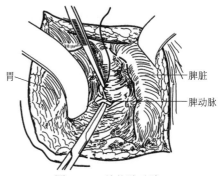

图 7-7-4　结扎脾动脉

2. 离断胃结肠韧带　备用 S 形拉钩暴露脾脏，超声刀紧贴胃壁离断胃结肠韧带，下端至胃大弯中份右侧，上端至脾胃韧带。

3. 离断脾脏周围其余韧带　超声刀分离脾脏与胃、膈肌、胰腺和结肠之间的韧带，备用 2-0/T 钳带线结扎止血（图 7-7-5，图 7-7-6）。

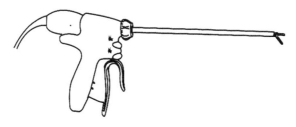

图 7-7-5　超声刀

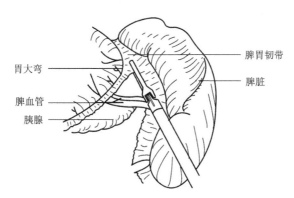

图 7-7-6　离断脾胃韧带

（四）切除脾脏，脾血回输

1. 切除脾脏 备用 S 形拉钩牵拉胃体，暴露脾门部，使用三把大弯止血钳钳夹脾蒂，在靠近脾侧的两把止血钳之间剪断脾蒂，切除脾脏（图 7-7-7，图 7-7-8）。

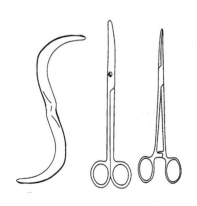

图 7-7-7 切除脾脏阶段器械

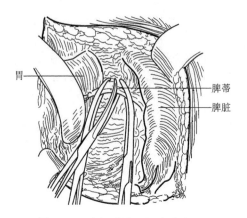

胃　　　　脾蒂
　　　　　脾脏

图 7-7-8 夹闭脾蒂，切除脾脏

2. 结扎脾蒂，止血 脾蒂处用 1-0 钳带线结扎，再用圆针 2-0/T 丝线缝扎 1 次或 1-0 钳带线将脾蒂再次结扎。

3. 回收脾血 脾脏离体后放入手术盆内，松开止血钳，让脾血自然流出。连接自体血血液回收机，使用吸引器将脾血吸回自体血血液回收机，通过血液回收机过滤回收后，遵医嘱及时将脾血输入体内。

（五）贲门周围血管离断

1. 脾窝衬垫 在脾切除后将一方纱垫于脾窝内。

2. 离断胃后静脉和左膈下静脉 该两组静脉是形成食管胃底静脉曲张的重要来源之一。术者将胃大弯向右侧牵拉开，备用中弯止血钳沿胃大弯侧游离，从胰腺上缘游离向胃底、食管后的胃后静脉、胃短静脉和左膈下静脉，备用 2-0/T 和 1-0 钳带线结扎并离断，显露出食管下端左侧壁及前壁。

3. 离断胃左静脉的分支 备用 S 形拉钩将肝脏左外叶向上牵开，术者将胃向下牵引，传递剥离剪和电刀笔，切开膈下食管贲门前浆膜，离断食管周围静脉，显露食管下端及胃胰襞。备用中弯止血钳、剥离剪和电刀笔，切开胃胰襞，在靠近胃小弯胃壁的右侧缘分离、切断、结扎胃左静脉胃支及伴行的胃左动脉胃支。

4. 离断食管旁静脉进入食管下端的穿支静脉 备用纱布向左前下方牵拉贲门和食管下端，传递大弯止血钳靠食管壁从下向上逐一离断高位食管支及异位高位食管支，并离断胃裸区和食管下端后壁的疏松组织及侧支血管，直至食管裂孔处。传递 2-0/T 或 1-0 钳带线结扎血管断端，圆针 3-0 丝线缝合食管旁静脉左侧缘的前后壁浆膜层及胃胰襞创面（图 7-7-9，图 7-7-10）。

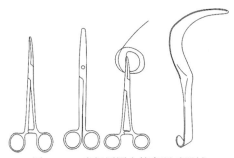

图 7-7-9　贲门周围血管离断时器械

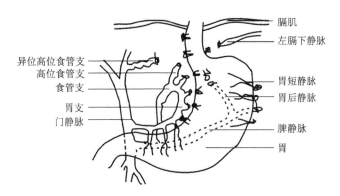

图 7-7-10　贲门周围血管离断

（六）胃大、小弯腹膜化

备圆针 3-0 丝线间断缝合胃大、小弯前后壁的腹膜，使胃大、小弯腹膜化。

（七）肝组织活检

1. 肝脏表面缝荷包　圆针双 1-0 丝线在肝脏表面缝荷包。

2. 取肝脏标本　使用 11 号尖刀片和中弯止血钳，于肝脏缝扎荷包内切取肝脏组织，送病理检查，再收紧荷包进行切缘止血（图 7-7-11）。

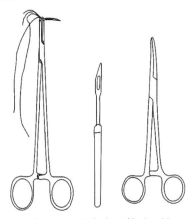

图 7-7-11　肝组织活检时器械

（八）创面止血

术者检查脾窝、脾蒂、血管离断处有无明显出血，以及食管胃游离区的色泽和血液循环，备用圆针 3-0 丝线缝扎止血或遵医嘱备用止血材料。

（九）关闭切口

1. 安置引流管 备用血浆引流管 1 根，安置于膈下，由切口外侧另戳孔引出。

2. 关闭腹腔

（1）腹膜、肌层缝合：圆针 1-0 丝线或 1-0 可吸收线缝合。

（2）皮下缝合：圆针 3-0 丝线或 2-0 可吸收线缝合。

（3）皮肤缝合：角针 3-0 丝线或角针 3-0 可吸收线缝合。

（4）固定引流管：角针 2-0/T 丝线缝合。

（夏青红　陈　吉　邹世蓉）

第八节　围手术期关注点

一、术前关注点

（1）术前访视：收集患者资料，了解病情，与患者及家属沟通，介绍术前准备项目及意义、入手术室注意事项等，使其对手术有所了解，消除心理负担，积极配合手术。

（2）入室核查：三方共同核查患者身份、手术方式、切口标识、知情同意书等内容，确保手术安全。

（3）器械物品准备：准备无菌物品及手术器械，保证消毒合格、在有效期内。保证高频电刀、超声刀、手术床、无影灯、中心吸引等手术设备处于功能状态，性能良好，以保证手术顺利进行。

（4）术前建立静脉通道：为预防麻醉意外，术前建立 18G 以上静脉通道，以保证手术安全。静脉穿刺前做好解释宣教工作。

（5）协助麻醉，随时监测血压、心率、血氧饱和度等生命体征。

（6）协助摆放体位，年老体弱、极度消瘦或肥胖的患者，注意压疮评估，有效使用硅胶垫、棉垫等保护措施，避免压疮的发生。

（7）术前根据手术需要准备自体血回收系统。

（8）根据需要准备暖风机，维护患者术中体温，避免低体温的发生。

（9）手术开始前再次进行核查。

二、术中关注点

（1）严格控制非手术人员进出手术间，严格执行参观制度，监督手术人员的无菌操作，遵医嘱使用抗生素，以减少感染可能。

（2）严密监测患者的血压、心率、体温、血氧饱和度等生命体征，密切关注手术进程，随时添加物品。

（3）术中如需进行自体血回收，应使用注射用生理盐水进行冲洗，严禁使用冲洗用生理盐水或灭菌注射用水。怀疑脾脏占位的患者禁止血液回收。

（4）准确清点物品数量，如纱布、纱垫、器械、缝针等，确保无遗漏。

三、术后关注点

（1）及时送检标本，石蜡标本离体后 30min 内送检，根据手术需要送检术中冷冻切片。注意核查，与手术医生、器械护士共同确认标本名称、送检方式，避免标本错误的风险。

（2）用温水擦拭患者皮肤上的消毒液及血迹，保证患者皮肤清洁并穿好衣物，盖被保暖。

（3）检查各种约束带有效固定，避免麻醉复苏期患者躁动坠床或管道滑脱。

（4）出室前再次进行核查，确认手术方式、手术物品清点、标本、各种管道、患者去向等内容。

（古云霞　李　智）

第八章 胃肠手术配合

第一节 相关解剖学基础

胃位于上腹部，上端在膈肌食管裂孔以下，与食管下端相连，下端在上腹部偏右，通过幽门和十二指肠球部连接，总体上呈现倒"C"形的囊状物。胃大弯的左上部紧邻脾脏，整个下缘凭借由脏腹膜发出的大网膜覆盖并贴近横结肠，胃后壁为小网膜腔的前壁。胃在解剖上分为五部分：贲门部、胃底部、胃体部、胃窦部和幽门部。

贲门部与膈下腹段食管相连，是胃最小的一部分，与胃底大弯之间形成一交角，称为 His 角。His 角左侧的胃腔向头侧突出，略高于贲门部，是胃最高的部分——胃底部。胃体部是自胃底以下占据胃面积最大的一部分，是胃内容主要的容纳部位。胃小弯侧向下延续，在接近远端 1/3 时，转向水平，形成一切迹，称为角切迹，由此向相对应的胃大弯缘作一条虚拟线，在此线的远侧即为胃窦部，或称幽门窦，在组织学上并无清晰的分界，而是有一移行带，此种区分方法只是为了便于肉眼识别。幽门部是胃的出口部分，近侧为胃窦部的延续，远侧经幽门括约肌和十二指肠相通（图 8-1-1）。

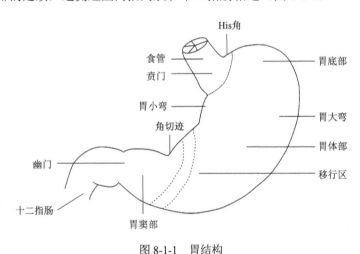

图 8-1-1　胃结构

胃周围有一些由脏腹膜形成的韧带，使胃与其他脏器或组织相连，以保持胃的位置相对固定。由于都是来自腹膜，包裹各脏器，故各邻近韧带彼此移行相关，各韧带多为双层腹膜，部分为单层（如胃膈韧带）或四层（如大网膜）。多数韧带内均有相应脏器的血管走行，是上腹部手术必须准确辨认的组织解剖。与胃相关的韧带主要有：①胃膈韧带，位于贲门部右侧和膈相连，向右转折覆盖食管裂孔，成为膈食管韧带；②脾胃韧带，连接胃和脾，向左移行于胃膈韧带；③肝胃韧带，连接于胃小弯和肝脏面之间，右侧移行为肝十二指肠韧带，此韧带内有肝动脉、门静脉和胆总管通过，是非常重要的解剖部位；④胃结肠韧带，位于胃大弯和横结肠之间，但向前向下折叠为大网膜；⑤胃胰韧带，指贲门、胃底、胃体向后移行至胰腺上缘的腹膜连线，只不过是一些腹膜皱褶，或称胃胰皱襞（图8-1-2）。

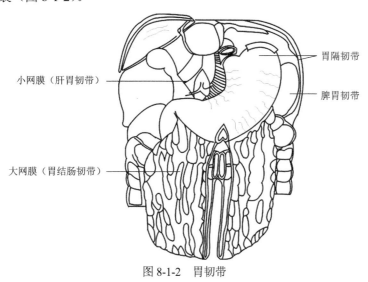

图 8-1-2 胃韧带

胃的血液循环非常丰富，有一些重要的血管供应胃的血运，并彼此交通形成血管弓。主要的血管包括：①胃左动脉，绝大多数起自于腹腔动脉干，有少数可直接起自于腹主动脉。胃左动脉发出后向左上方走形于胃胰皱襞内，至贲门稍下方发出食管支，然后转向右下靠近胃小弯，在肝胃韧带两层腹膜中走行，沿途向胃的前后壁发出分支。②胃右动脉，多发自肝固有动脉，少数起自肝总、肝左或肝右动脉。③胃网膜左动脉，源于脾动脉，在脾胃韧带和胃结肠韧带内走行，同时向胃前后壁发出多数分支，终端和胃网膜右动脉吻合。④胃网膜右动脉，是胃十二指肠动脉的主要分支，在胃结肠韧带内沿胃大弯向左走行，也向胃前后壁发出多数分支，其供应范围超过胃大弯的一半，终端与胃网膜左动脉连接交通，遂形成胃大弯动脉弓。⑤胃短动脉，起自脾动脉主干或其主要分支，一般有4～6支，在脾胃韧带内走行，分支进入胃底外侧。胃底内侧由来自左膈下动脉的细小分支供应。⑥胃后动脉，70%左右的人有此动脉，由脾动脉中1/3段的上缘或脾动脉上极支分出，经胃膈韧带进入胃底部后壁。

胃的静脉大体和同名动脉伴行，无静脉瓣，分别汇入脾静脉、肠系膜上静脉或直接进入门静脉。胃左静脉一般由胃角切迹附近开始，收受胃壁各小静脉支，沿胃小弯向贲门方向走行，在贲门下方2～3cm处弯向右下，并有食管支汇入，形成胃左静脉干，或称胃冠状静脉，多数汇入门静脉，少数汇入脾静脉或脾门静脉交角处。胃左静脉是肝硬化门静脉高压症时门静脉系统的重要侧支通路，几乎均出现明显曲张，多数产生反常血流，通过相交通的食管支，导致食管下段静脉曲张破裂出血，在临床上具有重要意义（图8-1-3）。

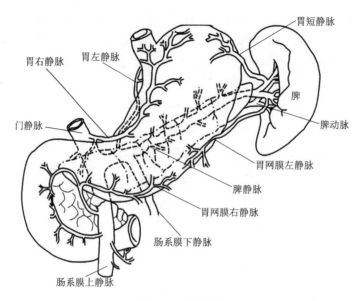

胃右静脉　胃左静脉　胃短静脉

门静脉

脾

脾动脉

胃网膜左静脉

脾静脉

胃网膜右静脉

肠系膜下静脉

肠系膜上静脉

图 8-1-3　胃血管

（廖安鹊　顾笑羚）

第二节　手术相关常见疾病

胃部疾病适于外科手术治疗的指征如下所述。

（一）胃溃疡

胃溃疡一般病灶较大，内科治疗效果差，并有恶变可能，而胃溃疡手术治疗效果较好，手术危险性小，复发的概率较低。适合于手术治疗的情况包括：①经过正规内科治疗 3 个月后溃疡不愈合；②内科治疗期间溃疡愈合后复发；③发生溃疡急性穿孔、急性大出血和幽门梗阻；④溃疡巨大，直径超过 2.5cm；⑤不能肯定除外溃疡恶变者。

（二）胃癌

外科手术是治疗胃癌的主要手段。胃癌的手术治疗可以分为根治性手术和姑息性手术两种。胃癌根治性手术切除的原则是整块切除病灶，包括可能受浸润的胃壁在内的胃部分或全部，并按 D2 标准整块切除胃周围的淋巴结，重建消化道。姑息性手术包括两类，一类是不切除原发病灶的各种短路手术；另一类是切除了原发病灶的姑息性切除手术。

（廖安鹊　向琦雯）

第三节　常见体位

开腹胃手术及腔镜胃手术均采用仰卧位，区别点在于下肢的摆放方法。

（一）体位摆放用物

体位摆放用物包括头枕、泡沫垫、约束带、搁手板、束手带和半圆形硅胶垫。

（二）体位摆放原则

（1）参加人员应当由巡回护士、手术医生和麻醉医生共同完成。
（2）确保患者舒适安全。
（3）充分暴露手术野。
（4）确保术中呼吸通畅。
（5）保持静脉血液回流良好，避免外周血液回流受阻。
（6）避免压迫外周神经。
（7）保持患者肌肉、骨骼不会过度牵拉。
（8）防止发生体位并发症。

（三）体位摆放方法

1. 开腹胃手术仰卧位（图 8-3-1）

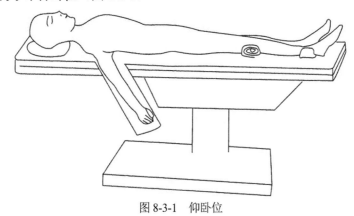

图 8-3-1　仰卧位

（1）放置头枕于手术床头侧，中单上缘平齐肘关节上 5cm 处。
（2）患者仰卧于手术床中线。
（3）有液体通道侧上肢外展放于搁手板上，并使用束手带固定。
（4）膝关节下放置半圆形硅胶垫。
（5）负极板粘贴于靠近手术区域、体毛少、肌肉丰厚、无瘢痕的位置。
（6）约束带固定于膝关节上 3～5cm 处。
（7）平齐眉弓上缘固定头架。
（8）整理并固定各型管道，如胃管、尿管、输液通道等。

2. 腔镜胃手术仰卧位（图 8-3-2）
（1）患者仰卧于手术床中线，头部垫一个软枕。
（2）有液体通道侧上肢外展放于搁手板上，另一侧上肢平放于身体侧，用中单将其包裹、保护、固定。

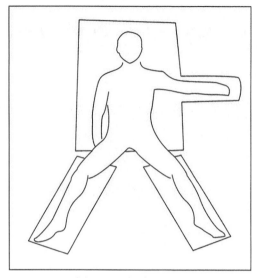

图 8-3-2　仰卧分腿位

（3）双下肢分开 45°左右（以能站立一个人为宜），保暖并用束腿带在膝关节处固定双下肢。

（4）电凝器负极板粘贴于患者体毛较少、肌肉丰厚、血运良好、靠近手术部位处，如大腿、小腿处。

（5）整理并固定各型管道，如胃管、尿管、输液通道等。

（6）头架固定于主刀侧床旁，调整高度到适宜位置。

（四）体位摆放注意事项

（1）保持床单位干净、干燥、平整、无碎屑，一人一换。

（2）确保手术床处于层流区域内、两输液轨道中间。

（3）保暖：及时覆盖棉被，并根据患者情况适当调整室温；根据手术部位选择适型的保温毯，防止患者发生术中低体温。

（4）防止腋神经损伤：上肢外展不超过 90°。

（5）防止发生压疮：术前评估患者压疮发生风险，在骨突出处给予适当的保护；减少消毒液体及冲洗液体流入患者身下。

（廖安鹊　干　琳）

第四节　常　用　仪　器

胃手术常用仪器包括高频电刀和超声刀（详见第一章）。

第五节　开腹近端胃癌根治术手术配合

胃大部分位于左季肋区，小部分位于腹上区。贲门位于第 11 胸椎的左侧，幽门位于第 1 腰椎的右侧。胃前壁只有一小部分直接贴于腹前壁，其余被肝、膈和左肋弓所覆盖。

目前外科手术切除＋区域淋巴结清扫是治疗胃癌的主要手段。手术切除范围包括近端胃切除、远端胃切除及全胃切除。

近端胃切除术适用于胃体部近端及贲门部肿瘤的手术治疗。需要特别指出的是，对于食管胃结合部腺癌，根据日本《胃癌治疗指南》（第 3 版）的规定，除了早癌且保留的胃能大于 1/2 时方采用近端胃大部切除，余均应考虑行全胃切除。但在某些情况下，如食管受累层面较高，加之小肠系膜较肥厚，此时小肠上提吻合可能有张力时，出于安全考虑也可行近端胃大部切除。

一、手 术 用 物

（一）常规布类

常规布类包括手术盆、手术衣、剖口单、桌单和治疗巾。

（二）手术器械

手术器械包括胃肠普通器械、专用血管盒、弧形框架拉钩和超声刀。

（三）一次性用物

一次性用物包括一次性单极电刀笔 1 把、一次性延长电极 1 个、电刀清洁片 1 张、纱布 20 张、纱球 10 个、方纱 3 张、20 号圆刀片 2 个、11 号尖刀片 1 个、45cm×45cm手术粘贴膜 1 张、一次性使用吸引管 1 套、剖腹套针 1 板、一次性灯柄套 1 个、引流管 2 根、引流袋 2 个、12cm×14cm 有孔敷贴 2 张、10cm×25cm 敷贴 1 张、一次性冲洗器 1个、1ml 注射器 1 副，3-0 丝线、2-0/T 丝线、1-0 丝线和手套按需准备。

（四）特殊用物

适型切口保护套、荷包线、直线型切割缝合器和适型圆形吻合器按需准备。

二、手 术 体 位

手术体位采用开腹胃手术仰卧位（详见本章第三节）。

三、消毒铺巾

（1）消毒液：碘伏。

（2）消毒范围：上至胸骨上窝，下至耻骨联合，两侧至腋中线。

（3）铺巾：四张治疗巾反折 1/4，按照会阴侧、对侧、头侧和近侧顺序铺于切口周围，并显露脐部和剑突。

（4）粘贴医用粘贴膜于手术切口区域以保护切口并固定治疗巾。

（5）将剖口单纵行打开，对准手术切口平铺于手术区域。

（6）第一张桌单横铺于切口上缘，遮盖头架及外展手臂；第二张桌单平切口下缘覆盖托盘和床尾。

四、手术配合

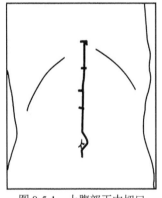

图 8-5-1　上腹部正中切口

（一）切口入路——上腹部正中切口（图 8-5-1）

1. 切开皮肤、皮下组织及肌肉　传递 20 号圆刀片、组织镊、纱布、电刀笔和皮肤拉钩。20 号圆刀片切开皮肤后换下，电刀笔分离皮下组织及肌肉并止血（图 8-5-2）。

2. 切开腹膜　使用两把中弯止血钳夹住腹膜并提起，再用 20 号圆刀片切开一个小口，然后使用组织剪或电刀笔沿切口剪开腹膜（图 8-5-3）。

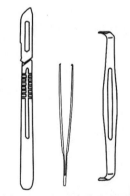

图 8-5-2　切开皮肤阶段器械

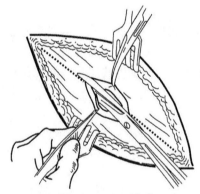

图 8-5-3　切开腹膜

（二）暴露术野，探查腹腔

1. 切口保护　备适型一次性切口保护套保护切口，避免切口感染及肿瘤细胞切口种植。

2. 暴露术野　递腹腔拉钩、湿方纱 3 张，安装弧形框架拉钩，牵引并充分暴露术野，在每个框架与手术床的连接处用无菌治疗巾进行遮盖、保护（图8-5-4）。

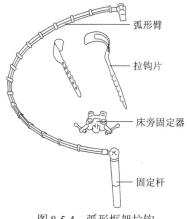

图 8-5-4 弧形框架拉钩

3. 探查腹腔 探查盆腔有无癌转移，探查肝脏，肠系膜、腹主动脉附近有无肿大淋巴结，探查病灶位置、大小、范围及与邻近周围组织器官的关系，确定手术方式。

（三）游离胃周组织，清扫淋巴结

1. 淋巴结示踪显影 备 1ml 注射器抽取纳米碳混悬液，于肿瘤周围组织浆膜下多点注射，显示区域淋巴结。

2. 游离胃左血管，清扫周围淋巴结 备超声刀、敷料镊、剥离剪、中弯止血钳、2-0/T钳带线和圆针 2-0/T 丝线。沿横结肠上缘剪开胃结肠韧带，向右至肝曲，向上分离横结肠系膜前叶及胰腺被膜，直至胰腺上缘。切断小网膜至贲门右侧，打开胃胰纵裂，显露肝总动脉、胃左血管根部和腹腔干，离断胃左血管，2-0/T 钳带线、圆针 2-0/T 丝线行残端结扎和缝扎。依次清扫 No.7、8a、9 和 11p 组淋巴结（图8-5-5，图8-5-6）。

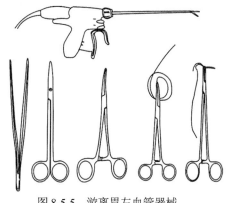

图 8-5-5 游离胃左血管器械

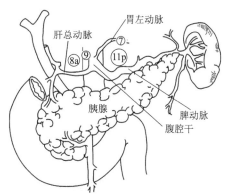

图 8-5-6 清扫淋巴结

3. 游离胃大弯和胃底，清扫周围淋巴结 备超声刀、敷料镊、剥离剪、中弯血管钳、2-0/T 钳带线、圆针 3-0 丝线、短持针器等。沿胃大弯胃网膜血管弓外游离胃大弯及胃底，离断脾胃韧带、胃膈韧带至贲门左侧，依次清扫 No.4sb、4sa、2、11d 及 10 组淋巴结（图8-5-7，图8-5-8）。

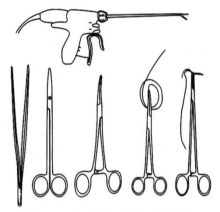

图 8-5-7　游离并清扫淋巴结器械

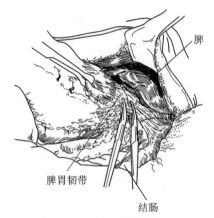

图 8-5-8　离断脾胃韧带

4. 游离食管，清扫周围淋巴结　备超声刀、2-0/T 钳带线、敷料镊、圆针 3-0 丝线、长持针器、长剥离剪、大弯止血钳等。切开食管前腹膜，离断迷走神经，游离食管下端约 6cm。备 2-0 钳带线、超声刀，清扫 No.1、2 组淋巴结（图 8-5-9，图 8-5-10）。

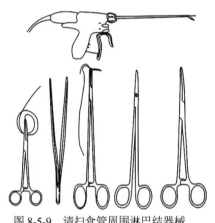

图 8-5-9　清扫食管周围淋巴结器械

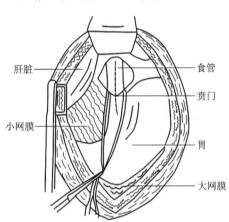

图 8-5-10　游离食管

5. 游离胃小弯　备直角钳、中弯止血钳、2-0/T 钳带线和剥离剪，游离胃小弯并清扫 No.3 组淋巴结（图 8-5-11，图 8-5-12）。

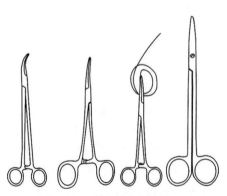

图 8-5-11　游离胃小弯器械

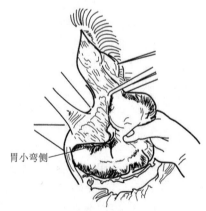

图 8-5-12　游离胃小弯

（四）近端胃切除

1. 切除范围 食管下端 3～4cm、近端胃大部。

2. 离断食管 巡回护士配合将胃管退至食管内。备支气管钳、直角剪和荷包钳，在距肿瘤上方 3cm 处离断食管，碘伏纱球处理食管断端，行荷包缝合后置入圆形吻合器钉座，收紧荷包线，留待吻合（图 8-5-13，图 8-5-14）。

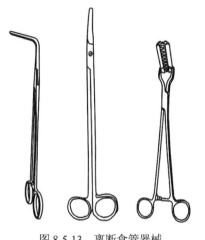
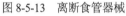

图 8-5-13 离断食管器械

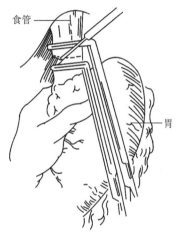

图 8-5-14 离断食管

3. 离断胃 备可可钳两把，直线型切割缝合器于距肿瘤 5cm 处离断胃体，碘伏纱球处理胃体断端（图 8-5-15，图 8-5-16）。

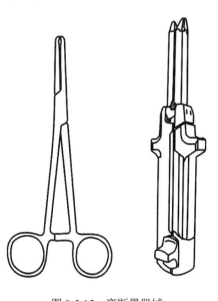

图 8-5-15 离断胃器械

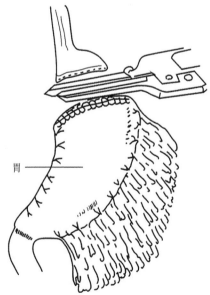

图 8-5-16 离断胃

4. 标本送术中冷冻切片 切下的胃标本置于标本盘（标本盘内垫一张湿盐水纱布保护）内，取胃大弯、胃小弯及食管断端切缘，分别标注装袋后送检。

（五）消化道重建

快速冷冻切片结果确认切缘为阴性后行消化道吻合重建。

1. 食管-胃吻合

（1）包埋胃小弯断端：备持针器、敷料镊、圆针 3-0 丝线和组织剪，全层缝合包埋胃小弯侧断端（图 8-5-17，图 8-5-18）。

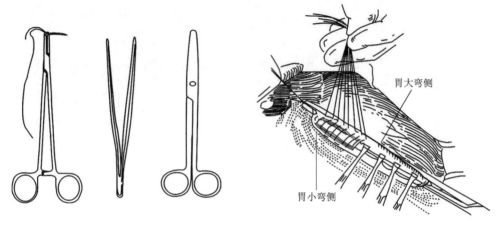

图 8-5-17　包埋胃小弯断端器械　　　　　　图 8-5-18　包埋胃小弯断端

（2）食管-胃吻合：备适型吻合器，于胃大弯侧放入，从胃后壁穿出，与食管行食管-远端残胃吻合。备圆针 3-0 丝线对吻合口行全层间断缝合（图 8-5-19，图 8-5-20）。

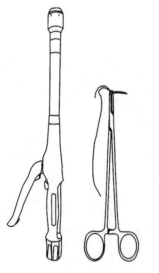

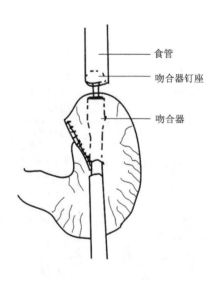

图 8-5-19　食管-胃吻合器械　　　　　　　　图 8-5-20　食管-胃吻合

2. 闭合胃大弯　巡回护士配合送入胃管，通过吻合口后，组织钳夹闭胃大弯断端侧，备适型切割缝合器闭合胃大弯残端，备圆针 3-0 丝线全层缝合，并做浆肌层包埋（图 8-5-21，图 8-5-22）。

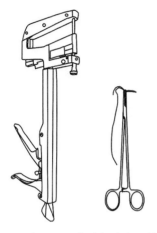

图 8-5-21 闭合胃大弯器械

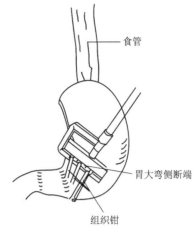

图 8-5-22 闭合胃大弯

（六）安置引流管

1. 冲洗腹腔　彻底止血后，备 40～42℃温热灭菌注射用水 1000ml 冲洗腹腔。
2. 放置缓释化疗药　遵医嘱于腹腔内放置缓释化疗药。
3. 安置引流管　于胃-食管吻合口旁放置引流管一根，于腹壁戳孔引出。

（七）关闭切口

巡回护士与器械护士共同清点器械及用物，逐层关腹。
1. 腹膜缝合　圆针 1-0 丝线缝合。
2. 肌层缝合　圆针 1-0 丝线缝合。
3. 皮下缝合　圆针 3-0 丝线缝合。
4. 皮肤缝合　角针 3-0 丝线缝合。
5. 固定引流管　角针 2-0/T 丝线缝合。

（文艳琼　郑　艳）

第六节　腹腔镜下近端胃癌根治术手术配合

一、手 术 用 物

（一）常规布类

常规布类包括手术盆、手术衣、剖口单、桌单和治疗巾。

（二）手术器械

手术器械包括胃肠镜普通器械包、普外腔镜特殊器械包和腔镜超声刀。

（三）一次性用物

1. 常规用物　一次性单极电刀笔 1 个、电刀清洁片 1 张、仪器防菌隔离罩 2 个、纱布 10 张、纱球 5 个、20 号圆刀片 1 个、11 号尖刀片 1 个、一次性使用吸引管 2 根、剖腹套针 1 板、一次性灯柄套 1 个、一次性使用吸引头 1 根、一次性使用冲洗器 1 个、医用润滑油 1 支、一次性无菌垃圾袋 1 个、1-0 丝线 2 包、2-0/T 丝线 2 包、3-0 丝线 2 包、1-0 PDS 环线 1 根、1-0 薇乔 1 根、硅胶潘氏引流管 1 根、引流袋 1 个、9cm×7cm 敷贴 3 个、12cm×14cm 有孔敷贴 1 张、手套按需准备。

2. 特殊用物　腔内切割缝合器、吻合器、直线型切割闭合器、合成夹、钛夹、12mm 一次性穿刺鞘 2 个、5mm 一次性穿刺鞘 2 个、切口保护套 1 个。

二、手术体位

体位采取腔镜胃手术仰卧位（详见本章第三节）。

三、消毒铺巾

（1）消毒液：碘伏。
（2）消毒范围：上至乳头连线平面，下至耻骨联合平面，两侧至腋后线。
（3）第一张桌单覆盖患者右侧下肢，第二张桌单覆盖患者左侧下肢。
（4）一张治疗巾四折放于会阴与腹部之间，三张治疗巾 1/4 折，按照对侧、头侧和近侧顺序铺于切口周围，显露脐部、剑突和左、右侧肋缘。
（5）将剖口单纵向铺开，长边一端铺于切口上方，短边一端四折平铺于髋部。
（6）一张桌单平齐切口上缘遮盖头部、头架及外展侧上肢。

四、手术配合

（一）用物准备

连接腔镜系统：在手术床头端患者右侧放置腹腔镜主显示器，左侧放置腹腔镜副显示器。连接冷光源、气腹管、电凝线、电刀笔、一次性使用吸引管、摄像头和腔镜镜头，并调节白平衡、腔镜超声刀。

（二）建立人工气腹

1. 建立气腹孔　备 11 号尖刀片、巾钳 2 把、纱布和气腹针。沿脐窝上缘做 1cm 弧形切口达皮下，两把巾钳提起脐窝两边组织，气腹针刺入腹腔（图 8-6-1）。

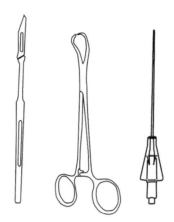

图 8-6-1　建立气腹阶段器械

2. 建立气腹　巡回护士开启气腹机，向腹腔内注入 CO_2 气体，压力维持在 12 ～ 15mmHg。

（三）建立操作孔

1. 准备用物　11 号尖刀片、10mm 穿刺鞘、12mm 穿刺鞘、5mm 穿刺鞘、气腹管和腔镜镜头（图 8-6-2）。

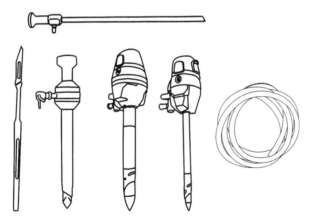

图 8-6-2　建立操作孔阶段器械

2. 建立第一个操作孔　在脐部沿气腹针切口刺入 10mm 穿刺鞘，留置鞘管，拔出鞘芯，穿刺鞘侧孔与气腹管相连，将碘伏清晰处理后的镜头经鞘管插入腹腔探查，由巡回护士开启冷光源机与摄像机。

3. 建立第二个操作孔　在左腋前线与左肋缘下 2cm 交界处，用 11 号尖刀片切开皮肤、皮下组织，置入 12mm 穿刺鞘，作为主操作孔。

4. 建立第三个操作孔　在脐左侧 5cm 偏上处，切开皮肤、皮下组织，置入 5mm 穿刺鞘，作为辅助操作孔。

5. 建立第四个操作孔　在右腋前线与右肋缘下 2cm 交界处，切开皮肤、皮下组织，置入 5mm 穿刺鞘，作为辅助操作孔。

6. 建立第五个操作孔　在右锁骨中线平脐偏上处，切开皮肤、皮下组织，置入 12mm 穿刺鞘，作为辅助操作孔（图 8-6-3）。

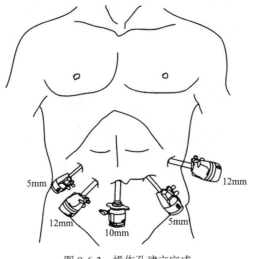

图 8-6-3　操作孔建立完成

（四）腹腔探查

探查盆腔有无癌转移，探查肝脏，肠系膜、腹主动脉附近有无肿大淋巴结，探查病灶位置、大小、范围及与邻近周围组织器官的关系，确定手术方式。

（五）游离胃并清扫淋巴结

（1）备腔镜超声刀、腔镜肠钳和腔镜无损伤钳。沿胃大弯胃网膜血管弓外游离胃大弯及胃底，用超声刀切断脾胃韧带和胃膈韧带，至贲门左侧，清扫 No.4sb、4sa、2、11d 和 10 组淋巴结（图 8-6-4，图 8-6-5）。

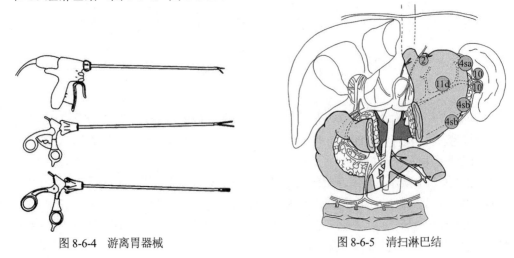

图 8-6-4　游离胃器械　　　　　　图 8-6-5　清扫淋巴结

（2）备腔镜超声刀、腔镜肠钳、腔镜无损伤钳和合成夹钳。显露胃左血管根部和腹腔干，切断胃左血管，清扫 No.7、8a、9 和 11p 组淋巴结。切除小网膜，清扫 No.3 和 1 组淋巴结，游离至贲门右侧，于胰腺背面之间游离出间隙，使用适型合成夹进行夹闭（图 8-6-6，图 8-6-7）。

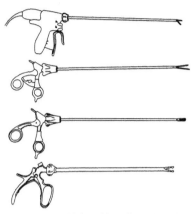

图 8-6-6　游离血管、淋巴结器械

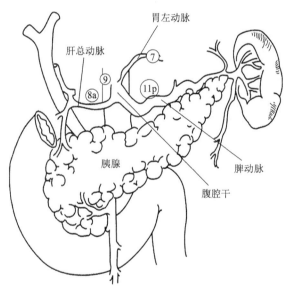

图 8-6-7　清扫淋巴结

（3）备腔镜肠钳、腔镜无损伤钳和腔镜超声刀，切开膈肌，游离食管下端 6～8cm。

（六）消化道重建

（1）传递圆针 3-0 丝线，在距肿瘤 3cm 以上处缝合荷包，放入吻合器钉座，离断食管。

（2）备用 20 号圆刀片于剑突下上腹正中切开长约 5cm 的切口，安置切口保护套，将胃移出，在距肿瘤 7cm 处，用两把可可钳夹闭，直线型切割闭合器切断并关闭远端胃，圆针 3-0 丝线加强缝合断端（图 8-6-8，图 8-6-9）。

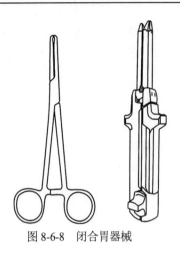

图 8-6-8 闭合胃器械

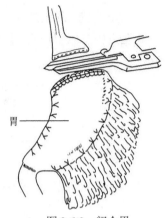

胃

图 8-6-9 闭合胃

（3）将吻合器杆部从胃前壁放入胃腔，并从胃大弯侧断端穿出，与食管行食管-胃端端吻合。

（4）用腔内切割缝合器关闭胃前壁。

（5）检查吻合口无扭转及出血、张力可，用圆针 3-0 丝线加强间断缝合浆肌层。

（七）检查创面，安置引流管

仔细检查伤口及周围有无出血及渗液，于胃-食管吻合口旁放置硅胶潘氏引流管一根，于腹壁另戳孔引出。

（八）清点器械并关闭切口

（1）清点器械、缝针、刀片、纱球、纱条等。

（2）腹正中切口：用 1-0 PDS 环线关闭切口。

（3）闭合穿刺鞘孔：1-0 薇乔缝合穿刺鞘孔。

（4）固定引流管：用角针 2-0/T 丝线固定。

（5）根据伤口情况选择适型敷料。

（李　智　李文莉）

第七节　开腹远端胃癌根治术手术配合

远端胃切除术适用于发生在胃角部、胃小弯、胃体中下份胃大弯侧部肿瘤。

一、手　术　用　物

（一）常规布类

常规布类包括手术盆、手术衣、剖口单、桌单和治疗巾。

（二）手术器械

手术器械包括胃肠普通器械、弧形框架拉钩和超声刀。

（三）一次性用物

一次性用物包括一次性单极电刀笔 1 把、一次性延长电极 1 个、电刀清洁片 1 张、纱布 20 张、纱球 10 个、方纱 3 张、20 号圆刀片 2 个、11 号尖刀片 1 个、45cm×45cm 手术粘贴膜 1 张、一次性使用吸引管 1 套、剖腹套针 1 板、一次性灯柄套 1 个、3-0 丝线 2 包、2-0/T 丝线 4 包、1-0 丝线 1 包、引流管 2 根、引流袋 2 个、12cm×14cm 有孔敷贴 2 张、10cm×25cm 敷贴 1 张，手套按需准备。

（四）特殊用物

相关止血产品、适型切口保护套、荷包线、直线型切割缝合器、适型圆形吻合器按需准备。

二、手术体位

患者采用开腹胃手术仰卧位（详见本章第三节）。

三、消毒铺巾

（1）消毒液：碘伏。
（2）消毒范围：上至胸骨上窝，下至耻骨联合，两侧至腋中线。
（3）铺巾：四张治疗巾反折 1/4，按照会阴侧、对侧、头侧和近侧顺序铺于切口周围，并显露脐部和剑突。
（4）粘贴医用手术粘贴膜于手术切口区域，以保护切口并固定治疗巾。
（5）纵向铺开剖口单，对准切口处置于手术床上，首先铺开器械护士侧，再铺开对侧。
（6）第一张桌单长轴与手术床垂直，横铺于切口上缘，遮盖头架及外展手臂；另一张桌单长轴与手术床平行，平切口下缘覆盖托盘及床尾。

四、手术配合

（一）切口入路——上腹部正中切口（图 8-7-1）

1. 切开皮肤、皮下组织及肌肉 传递 20 号圆刀片、组织镊、纱布、电刀笔和皮肤拉钩。20 号圆刀片切开皮肤后换下，电刀笔分离皮下组织及肌肉并止血。

2. 切开腹膜 使用两把中弯止血钳夹住腹膜并提起，再用 20 号圆刀片切开一个小口，然后用组织剪或电刀笔沿切口剪开腹膜。

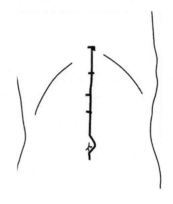

图 8-7-1　上腹部正中切口

（二）暴露术野，探查腹腔

1. 切口保护 备适型切口保护套保护切口，避免切口感染及肿瘤细胞切口种植。

2. 暴露术野 传递腹腔拉钩、湿方纱 3 张，安置弧形框架拉钩，充分暴露术野，在每个框架的连接处用无菌治疗巾进行保护、遮盖（图 8-7-2）。

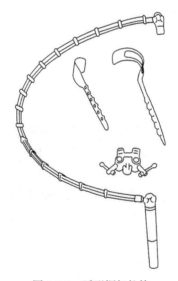

图 8-7-2　弧形框架拉钩

3. 探查腹腔 探查盆腔有无癌转移，探查肝脏，肠系膜、腹主动脉附近有无肿大淋巴结，确定手术方式。

（三）游离大网膜

备超声刀、敷料镊、剥离剪和中弯止血钳。由结肠中部开始游离大网膜，向左至脾曲，向右至结肠肝曲（图 8-7-3，图 8-7-4）。

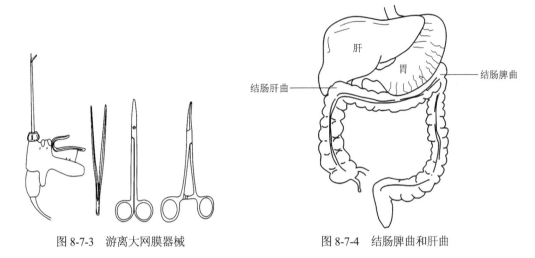

图 8-7-3　游离大网膜器械　　　　　　　　图 8-7-4　结肠脾曲和肝曲

（四）游离胃周、清扫淋巴结

1. 淋巴结示踪显影　备 1ml 注射器抽取纳米碳混悬液，于肿瘤周围组织浆膜下多点注射，显示区域淋巴结。

2. 离断胃网膜右血管并清扫周围淋巴结　备胃肠超声刀、精细直角钳、中弯止血钳、2-0/T 钳带线和组织剪，沿结肠中动脉分离至胰腺下缘，显露肠系膜上静脉，打开胰十二指肠前筋膜，离断胃网膜右动脉及静脉（图 8-7-5，图 8-7-6）。

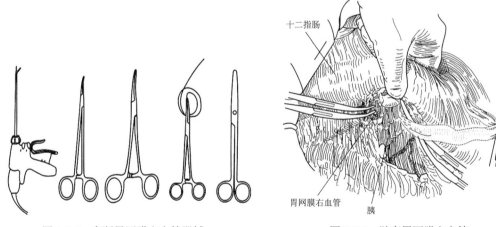

图 8-7-5　离断胃网膜右血管器械　　　　　　图 8-7-6　游离胃网膜右血管

3. 游离十二指肠　备超声刀、直角钳和 3-0 钳带线，游离十二指肠下缘及胃十二指肠动脉，沿胰腺上缘、十二指肠上缘分离出肝总动脉。

4. 离断胃左血管并清扫周围淋巴结

（1）备胃肠超声刀、中弯止血钳和敷料镊，沿胰腺上缘分离脾动脉，在胃左静脉汇入脾静脉处，自根部离断胃左静脉（图 8-7-7，图 8-7-8）。

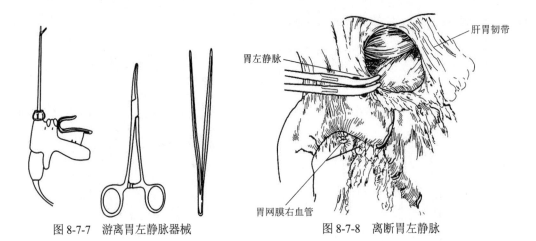

图 8-7-7　游离胃左静脉器械

图 8-7-8　离断胃左静脉

（2）备敷料镊、中弯止血钳和超声刀，沿脾动脉分离清扫No.11p 组淋巴结。显露腹腔动脉干，离断胃左动脉，备 2-0/T 钳带线远端结扎，近端圆针 3-0 丝线缝扎，依次清扫 No.7、8a 和 9 组淋巴结（图 8-7-9，图 8-7-10）。

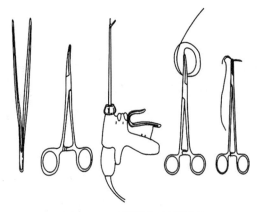

图 8-7-9　离断胃左动脉器械

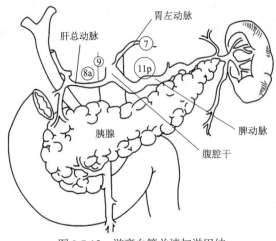

图 8-7-10　游离血管并清扫淋巴结

5. 离断胃右动脉并清扫周围淋巴结

（1）备超声刀、敷料镊和长剥离剪，沿肝总动脉向右分离出肝固有动脉，在其根部切断胃右动脉，备2-0/T钳带线远端结扎，近端用圆针2-0/T丝线缝扎处理（图8-7-11，图8-7-12）。

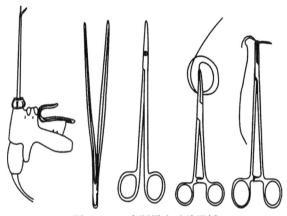

图 8-7-11　离断胃右动脉器械

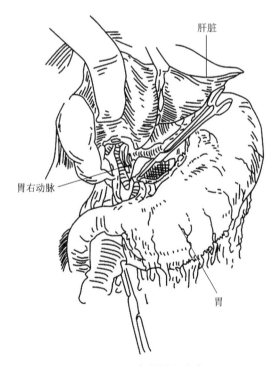

图 8-7-12　离断胃右动脉

（2）备精细直角钳、中弯止血钳、剥离剪和3-0钳带线。清扫No.5和12a组淋巴结（图8-7-13，图8-7-14）。

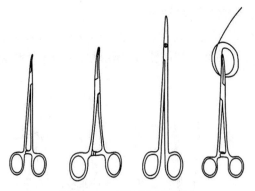

图 8-7-13 清扫淋巴结器械

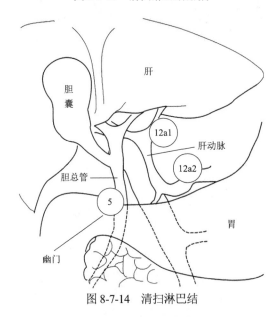

图 8-7-14 清扫淋巴结

6. 离断肝胃韧带 备超声刀和 2-0/T 钳带线，游离离断肝胃韧带，裸化胃小弯，清扫 No.1 和 3 组淋巴结。

7. 离断胃网膜左动脉 备超声刀、2-0/T 钳带线、中弯止血钳和组织剪，离断胃网膜左动脉，2-0/T 钳带线结扎，清扫 No.4sb 组淋巴结，游离裸化胃大弯（图 8-7-15，图 8-7-16）。

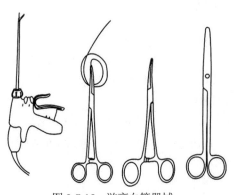

图 8-7-15 游离血管器械

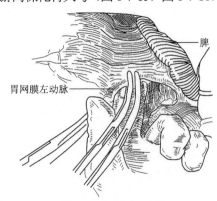

图 8-7-16 游离血管

（五）远端胃切除

1. 切除范围　十二指肠上段 3～4cm 及远端胃大部。

2. 离断十二指肠　巡回护士将胃管退至贲门处，备肠钳、切割缝合器于距幽门 3cm 处切断十二指肠，圆针 3-0 丝线行十二指肠间断缝合（图 8-7-17，图 8-7-18）。

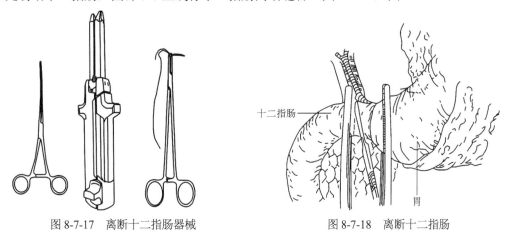

图 8-7-17　离断十二指肠器械　　　　　　图 8-7-18　离断十二指肠

3. 离断远端胃　备可可钳两把，使用适型切割闭合器于距肿瘤近端约 6cm 处切断胃（图 8-7-19，图 8-7-20）。

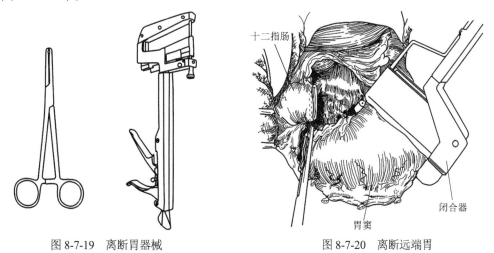

图 8-7-19　离断胃器械　　　　　　图 8-7-20　离断远端胃

4. 术中冷冻切片　切下的胃标本及断端置于标本盘（标本盘内垫一张湿盐水纱布保护）内，取胃大弯、胃小弯及十二指肠断端切缘，分别标注装袋后送检。

（六）消化道重建

术中冷冻切片检查结果确认为阴性后行消化道吻合重建。

1. 胃-空肠吻合　备可可钳、适型吻合器，于距空肠 15～20cm 处与胃大弯侧行胃-空肠侧侧吻合（图 8-7-21，图 8-7-22）。

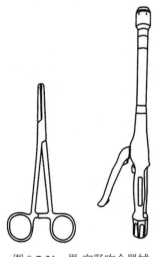

图 8-7-21 胃-空肠吻合器械

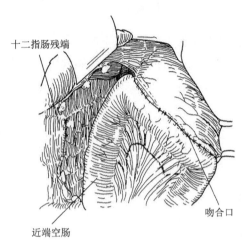

图 8-7-22 胃-空肠侧侧吻合

2. 闭合胃大弯残端 备直线型切割缝合器闭合胃大弯残端，圆针 3-0 丝线行全层间断缝合加浆肌层包埋。

3. 空肠-空肠吻合 巡回护士配合送入胃管，在通过吻合口后，备肠钳、适型吻合器于距胃-肠吻合口下方约 15cm 处将近、远端空肠行侧侧吻合（图 8-7-23，图 8-7-24）。

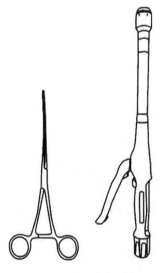

图 8-7-23 空肠吻合器械

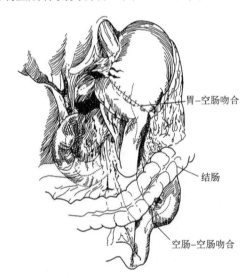

图 8-7-24 消化道重建

（七）安置引流管

1. 冲洗腹腔 彻底止血后，备 40～42℃温热灭菌注射用水 1000ml 冲洗腹腔。

2. 缓释化疗药放置 遵医嘱于腹腔内协助放置缓释化疗药。

3. 安置引流管 于温氏孔处放置引流管 1 根，于腹壁另戳孔引出。

（八）关闭切口

器械护士与巡回护士共同清点器械及手术用物，逐层关腹。

1. 腹膜缝合　圆针 1-0 丝线缝合。

2. 肌层缝合　圆针 1-0 丝线缝合。

3. 皮下组织缝合　圆针 3-0 丝线缝合。

4. 皮肤缝合　角针 3-0 丝线缝合。

5. 固定引流管　角针 2-0/T 丝线缝合。

（文艳琼　胡　沁）

第八节　腹腔镜下远端胃癌根治术手术配合

一、手 术 用 物

（一）常规布类

常规布类包括手术盆、手术衣、剖口单、桌单和治疗巾。

（二）手术器械

手术器械包括胃肠镜普通器械包、普外腔镜特殊器械包和腔镜超声刀。

（三）一次性用物

1. 常规用物　一次性单极电刀笔 1 个、电刀清洁片 1 张、医用仪器防菌隔离罩 2 个、纱布 10 张、纱球 5 个、纱条 5 根、20 号圆刀片 1 个、11 号尖刀片 1 个、一次性使用吸引管 2 根、剖腹套针 1 板、一次性灯柄套 1 个、一次性使用吸引头 1 根、一次性使用冲洗器 1 个、医用润滑油 1 支、一次性无菌垃圾袋 1 个、1-0 丝线 1 包、2-0/T 丝线 2 包、3-0 丝线 2 包、1-0 PDS 环线 1 根、1-0 薇乔 1 根、硅胶潘氏引流管 1 根、引流袋 1 个、9cm×7cm 敷贴 3 个、12cm×14cm 有孔敷贴 1 张、手套按需准备。

2. 特殊用物　腔内切割缝合器、吻合器、直线型切割闭合器、合成夹、钛夹 1 板、12mm 一次性穿刺鞘 2 个、5mm 一次性穿刺鞘 2 个、切口保护套 1 个、相关止血产品。

二、手 术 体 位

患者采用腹腔镜胃手术仰卧位（详见本章第三节）。

三、消毒铺巾

（1）消毒液：碘伏。

（2）消毒范围：上至乳头连线平面，下至耻骨联合平面，两侧至腋后线。

（3）第一张桌单覆盖患者右侧下肢，第二张桌单覆盖患者左侧下肢。

（4）一张治疗巾四折放于会阴与腹部之间，三张治疗巾 1/4 折，按照对侧、头侧和近侧顺序铺于切口周围，显露脐部、剑突和左、右侧肋缘。

（5）将剖口单长端朝向床头侧铺开，短端朝向床尾，四折平铺于髋部。

（6）一张桌单平齐切口上缘遮盖头部、头架及外展侧上肢。

四、手术配合

（一）用物准备

连接腹腔镜系统：在手术床头端患者右侧放置腹腔镜主显示器，左侧放置腹腔镜副显示器。连接冷光源、气腹管、电凝线、电刀笔、一次性使用吸引管、摄像头、腔镜镜头和腔镜超声刀，并调节白平衡。

（二）建立人工气腹

1. 建立气腹孔　备 11 号尖刀片、巾钳 2 把、纱布和气腹针。沿脐窝上缘做 1cm 弧形切口达皮下，气腹针刺入腹腔。

2. 建立气腹　巡回护士打开气腹机，向腹腔内注入 CO_2 气体，压力维持在 12～15mmHg。

（三）建立操作孔

1. 建立第一个操作孔　在脐部沿气腹针切口刺入 10mm 穿刺鞘，留置鞘管，拔出鞘芯，穿刺鞘侧孔与气腹管相连，将碘伏清晰处理后的镜头经鞘管插入腹腔探查，由巡回护士开启冷光源机与摄像机。

2. 建立第二个操作孔　在左腋前线与左肋缘下 2cm 交界处，用 11 号尖刀片切开皮肤、皮下组织，置入 12mm 穿刺鞘，作为主操作孔。

3. 建立第三个操作孔　在脐左侧 5cm 偏上处，切开皮肤、皮下组织，置入 5mm 穿刺鞘，作为辅助操作孔。

4. 建立第四个操作孔　在右腋前线与右肋缘下 2cm 交界处，切开皮肤、皮下组织，置入 5mm 穿刺鞘，作为辅助操作孔。

5. 建立第五个操作孔　在右锁骨中线平脐偏上处，切开皮肤、皮下组织，置入 12mm 穿刺鞘，作为辅助操作孔（图 8-8-1）。

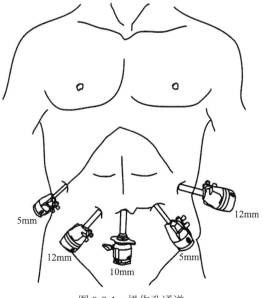

图 8-8-1　操作孔通道

（四）腹腔探查

探查盆腔有无癌转移，探查肝脏，肠系膜、腹主动脉附近有无肿大淋巴结，探查病灶位置、大小、范围及与邻近周围组织器官的关系，确定手术方式。

（五）游离大网膜

备腔镜超声刀、腔镜肠钳和腔镜波浪钳。用腔镜超声刀先由结肠中部开始游离大网膜，向左至脾曲，向右至结肠肝曲。

（六）游离胃并清扫淋巴结（图解详见本章第七节）

（1）备腔镜超声刀、腔镜肠钳、腔镜波浪钳及合成夹钳。

（2）沿结肠中动脉分离至胰腺下缘，显露肠系膜上静脉，打开胰十二指肠前筋膜，清扫肠系膜上静脉前方淋巴结，自根部用合成夹进行夹闭，并切断胃网膜右动脉及静脉，清扫 No.4d、6 组淋巴结。游离十二指肠下缘及胃十二指肠动脉。

（3）沿胰腺上缘分离出肝总动脉，沿十二指肠上缘分离，切断十二指肠上血管，游离十二指肠上缘及后方。

（4）继续沿胰腺上缘分离脾动脉：胃左静脉汇入脾静脉处，自根部切断，断端用适型合成夹夹闭。沿脾动脉分离清扫 No.11p 组淋巴结，显露腹腔动脉干，于根部用合成夹进行夹闭，切断胃左动脉，清扫 No.7、8a 和 9 组淋巴结。

（5）沿肝总动脉向右分离出肝固有动脉，根部用合成夹进行夹闭，切断胃右动脉，清扫 No.12a、5 组淋巴结。

（6）切断肝胃韧带，裸化胃小弯，清扫 No.1 和 3 组淋巴结。

（7）切断胃网膜左动脉，根部用合成夹进行夹闭，裸化胃大弯，清扫 No.4sb 组淋巴结。

（七）消化道重建

（1）在距幽门 3～4cm 处，用腔内切割缝合器切断并关闭十二指肠，检查闭合处有无出血。

（2）在上腹部取长约 6cm 的切口，用自制切口保护套保护切口，再将胃拖出切口外，在距肿瘤近端约 6cm 处切断胃。在距 Treitz 韧带约 20cm 处空肠与胃大弯侧行侧侧吻合。

（3）在距该吻合口上方及下方各约 15cm 处近、远端空肠间行侧侧吻合。

（八）检查创面，安置引流管

仔细检查伤口及周围有无出血及渗液，于十二指肠残端附近放置硅胶潘氏引流管一根，由穿刺鞘孔引出。

（九）关闭切口

清点器械等手术用物，常规关闭切口。

（李 智 杨 霄）

第九节 开腹全胃切除术手术配合

胃癌起源于胃的黏膜上皮细胞，可发生于胃的各个部位（胃窦幽门区最多，胃底贲门区次之，胃体部略少），可侵犯胃壁的不同深度和广度，是最常见的消化道肿瘤。

全胃切除的适应证包括：①胃体肿瘤，行近端胃切除或远端胃切除均无法达到满意切缘者；②肿瘤的体积较大、范围广；③远端胃切除可切除原发肿瘤，但 No.1 组或 No.2 组有转移者需行全胃切除；④远端胃切除可切除原发肿瘤，但已明确 No.4sb 淋巴结转移的胃体大弯的 T2 及以上肿瘤需行全胃切除＋脾切除；⑤因胰腺浸润而行胰腺联合切除的胃体肿瘤需行全胃切除；⑥卓-艾综合征原发病灶无法处理时。

一、手 术 用 物

（一）常规布类

常规布类包括手术盆、治疗巾、手术衣、剖口单和桌单。

（二）手术器械

手术器械包括胃肠器械、弧形框架拉钩、血管盒和超声刀。

（三）一次性用物

1. 常规物品 一次性单极电刀笔 1 个、一次性延长电极 1 个、电刀清洁片 1 张、一次性使用吸引管 1 套、剖腹套针 1 板、20 号圆刀片 2 个、11 号尖刀片 1 个、45cm×45cm 医用粘贴膜 1 张、1ml 注射器 1 副、一次性灯柄套 1 个、一次性无菌塑料袋 1 个、一次性使用冲洗器 1 个、纱布 20 张、纱球 10 个、引流管 1 根、手套按需准备。

2. 丝线 3-0 丝线 3 包、2-0/T 丝线 4 包、1-0 丝线 1 包。

3. 特殊用物 吻合器、切割缝合器、切口保护套、合成夹、PDS 环线或可吸收线、相关止血产品。

二、手 术 体 位

患者采用开腹胃手术仰卧位（详见本章第三节）。

三、消 毒 铺 巾

（1）消毒液：碘伏。

（2）消毒范围：上至乳头连线平面，下至耻骨联合平面，两侧至腋中线。

（3）四张治疗巾反折 1/4，按照会阴侧、对侧、头侧和近侧顺序铺于切口周围，并显露脐部和剑突。

（4）粘贴医用粘贴膜于手术切口区域以保护切口并固定治疗巾。

（5）纵向铺开剖口单，对准切口处置于手术床上，首先铺开器械护士侧，再铺开对侧。

（6）第一张桌单长轴与手术床垂直，横铺于切口上缘，遮盖头架及外展手臂；另一张桌单长轴与手术床平行，平切口下缘覆盖托盘及床尾。

四、手 术 配 合

（一）切口入路——上腹部正中切口

1. 切开皮肤、皮下组织及肌肉 传递 20 号圆刀片、组织镊、纱布、电刀笔和皮肤拉钩。20 号圆刀片切开皮肤后换下，电刀笔分离皮下组织及肌肉并止血。

2. 切开腹膜 传递两把中弯止血钳，钳夹住腹膜并提起，准备 20 号圆刀片切开一个小口，准备组织剪或电刀笔沿切口剪开腹膜。

（二）暴露术野

1. 准备方纱 将两张方纱湿润一角后，交予医生衬垫切口。

2. 暴露术野 准备一次性适型切口保护套保护切口，安装弧形框架拉钩，准备无菌治疗巾在框架拉钩的连接处进行保护、遮盖。

（三）探查腹腔

进腹后探查，如可以实行全胃手术，即可备用纳米碳混悬液 1ml，于瘤周胃壁浆膜下注射示踪淋巴结。

（四）游离相关组织

1. 游离胃周

（1）游离胃网膜右血管：备胃肠超声刀、中弯止血钳、2-0/T 钳带线和合成夹。将胃结肠韧带向右分离至胰头十二指肠处，游离出胃网膜右动、静脉，备 2-0/T 钳带线结扎或合成夹钳夹闭并离断。清扫 No.6、4d 淋巴结（图 8-9-1，图 8-9-2）。

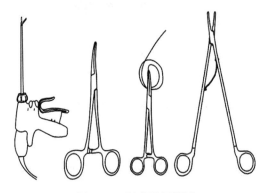

图 8-9-1　游离胃周器械

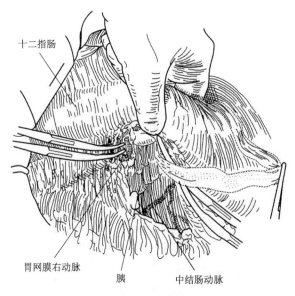

图 8-9-2　游离胃网膜右血管

（2）游离胃右血管

1）备 S 形拉钩，将肝脏向上牵拉，暴露肝胃韧带。备中弯止血钳、剥离剪、直角钳和 2-0/T 钳带线，剪开肝胃韧带无血管区，游离胃右动、静脉，用 2-0/T 钳带线结扎并离断（图8-9-3，图8-9-4）。

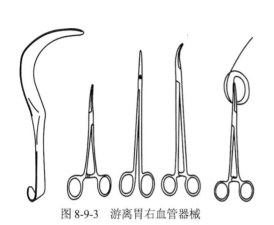

图 8-9-3　游离胃右血管器械

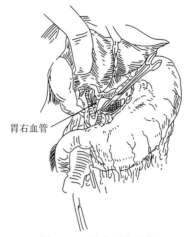

图 8-9-4　游离胃右血管

2）备精细直角钳、中弯止血钳、剥离剪和 3-0 钳带线。游离肝固有动脉，清扫 No.5 和 12a 组淋巴结（图 8-9-5，图 8-9-6）。

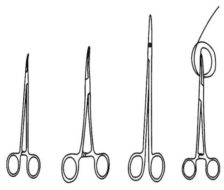

图 8-9-5　游离淋巴结器械

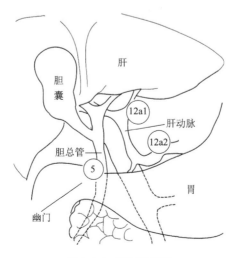

图 8-9-6　清扫淋巴结

（3）游离胃底：备超声刀、中弯止血钳、剥离剪和 2-0/T 钳带线，结扎离断脾胃韧带、胃网膜左血管和胃短血管，向左至脾上极，游离胃底及贲门左。清扫 No.4sb、4sa 和 2 组淋巴结，并同时清扫 No.11d 和 10 组淋巴结（图 8-9-7，图 8-9-8）。

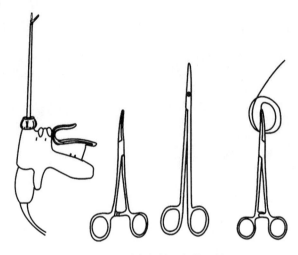

图 8-9-7　游离血管、韧带器械

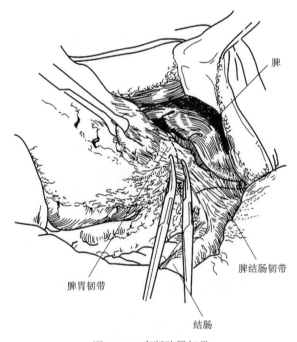

图 8-9-8　离断脾胃韧带

（4）游离胃左血管

1）备用超声刀、中弯止血钳、直角钳、2-0/T 钳带线和组织剪，沿胰腺上缘分离脾动脉，胃左静脉汇入脾静脉处，自根部离断胃左静脉（图 8-9-9，图 8-9-10）。

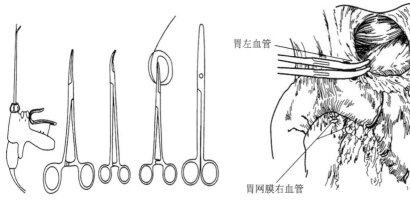

图 8-9-9 离断胃左血管器械

图 8-9-10 离断胃左血管

2）备敷料镊、中弯止血钳和超声刀，沿脾动脉分离清扫 No.11p 组淋巴结。显露腹腔动脉干，离断胃左动脉，备 2-0/T 钳带线远端结扎，近端圆针 3-0 丝线缝扎（图 8-9-11，图 8-9-12）。

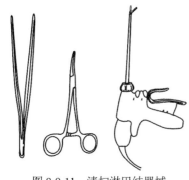

图 8-9-11 清扫淋巴结器械

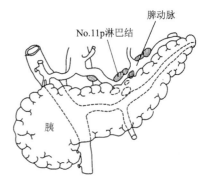

图 8-9-12 清扫淋巴结

3）备精细直角钳、中弯止血钳和剥离剪，依次清扫No.7、8a、9 组淋巴结（图 8-9-13，图 8-9-14）。

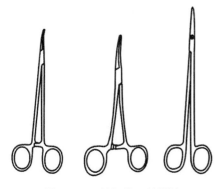

图 8-9-13 清扫淋巴结器械

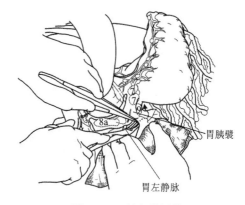

图 8-9-14 清扫淋巴结

2. 游离十二指肠 备中弯止血钳、剥离剪，游离十二指肠至幽门下 3cm 左右。

3. 游离食管 备用超声刀、大弯止血钳、2-0/T 钳带线和长剥离剪。结扎离断前后迷走神经，游离食管下段 4～5cm。清扫 No.1、3 组淋巴结（图 8-9-15，图 8-9-16）。

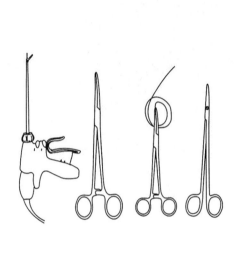

图 8-9-15 游离食管器械

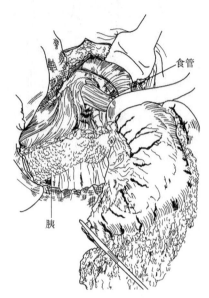

图 8-9-16 游离食管

（五）离断组织并吻合

1. 离断组织

（1）十二指肠离断：备无损伤肠钳、可可钳、切割缝合器，于幽门下 2cm 处离断十二指肠，使用消毒纱球消毒切缘，切口断端用圆针 3-0 丝线全层间断缝合（图 8-9-17，图 8-9-18）。

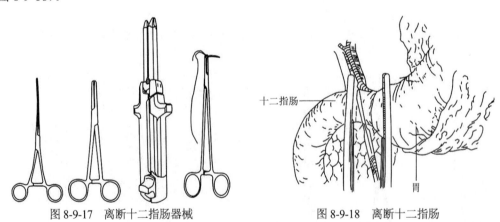

图 8-9-17 离断十二指肠器械　　　　图 8-9-18 离断十二指肠

（2）食管离断：备一次性荷包线、荷包钳和直角剪，巡回护士配合回抽胃管后，于贲门上 2～3cm 处离断食管，使用碘伏纱球消毒切缘。暂时固定胃管（图 8-9-19，图 8-9-20）。

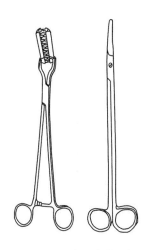

图 8-9-19　离断食管器械

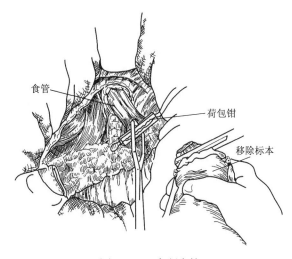

图 8-9-20　离断食管

（3）标本送术中冷冻切片：将切下的胃标本及断端置于标本盘（盘内垫一张湿盐水纱布保护）内。将十二指肠及食管断端分别装入标本袋后及时正确送检。

2. 重建消化道　肿瘤患者需在快速冷冻病理检查结果为阴性后再行吻合。

（1）食管-远端空肠端侧吻合

1）距 Treitz 韧带约 25cm 处切断空肠及系膜，系膜边缘血管弓妥善缝合或结扎止血，远端空肠经结肠前上提。选用适型吻合器行端侧吻合，圆针 3-0 丝线将吻合口全层间断缝合 1 周（图 8-9-21，图 8-9-22）。

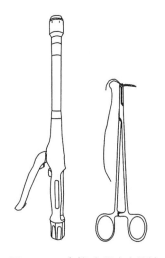

图 8-9-21　食管-空肠吻合器械

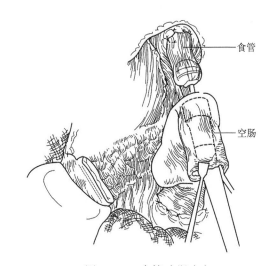

图 8-9-22　食管-空肠吻合

2）器械护士传递卵圆钳予主刀医生，巡回护士配合主刀医生送入胃管并妥善固定（图 8-9-23）。

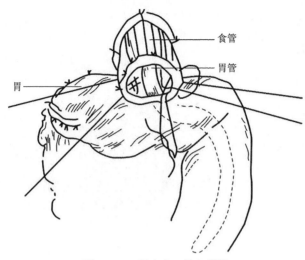

图 8-9-23　经吻合口放入胃管

（2）闭合远端空肠断端：备适型闭合器、圆针 3-0 丝线，行断端全层间断缝合。

（3）近端空肠-远端空肠端侧吻合：距食管-空肠吻合口约 45cm 处，使用吻合器完成近端空肠-远端空肠的端侧吻合，用圆针 3-0 丝线将吻合口全层间断缝合 1 周（图 8-9-24，图 8-9-25）。

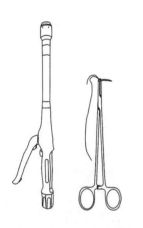

图 8-9-24　空肠-空肠吻合器械

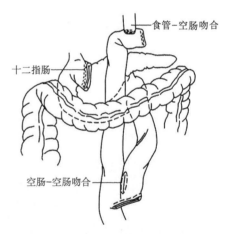

图 8-9-25　空肠-空肠吻合

（4）闭合近端空肠断端：使用组织钳钳夹近端空肠端，再用适型闭合器闭合近端空肠断端，断端用圆针 3-0 丝线全层间断缝合。

（六）关闭肠系膜孔

准备圆针 3-0 丝线，间断缝合关闭横结肠系膜和空肠系膜。

（七）止血，置管及关腹

1. 手术区域止血　备止血产品、2-0/T 钳带线、中弯止血钳、纱布和圆针 3-0 丝线。

关腹前仔细检查吻合口及网膜，严密止血。

2. 安置引流管

（1）40～42℃温热灭菌注射用水 1000ml 冲洗腹腔。

（2）于食管-空肠吻合口旁及脾窝各放置引流管 1 根，从腹壁引出。

（3）分别连接引流袋，观察引流液量及颜色。

3. 关闭切口

（1）巡回护士与器械护士共同清点用物，保证无用物遗留腹腔。

（2）关闭腹膜：圆针 1-0 丝线缝合。

（3）关闭肌层：圆针 1-0 丝线缝合。

（4）关闭皮下组织：圆针 3-0 丝线缝合。

（5）关闭皮肤：角针 3-0 丝线缝合。

（6）固定引流管：角针 2-0/T 丝线缝合固定。

（何　琴　朱道珺）

第十节　腹腔镜全胃切除术手术配合

腹腔镜全胃切除术主要适用于较早期的胃癌，具有手术创伤小、并发症少、住院时间短、切口美观等优点。

一、手术用物

（一）常规布类

常规布类包括手术盆、治疗巾、手术衣、剖口单和桌单。

（二）手术器械

手术器械包括胃肠镜普通器械、普外腔镜特殊器械和腔镜超声刀 1 套。

（三）一次性用物

1. 常规物品　仪器防菌隔离罩 2 个、一次性灯柄套 1 个、一次性无菌塑料袋 1 个、一次性使用冲洗器 1 个、一次性单极电刀笔 1 个、电刀清洁片 1 张、剖腹套针 1 板、20号圆刀片 1 个、11 号尖刀片 1 个、一次性使用吸引管 2 根、一次性使用吸引头 1 根、医用润滑油 1 支、一次性 12mm 穿刺鞘 2 个、一次性 10mm 穿刺鞘 2 个、一次性 5mm 穿刺鞘 1 个、纱布 10 张、纱球 10 个、引流管 1 根、3-0 丝线 1 包、2-0/T 丝线 1 包、1-0丝线 1 包、手套按需准备。

2. 特殊用物 2-0/26mm 血管滑线 1 包、1-0 可吸收线 1 根、微创入路系统 1 套、腔内切割缝合器 1 把、吻合器 2 把、钉仓 1~3 板、合成夹按需准备。

二、手 术 体 位

患者采用腔镜胃手术仰卧位（详见本章第三节）。

三、消 毒 铺 巾

（1）消毒液：碘伏。

（2）消毒范围：上至乳头连线平面，下至耻骨联合平面，两侧至腋后线。

（3）第一张桌单覆盖患者右侧下肢，第二张桌单覆盖患者左侧下肢。

（4）一张治疗巾四折放于会阴与腹部之间，三张治疗巾 1/4 折，按照对侧、头侧和近侧顺序铺于切口周围，显露脐部、剑突和左、右侧肋缘。

（5）将剖口单长端朝向床头侧铺开，短端朝向床尾，四折平铺于髋部。

（6）一张桌单平齐切口上缘遮盖头部、头架及外展侧上肢。

四、手 术 配 合

（一）用物准备

（1）分别组装腹腔镜器械。

（2）传递器械并连接：将冷光源、气腹管、电凝线、摄像头、腔镜镜头、腔镜超声刀传递至手术台，进行连接、固定，检测成功后备用。

（二）建立人工气腹

1. 建立气腹孔 备 11 号尖刀片、巾钳和气腹针。沿脐窝上缘做 1cm 弧形切口达皮下，将气腹针刺入腹腔。

2. 建立气腹 巡回护士开启气腹机，向腹腔内注入 CO_2 气体，压力维持在 12~15mmHg。

（三）建立操作孔

1. 建立第一个操作孔 备巾钳和 12mm 穿刺鞘，气腹建立完成后，取出气腹针，将一次性 12mm 穿刺鞘经切口插入，将气腹管与穿刺鞘侧孔相连，将清晰处理后的镜头经鞘管插入腹腔。巡回护士启动冷光源机与摄像机。

2. 建立第二个操作孔 备 11 号尖刀片和 5mm 穿刺鞘，于右侧腋前线肋缘下切一个小切口，在镜头下将一次性 5mm 穿刺鞘经切口插入。

3. 建立第三个操作孔 于右侧第一、第二穿刺鞘弧形连线的中点（右锁骨中线）做一个切口，置入一次性 12mm 穿刺鞘。

4. 建立第四个操作孔 于左侧腋前线肋缘下做切口，置入一次性 10mm 穿刺鞘。

5. 建立第五个操作孔 于第一、第四穿刺鞘弧形连线的中点（左锁骨中线）做一个切口，置入一次性 10mm 穿刺鞘（图 8-10-1）。

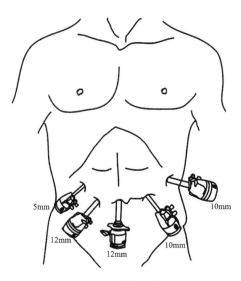

图 8-10-1 建立操作孔后

（四）探查腹腔

备腔镜组织钳、肠钳和超声刀进行腹腔探查，遵循由远及近的原则。

1. 探查盆腔 巡回护士调整手术床，使患者取头低足高位，显露下腹腔，随腔镜视野，探查盆腔有无转移结节。

2. 探查肠管和肝脏 调整手术床恢复至仰卧位，备用腔镜组织钳、肠钳，依次探查大肠、小肠及其系膜有无结节及梗阻，以及肝脏有无结节。提起大网膜，检查横结肠有无受侵。

3. 探查胃周及原发灶 调整手术床为头高足低右倾位。备腔镜组织钳，抬起肝脏，探查胃周淋巴结情况及原发灶外侵情况，判断能否切除。必要时，备超声刀、组织钳切开大网膜及小网膜，探查胰腺是否受侵。

（五）游离组织并清扫淋巴结（图解详见本章第九节）

1. 准备用物 腔镜超声刀、腔镜合成夹钳、腔镜无损伤钳、腔镜电凝钩、腔镜左弯钳和腔镜五叶拉钩（图 8-10-2）。

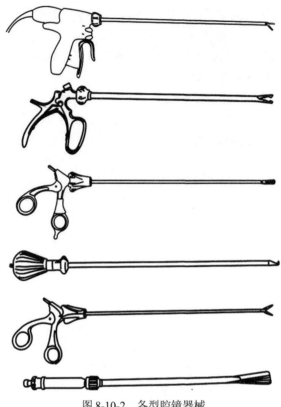

图 8-10-2　各型腔镜器械

2. 游离大网膜　准备腔镜超声刀，沿横结肠切断胃结肠韧带至结肠肝曲。

3. 离断胃网膜右血管　准备腔镜超声刀、合成夹钳和合成夹。使用超声刀剥除横结肠系膜前叶，用合成夹夹闭胃网膜右血管。使用超声刀清扫 No.6、4d 组淋巴结。

4. 离断胃网膜左血管　准备腔镜超声刀、腔镜无损伤钳、合成夹钳及合成夹。分离胃胰韧带并剥除胰腺被膜，沿横结肠切断胃结肠韧带至结肠脾曲，用合成夹夹闭后切断胃网膜左血管。清扫 No.4sb 组淋巴结。

5. 游离胃周组织，清扫淋巴结

（1）离断胃短血管，清扫周围淋巴结：备腔镜超声刀、腔镜无损伤钳，于近脾门处切断胃短血管和脾胃韧带，继续游离至贲门左，显露腹段食管，清扫 No.4、4sa 和 2 组淋巴结。

（2）离断胃左静脉、动脉，并清扫周围淋巴结：备腔镜超声刀、腔镜组织钳、合成夹钳和合成夹。组织钳向上牵拉胃，超声刀切开胃胰纵襞，清扫 No.8a、7 和 11p 组淋巴结。合成夹钳在胃左静脉、动脉根部双重钳夹后切断，清扫 No.9 组淋巴结。

（3）清扫脾门淋巴结：备腔镜电凝钩和超声刀，电凝钩游离胃裸区，超声刀沿脾动脉向脾门方向清扫 No.11d、10 组淋巴结。

（4）离断肝胃韧带并清扫周围淋巴结：备腔镜超声刀、腔镜左弯钳。用超声刀切开小网膜，沿肝脏下缘切断肝胃韧带至贲门右，再用腔镜左弯钳剥离肝十二指肠韧带前叶腹膜，清扫 No.12a 组淋巴结。自根部用合成夹钳夹并切断胃右动脉，清扫 No.5 组淋巴结。

（5）游离贲门右侧、胃小弯，并清扫周围淋巴结：备腔镜超声刀、腔镜无损伤钳，游离贲门右侧、胃小弯，清扫 No.1、3、19 和 20 组淋巴结。

（六）离断十二指肠、食管，并重建消化道（图解详见本章第九节）

1. 离断组织

（1）建立切口：备 20 号圆刀片、皮肤拉钩、中弯止血钳、组织钳、电刀笔及微创入路系统。取约 8cm 中上腹切口，逐层切开入腹。

（2）离断十二指肠：备用适型切割缝合器、圆针 3-0 丝线和碘伏纱球。在距幽门 2cm 处切断十二指肠，碘伏纱球消毒断端，圆针 3-0 丝线于残端处全层加强缝合并包埋。

（3）离断食管：备用荷包钳，在距贲门口上缘 3cm 处离断食管。

（4）术中冷冻：将切下的断端置于标本盘内（盘内垫一张盐水纱布）。两处断端标注后分别装袋送术中冷冻切片。

2. 重建消化道　术中冷冻结果确诊阴性后行消化道重建。

（1）食管-远端空肠端侧吻合：备用腔镜组织钳、腔镜超声刀和圆针 3-0 丝线，超声刀于距 Treitz 韧带约 20cm 处切断空肠及系膜。用适型吻合器完成食管-远端空肠端侧吻合，吻合口用圆针 3-0 丝线全层加强缝合 1 周。

（2）闭合远端空肠断端：准备适型闭合器、圆针 3-0 丝线，使用闭合器闭合远端空肠断端，全层用圆针 3-0 丝线加强缝合并包埋。

（3）近端空肠-远端空肠端侧吻合：距食管-空肠吻合口约 40cm 处，备适型吻合器，完成近端空肠-远端空肠端侧吻合，吻合口用圆针 3-0 丝线全层加强缝合 1 周。

（4）闭合近端空肠断端：备闭合器、闭合钉和圆针 3-0 丝线，使用闭合器闭合近端空肠断端，圆针 3-0 丝线全层加强缝合并包埋。

3. 关闭肠系膜裂孔　准备圆针 3-0 丝线，缝合关闭肠系膜裂隙。

（七）止血，置管及关腹

1. 腹腔止血　备电刀笔、敷料镊、纱布、2-0/T 钳带线和圆针 3-0 丝线，认真检查吻合口、断端及其他手术区域有无渗血。

2. 冲洗腹腔并置管

（1）用温热灭菌注射用水 1000ml 冲洗腹腔。

（2）于左侧腹壁另戳孔，置血浆引流管 1 根于吻合口部。

3. 清点物品并关腹

（1）巡回护士与器械护士共同清点手术用物，确认无误后方可关腹。

（2）腹膜缝合：圆针 1-0 丝线缝合。

（3）肌层缝合：圆针 1-0 丝线缝合。

（4）皮下缝合：圆针 3-0 丝线缝合。

（5）皮肤缝合：角针 3-0 丝线缝合。

（6）固定引流管：角针 2-0/T 丝线缝合。

（7）选择适型的敷贴粘贴于切口。

（何　琴　朱道珺）

第十一节　腹股沟斜疝无张力修补术手术配合

　　人体内的脏器或组织，由于各种原因自其正常的解剖位置、部位，经由先天或后天形成的薄弱区域、裂孔、间隙或缺损进入另一部分和位置，被称为疝。发生于腹部的疝被称为腹疝，腹疝又被分为腹内疝和腹外疝。腹外疝的定义是：腹腔内的组织和脏器连同腹膜的壁层，经腹壁的薄弱点、缺损或孔隙，向体表突出。

　　腹外疝的类型可根据其发生的部位分为腹股沟疝、股疝、脐疝、切口疝、白线疝、半月线疝、腰疝、会阴疝等。腹股沟疝是腹外疝中最常见的类型，约占腹外疝的 90%，其患病率大约为 3.6%。

　　腹股沟区是前外下腹壁的一个三角形区域，其下界为腹股沟韧带，内侧界为腹直肌的外侧缘，上界为髂前上棘与腹直肌外缘的水平线，腹股沟疝就是指发生在这一区域的腹外疝。腹股沟区的解剖层次由浅至深有以下几层：①皮肤、皮下组织和浅筋膜；②腹外斜肌；③腹内斜肌和腹横肌；④腹横筋膜；⑤腹膜外脂肪和壁腹膜。

　　腹股沟疝分为腹股沟斜疝和腹股沟直疝。腹股沟斜疝的疝囊是经腹壁下血管外侧的腹股沟管内环突出形成的，并可经腹股沟管进入阴囊。

　　腹股沟斜疝是腹股沟区出现可复性肿块，开始肿块较小，仅在患者站立、劳动、行走、跑步、剧咳或婴儿啼哭时出现，平卧或用手压时肿块可自行回纳，消失不见，尤以右侧腹股沟疝较为多见。

　　各种斜疝的修补原则都是使疝出的腹膜及内容物还纳入腹腔，并修复内环以防复发。

一、手　术　用　物

（一）常规布类

常规布类包括手术盆、手术衣、剖口单、桌单和治疗巾。

（二）手术器械

手术器械为疝修补器械包。

（三）一次性用物

　　1. 常规物品　单极电刀笔 1 个、电刀清洁片 1 张、一次性使用吸引管 1 套、纱布 5～10 张、纱球 5 个、医用粘贴膜（单侧 20cm×30cm，双侧 45cm×45cm）、20 号圆刀片 1 个、10ml 注射器 1 副、20ml 注射器 1 副、一次性无菌垃圾袋 1 个、一次性灯柄套 1 个、手套按需准备、皮肤黏合剂 1 个、6cm×10cm 手术敷贴 1 个或 2 个。

　　2. 关腹缝线　3-0 可吸收线 1 包。

二、手术体位

患者采用开腹仰卧位（详见本章第三节）。

三、消毒铺巾

（1）消毒液：碘伏。

（2）消毒范围：以切口为中心，上至剑突平面，下至大腿中份，双侧至腋后线，包括双侧腹股沟。

（3）铺治疗巾：四张治疗巾 1/4 折，按照会阴侧、对侧、头侧和近侧顺序铺于切口周围。

（4）粘贴薄膜：待消毒液干后，将医用粘贴膜贴于手术切口区域。

（5）铺剖口单：将剖口单纵行打开，对准手术切口平铺于手术区域。

（6）铺桌单：第一张桌单横铺于切口上缘，遮盖头架及外展手臂，第二张桌单平切口下缘覆盖托盘和床尾。

四、手术配合

（一）手术入路

取患侧腹股沟经内、外环平行于腹股沟韧带斜切口入路。根据医嘱准备局部麻醉药物 2%利多卡因 20ml+1%罗哌卡因 5ml+0.01%肾上腺素 2ml+0.9%生理盐水 140ml。

（二）切开皮肤

备两张纱布、20 号圆刀片 1 把、组织镊 1 个、皮肤拉钩 2 个、组织剪 1 把，逐层切开皮肤、皮下组织。

（三）游离组织

准备电刀笔、中弯止血钳、组织剪和 2-0/T 钳带线。游离腹外斜肌腱膜，用中弯止血钳固定腹外斜肌腱膜，用纱布钝性游离出足够大的第一间隙（图 8-11-1，图 8-11-2）。

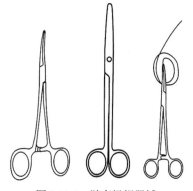

图 8-11-1　游离组织器械

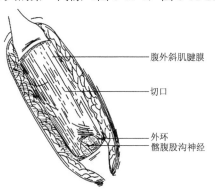

图 8-11-2　暴露腹外斜肌腱膜

（四）游离腹膜前间隙

准备电刀笔、纱布和敷料镊。用电刀笔高位游离疝囊，精索腹壁化及采用"颈肩技术"后即可进入腹膜前间隙。用手指或纱布游离腹膜前间隙：以疝环为中心，建立一个直径约 10cm 的腹膜前间隙。

（五）切开疝囊壁，还纳疝内容物

备中弯止血钳、组织钳、剥离剪和 20 号圆刀片，游离至疝囊后，使用组织钳提起，圆刀切开，换中弯止血钳夹住边缘，还纳疝内容物（图 8-11-3，图 8-11-4）。

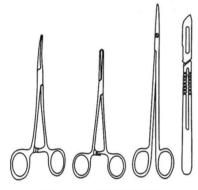

图 8-11-3 切开疝囊器械

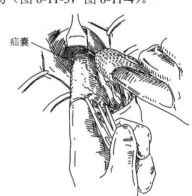

图 8-11-4 还纳疝内容物

（六）放置补片并固定

备适型补片、无齿卵圆钳和组织剪，游离出足够空间后，巡回护士根据医生要求将适型的补片传递给器械护士。器械护士用卵圆钳将补片固定后传递给主刀医生。主刀医生将下层网片放置在腹膜前间隙并展平，修复腹横筋膜。把上层网片放置在腹外斜肌腱膜下间隙内并展平，剪一个豁口将精索套入，持针器夹持 3-0 可吸收线缝合切口，将上层补片与腹股沟韧带、耻骨结节固定（图 8-11-5，图 8-11-6）。

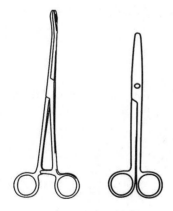

图 8-11-5 放置补片器械

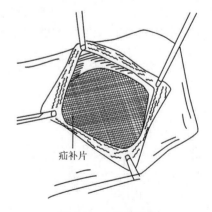

图 8-11-6 放置补片

（七）精索复位

补片放置后复位精索。

（八）创面彻底止血

（1）手术创面严密止血。
（2）由器械护士、巡回护士仔细清点纱布器械等用物。
（3）用 3-0 可吸收线逐层缝合腹外斜肌腱膜和皮下。
（4）用皮肤黏合剂黏合皮肤。
（5）用 6cm×10cm 敷贴粘贴切口。

（九）归还器械并护送患者回病房

术毕分类归还器械，局麻患者送返病房，全麻患者送回麻醉复苏室，苏醒后安返病房。

（蒲　岚　刘　涛）

第十二节　腹壁切口疝无张力修补术手术配合

切口疝是指腹腔内脏器或组织自腹部切口突出的疝，是剖腹手术的常见并发症，多发生于腹部纵行切口区，多见于切口裂开、感染、二期愈合的切口，少数发生于没有切口裂开病史而出现在手术后较长时间。切口疝发病率通常为 2%～10%，感染切口发病率可达 10%，腹部切口裂开再缝合者，可增至 30%，在腹外疝中居第三位。

切口疝根据疝环缺损的大小分为以下几类。

1. 小切口疝　疝环最大距离＜3cm。
2. 中切口疝　3cm≤疝环最大距离＜5cm。
3. 大切口疝　5cm≤疝环最大距离＜10cm。
4. 巨大切口疝　疝环最大距离≥10cm。

小、中切口疝可以缝合修补，中切口疝有张力时必须采用材料修补，大切口疝或巨大切口疝最好采用材料行无张力修补。

一、手术用物

（一）常规布类

常规布类包括手术盆、手术衣、剖口单、桌单和治疗巾。

（二）手术器械

手术器械为剖腹器械包。

（三）一次性用物

1. 常规物品　一次性单极电刀笔 1 个、一次性使用吸引管 1 根、一次性使用吸引头 1 根、电刀清洁片 1 张、纱布 10 张、方纱 3 张、20 号圆刀片 1 个、11 号尖刀片 1 个、手外套针 1 包、一次性无菌垃圾袋 1 个、一次性灯柄套 1 个、手套按需准备、手术敷贴按切口长度选择。

2. 缝线　2-0/22mm 血管滑线 3 根、2-0 可吸收线 1 包、3-0 可吸收线 1 包、1-0 PDS 环线 1 根、1-0 丝线 1 包、2-0/T 丝线 1 包、3-0 丝线 1 包。

3. 引流管　骨科引流管或乳腺引流管。

二、手术体位

患者采用仰卧位（详见本章第三节）。

三、消毒铺巾

（1）消毒液：碘伏。

（2）消毒范围：以切口为中心，上至双侧乳头连线平面，下至大腿的中上 1/3，两侧至腋后线，包括双侧腹股沟。

（3）铺治疗巾：四张治疗巾 1/4 折，按照会阴侧、对侧、头侧和近侧顺序铺于切口周围。

（4）铺剖口单：剖口单纵向铺于切口，形成无菌区域。

（5）铺桌单：共两张桌单，一张铺于头侧，桌单的长轴与手术床垂直；另一张铺于床尾，桌单的长轴与手术床平行。

四、手术配合

（一）切除手术瘢痕

备纱布 2 张、20 号圆刀片 1 把、组织镊 2 个、皮肤拉钩 2 个，梭形切除原手术瘢痕，再切开皮下组织达疝口两侧，纱布拭血，出血点用中弯止血钳钳夹止血（图 8-12-1，图 8-12-2）。

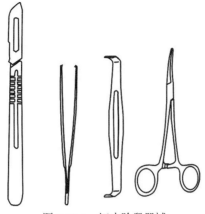

图 8-12-1　切皮阶段器械

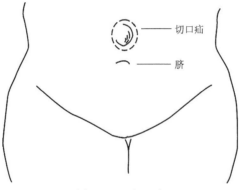

切口疝

脐

图 8-12-2　切口疝

（二）游离疝环

备敷料镊、组织钳、中弯止血钳、组织剪和 2-0/T 钳带线，用电刀笔和组织剪分离腹直肌及后鞘、腹膜边缘，分离腹壁与肠管的粘连，游离出可以容纳补片的足够大的空间（图 8-12-3，图 8-12-4）。

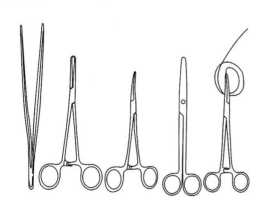

图 8-12-3　游离疝环器械

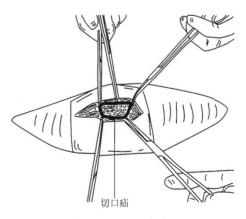

切口疝

图 8-12-4　切口疝疝环

（三）放置并缝合补片

准备适型补片、持针器、2-0/22mm 血管滑线、敷料镊和组织剪。检查肠管，未见损伤后，置入补片，展平补片。若疝环口肌层张力过大，则备用穿刺针和 2-0/22mm 血管滑线（对半剪开），将补片周边连续缝合行全层腹壁悬吊固定。若疝环口两侧肌层张力不大，备用长平镊、1-0 PDS 环线行全层缝合（图 8-12-5，图 8-12-6）。

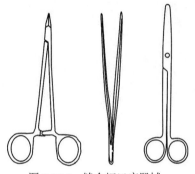 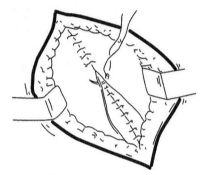

图 8-12-5　缝合切口疝器械　　　　　　图 8-12-6　缝合切口疝

（四）创面止血

备用电刀笔及圆针 2-0/T 丝线对创面进行有效止血。

（五）放置引流管

备用中弯止血钳、11 号尖刀片、骨科或乳腺引流管，根据缺损大小于疝口外另行戳孔放置引流管。

（六）关闭切口

（1）准确清点手术用物。
（2）腹壁肌层：1-0 可吸收线逐层缝合。
（3）皮下组织：2-0 可吸收线缝合。
（4）皮肤：角针 3-0 丝线缝合（如切口张力过大，必要时加减张缝合）。

（蒲　岚　刘　涛）

第十三节　围手术期关注点

一、术前关注点

（1）心理护理：胃肠手术患者术前需严格的消化道禁食、禁饮与肠道清洁，与正常生理情况有很大变化，应对患者给予充分的关心与解释。

（2）严格确认禁食情况：胃肠道手术患者对术前禁食要求高，需确认患者未因等待时间过长而摄入饮食。

（3）三方核查：患者麻醉前，应当严格按照三方核查表，以开放式问答方式确认患者信息。

（4）妥善摆放手术体位，尤其腔镜手术，双下肢外展时应注意保护患者下肢的血管、神经，避免过度牵拉，影响患者术后体验。

（5）核查特殊高值药物：行术中化疗的患者，需携带高值化疗药物，巡回护士需与患者、医生核对，并检查其与术中医嘱单是否一致。

（6）检查胃管通畅性：术前已在病房安置胃管的患者，进入手术室后应当检查胃管的通畅性、固定是否牢固、引流出胃液的量和颜色，避免术中脱落，便于术中观察。

（7）皮肤保护：胃肠患者以老年患者居多，且手术大部分超过 3h，是术中压疮发生的高危人群，术前应当进行评估、保护。

二、术中关注点

（1）再次核查患者信息。

（2）关注手术进程，及时提供手术所需物资。

（3）高值耗材如吻合器、闭合器等提供上台前应当再次核查型号、有效期和灭菌效果。

（4）根据手术进程，及时输入化疗药物，并做好自我防护。

（5）胃肠手术术中淋巴结较多，巡回护士与器械护士应当及时收纳，收纳前还应当与医生确认标本信息，标本尽量在 30min 内送检。

（6）巡回护士应当提前检查术中冷冻切片检查单是否完善、信息是否正确，并备好标本袋，以便及时送检，节约手术等待时间。

（7）巡回护士与器械护士应当共同维持手术区域的无菌状态。

（8）参观人员管理：术中严格限制并监督参观人员，避免污染手术区域。

（9）环境管理：通向外走廊的污衣道应及时关闭；手术门避免反复开闭；并保证手术区始终处于层流中心区域内。

（10）医疗垃圾分类放置：若为非特殊感染手术，医疗垃圾应当按照医院感染管理要求分类放置。

（11）腹腔镜器械组装：应当根据腹腔镜器械的用途配合使用带锁或不带锁手柄，方便手术医生术中操作。

（12）气腹的安全管理：建立气腹阶段，应首先给予小流量气腹，待确认气腹针位于腹腔内后再加大流量，避免造成皮下气肿。

（13）冷光源机安全使用：冷光源连线未连接于镜头时，禁止开启开关，以免发生布类高温自燃。确认使用完毕后，及时关闭以延长灯泡寿命。

（14）术中保暖：根据手术部位、手术体位、患者情况选择合适的保暖措施，避免患者发生术中低体温。

（15）关注生命体征及出入液量。

三、术后关注点

（1）正确粘贴引流管信息，便于术后护理。

（2）擦净患者手术区域血迹，并系好衣服，维持患者自尊。

（3）妥善固定患者，在拔管复苏阶段，至少有一名手术医生或巡回护士站立于手术床旁，保护患者不发生坠床。

（4）巡回护士与器械护士共同清点所有物资，并做好登记，严禁遗漏物品于腹腔内。

（5）在离开手术间前，再次检查各管道：胃管、引流管、尿管、静脉通道的通畅性，以及是否固定牢固。

（6）正确记录手术相关医疗文书。

（7）保证患者在转运过程中有足够的补液量。

（8）手术间清洁卫生后方可接入连台患者。

（9）及时正确留送标本，保证病理检查单与标本信息相符。

（廖安鹊　向琦雯）

第九章　结肠、直肠及肛管手术配合

第一节　相关解剖学基础

一、结 肠 解 剖

结肠包括盲肠、升结肠、横结肠、降结肠和乙状结肠，全长约 1.5m。盲肠的起始部靠近末端回肠交接处，与阑尾相连。回肠末端黏膜突入盲肠形成的唇状结构为回盲瓣，其为单瓣，具有括约肌样的作用，可调节食糜进入盲肠的速度，并防止粪便反流入回肠。升结肠和降结肠后侧没有脏腹膜覆盖，是紧靠腹后壁的间位肠管。横结肠为腹膜所覆盖，十分游离，其与右侧升结肠的交界处称为肝曲，与左侧降结肠的交界处称为脾曲。乙状结肠分为固定段（髂段）和活动段（骨盆段）；髂段位于髂窝内，无系膜；骨盆段较长，由骨盆乙状结肠系膜悬于骨盆后壁。除升结肠、降结肠外，其余结肠均为腹膜内位器官，可选择实施腹壁造口。结肠壁分为黏膜、黏膜下层、肌层和外膜。结肠袋、肠脂垂和结肠带是结肠的三个解剖标志，也是与小肠的鉴别点（图 9-1-1）。

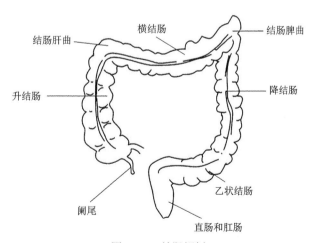

图 9-1-1　结肠解剖

结肠的血液供应来自于肠系膜上动脉和肠系膜下动脉，依靠血管弓沟通。静脉回流通过肠系膜上静脉和肠系膜下静脉汇入门静脉。因此，肝是结肠癌最常见的转移器官之一。

二、直肠及肛管的解剖

　　直肠长 12～15cm，上端与乙状结肠相接，下端与肛管相连。直肠下端扩大成壶腹部，是暂存粪便的部位，在此部位有上、中、下三个半月形皱襞，内含环形肌纤维，称直肠瓣，其有阻止粪便排出的作用。直肠并不直，直肠上段沿着骶尾骨盆面下降，形成一个向后的弓形弯曲，称骶曲。直肠末端绕过尾骨尖转向后下方，形成一个向前的弓形弯曲，称会阴曲。直肠下端隆起的纵行黏膜皱襞称为肛柱，其基底之间半月形皱襞称为肛瓣，肛瓣边缘和肛柱下端共同形成一个锯齿状的环形线，称齿状线，是直肠和肛管的解剖学分界。肛管上至齿状线，下至肛缘，长 3～4cm，呈环状收缩、封闭肛门（图 9-1-2）。

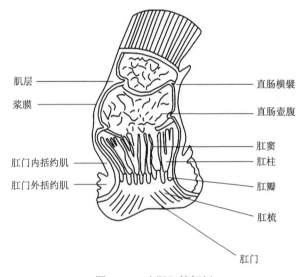

肌层　　　　　　　　　　　　　　　　　　直肠横襞
浆膜　　　　　　　　　　　　　　　　　　直肠壶腹
　　　　　　　　　　　　　　　　　　　　肛窦
肛门内括约肌　　　　　　　　　　　　　　肛柱
肛门外括约肌　　　　　　　　　　　　　　肛瓣
　　　　　　　　　　　　　　　　　　　　肛梳
　　　　　　　　　　　　　肛门

图 9-1-2　直肠肛管解剖

　　直肠肛管的血液来自直肠上动脉、直肠下动脉、肛门动脉及骶中动脉 4 支动脉供应。直肠上动脉是肠系膜下动脉的末段，在直肠上端后面分为两支，沿直肠两侧下行，在齿状线以上分出许多小支与直肠下动脉和肛门动脉吻合。直肠下动脉为髂内动脉的分支，其大小与分布没有一定的规律。肛门动脉由阴部内动脉分出，在肛管分为数小支。骶中动脉是腹主动脉的连接分支，一般很小，与直肠上动脉、直肠下动脉吻合。

　　静脉的排列与动脉相似，主要来自两个静脉丛，以齿状线为界，齿状线以上为痔内静脉丛（直肠上静脉丛），分布在右前、右后、左侧者最为显著，是内痔的好发部位。齿状线以下为痔外静脉丛（直肠下静脉丛），汇集于直肠下静脉、肛门静脉，流入髂内静脉，若痔外静脉丛扩张则形成外痔。直肠上静脉无瓣膜，血液可逆向回流，且直肠上静脉丛和直肠下静脉丛在肛门白线附近互相交通，使门静脉系统与体静脉系统相通。在门静脉高压患者中，此处是一个侧支循环，故门静脉高压者痔出血不宜手术结扎。

（廖安鹊　朱道珺）

第二节 手术相关常见疾病

结、直肠及肛管疾病适于外科手术治疗的指征如下所述。

（一）结、直肠息肉

结、直肠息肉是指结、直肠黏膜向肠腔内突出的实质性病变。其可分为长蒂息肉、短蒂息肉、广基息肉、半球形息肉、丝状息肉和桥形息肉。其还可分为新生物性病变和非新生物性病变。新生物性病变即为腺瘤样息肉，是一种癌前病变。需行外科手术切除的情况主要包括：直径≥2cm 的腺瘤；病理检查腺瘤癌变穿透黏膜肌层或浸润黏膜下层；家族性腺瘤性息肉病。

（二）结肠癌

结肠癌是指发生在盲肠、升结肠、横结肠、降结肠和乙状结肠的恶性肿瘤，其中最好发的部位是乙状结肠和盲肠。从大体分型看，其可分为外生型（肿块型）、内生型（溃疡型）和浸润型。从组织类型看，其可分为腺癌（黏液腺癌和印戒细胞癌）、腺鳞癌和未分化癌，其中腺癌和未分化癌的恶性程度高。外科手术是治疗此疾病的主要手段，手术方式包括右半结肠切除术、横结肠切除术、左半结肠切除术、乙状结肠切除术、全结肠切除术等。

（三）直肠癌

直肠癌是指发生在乙状结肠-直肠交界处至齿状线之间的恶性肿瘤。分型包括溃疡型、浸润型和肿块型，以溃疡型多见。其中溃疡型与浸润型分化程度低，发生转移的时机较早；肿块型预后较好。治疗直肠癌的手段目前仍以手术为主，可辅助相应的化疗、放疗方案。临床上根据肿瘤距肛缘的距离可将直肠癌分为下段/低位直肠癌（距肛缘 5cm 以内）、中段直肠癌（距肛缘 5～10cm）、上段/高位直肠癌（距肛缘 10cm 以上）。手术方式包括局部手术、根治性手术和姑息性手术。若肿瘤局限于黏膜或黏膜下层、瘤体小、分化程度高的早期直肠癌可行局部切除术。根治性手术包括：①经腹会阴联合切除术（APR），手术指征是癌肿下缘距齿状线<2cm 者。切除范围包括乙状结肠远端、肠系膜下动脉及其区域淋巴结、全部直肠及其系膜、肛提肌、坐骨直肠窝内脂肪组织、肛管及肛门周围3～5cm 的皮肤，腹部做永久性结肠造口。②经腹前切除术（AR），手术指征是上、中段及部分下段直肠癌，癌肿下缘距齿状线≥2cm 者。切除范围包括部分或全部直肠、乙状结肠，行结-直肠或结-肛管吻合。针对肿瘤已发生转移、浸润的患者可行姑息性手术以解决肠梗阻。

（廖安鹊 杨 霄）

第三节 常见体位

结肠手术通常采用仰卧位；直肠和肛管手术通常采用截石位。

（一）体位摆放用物

仰卧位：头枕、搁手板、泡沫垫、束手带、束腿带和半圆形硅胶垫。
截石位：头枕、腋枕、束腿带、搁手板、束手带、吊腿架和泡沫垫。

（二）体位摆放原则

（1）参加人员应当由巡回护士、手术医生和麻醉医生共同完成。
（2）确保患者舒适安全。
（3）充分暴露手术野。
（4）确保术中呼吸通畅。
（5）保持静脉血液回流良好，避免外周血液回流受阻。
（6）避免压迫外周神经。
（7）保持患者肌肉、骨骼不会过度牵拉。
（8）防止发生体位并发症。

（三）体位摆放方法

1. 仰卧位（图 9-3-1）

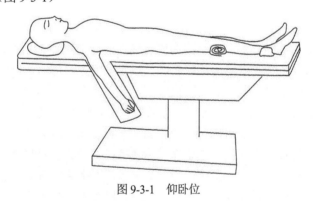

图 9-3-1 仰卧位

（1）放置头枕于床头侧，中单上缘平齐肘关节上 5cm 处。
（2）患者仰卧于手术床中线。
（3）有液体通道侧上肢外展放于搁手板上，并使用束手带固定。
（4）膝关节下放置半圆形硅胶垫。
（5）负极板粘贴于靠近手术区域、毛发少、肌肉丰厚、无瘢痕的位置。

（6）约束带固定于膝关节上 3～5cm 处。

（7）平齐眉弓上缘固定头架。

（8）整理并固定各型管道，如胃管、尿管、输液通道等。

（9）将棉被覆盖于患者体表，减少热散失。

2. 截石位（图 9-3-2）

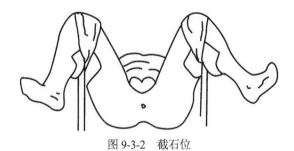

图 9-3-2　截石位

（1）放置头枕于床头侧，中单上缘平齐肘关节上 5cm 处。

（2）患者仰卧于手术床中线。

（3）有液体通道侧上肢外展放于搁手板上，并使用束手带固定。

（4）患者两腿分开置于吊腿架上，分别用束腿带固定，取下床尾侧床板。

（5）臀下垫腋枕。

（6）平齐眉弓上缘固定头架。

（7）整理并固定各型管道，如胃管、尿管、输液通道等。

（四）体位摆放注意事项

（1）保持床单位清洁、干燥、平整、无碎屑，一人一换。

（2）确保手术床处于层流区域内、两输液轨道中间。

（3）保暖：摆放体位前根据患者情况适当调整室温，操作中及时覆盖棉被，减少患者暴露时间。

（4）防止腋神经损伤：上肢外展不超过 90°。

（5）防止腘神经损伤：将腘窝悬空，避免压迫。

（6）防止发生压疮：术前评估患者压疮发生风险，在骨隆突处及易受压部位给予正确的保护；保持皮肤的干燥，避免各种消毒液体及冲洗液体等流入患者身下而增加压疮发生的风险。

（7）保暖：根据手术部位选择适型的保温毯，防止患者术中低体温的发生。

（廖安鹊　马　悦）

第四节　常用仪器

手术常用仪器包括高频电刀和超声刀（详见第一章）。

第五节 开腹右半结肠癌切除术手术配合

结肠癌是指发生在盲肠、升结肠、横结肠、降结肠和乙状结肠的恶性肿瘤，是胃肠道最常见的恶性肿瘤，其中又以乙状结肠和盲肠为好发部位。结肠癌大致可分为外生型、内生型和浸润型，其中外生型临床最多见，好发于右侧结肠，特别是盲肠。结肠癌的治疗目前是以手术为主的综合治疗，90%的结肠癌可以经过手术将肿瘤完全切除。

一、手术用物

（一）常规布类

常规布类包括手术盆、手术衣、剖口单、桌单和治疗巾。

（二）手术器械

手术器械包括胃肠器械包和超声刀。

（三）一次性用物

1. 常规用物 一次性单极电刀笔 1 个、电刀清洁片 1 张、一次性延长电极 1 根、一次性使用负压吸引管 1 套、45cm×45cm 医用粘贴膜 1 张、一次性无菌灯柄罩 2 个、直肠套针 1 板、纱布 20 张、3-0 丝线 2 包、2-0/T 丝线 2 包、1-0 丝线 2 包、20 号圆刀片 2 个、11 号尖刀片 1 个、医用润滑油 1 支，一次性冲洗器、1ml 注射器、医用手套按需准备。

2. 特殊用物 切割闭合器、吻合器、切口保护套和抗菌的可吸收线。

二、手术体位

患者采用仰卧位（详见本章第三节）。

三、消毒铺巾

（1）消毒液：碘伏。

（2）消毒范围：上至乳头连线平面，下至耻骨联合平面，右侧至腋后线，左侧至腋中线。

（3）四张治疗巾 1/4 折，按照会阴侧、对侧、头侧和近侧顺序铺于切口周围。

（4）消毒液待干后，使用医用粘贴膜固定切口周围的治疗巾。

（5）铺剖口单。

（6）铺桌单：一张桌单横向铺于床头，展开后覆盖床头架及搁手板，下端平齐切口上缘；另一张桌单纵向铺于床尾，上端平切口下缘，覆盖托盘。

四、手术配合

（一）经腹部入路

1. 手术切口　经右侧腹直肌切口，逐层切开进腹（图 9-5-1）。

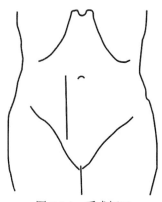

图 9-5-1　手术切口

2. 切开皮肤及皮下组织　备 20 号手术刀、组织镊、纱布、电刀笔和皮肤拉钩。

3. 切开腹膜　使用两把中弯止血钳夹住腹膜并提起，再用 20 号圆刀片切开一个小口，换两把组织钳钳夹，然后用电刀向上、向下延长，切开腹膜（图 9-5-2，图 9-5-3）。

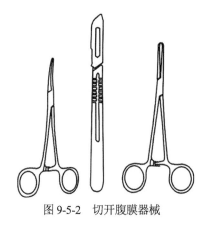

图 9-5-2　切开腹膜器械

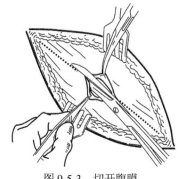

图 9-5-3　切开腹膜

（二）探查腹腔，暴露术野

传递一次性切口保护套用于保护切口，探查腹腔后，安装腹腔自动撑开器，根据术野需要决定撑开器撑开的范围，再固定好撑开器。电刀笔换上延长电极柄，用温盐水方纱垫保护小肠与大网膜，用 S 形拉钩向中线拉开，显露右半结肠（图 9-5-4）。

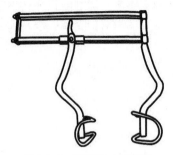

图 9-5-4　腹腔自动撑开器

（三）结扎肠系膜血管

（1）连接超声刀：根据要求连接适型的超声刀，检测完成后，递予主刀医生使用。

（2）用 1ml 注射器抽取淋巴示踪剂，于肿瘤周围组织浆膜下多点注射，显示区域淋巴结。

（3）用直角钳和 2-0/T 钳带线将肠系膜上动脉分支与静脉属支在根部进行分离、结扎，然后切断，近端用圆针 3-0 丝线缝扎（图 9-5-5，图 9-5-6）。

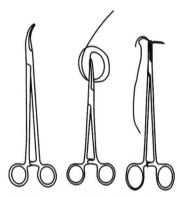

图 9-5-5　游离血管器械

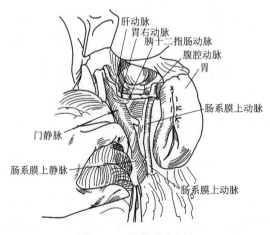

图 9-5-6　游离系膜血管

（四）游离右半结肠周围组织

用电刀或超声刀逐步游离、松解、打开回盲部粘连部位，备 2-0/T 钳带线结扎并逐步顺右侧结肠旁沟游离，远端逐步松解升结肠与横结肠之间的粘连大网膜，并逐步游离松解右半结肠段（图 9-5-7，图 9-5-8）。

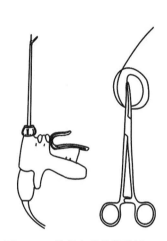

图 9-5-7　游离右半结肠器械

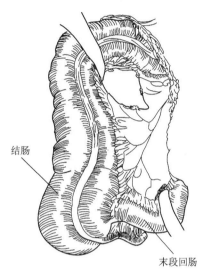

图 9-5-8　游离回盲部

（五）右半结肠切除

将右半结肠系膜分离，钳夹、切开后用圆针 3-0 丝线缝扎。在回盲末端 20cm 处及远端横结肠中份分别用肠钳钳住，再在两肠钳之间分别距肠钳 3～5mm 处各钳夹一把可可钳，用 20 号圆刀在肠钳与可可钳之间贴可可钳切断结肠，取走切除的肠管和所在区域的淋巴结，消毒肠钳端断端肠管，将新鲜标本半小时内留送病理科（图 9-5-9，图 9-5-10）。

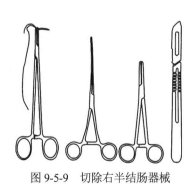

图 9-5-9　切除右半结肠器械

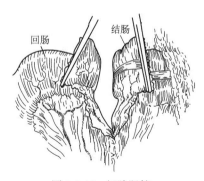

图 9-5-10　切除肠管

（六）回肠-结肠端侧吻合

递圆针 2-0/T 丝线在回肠末端缝荷包，从荷包口置入涂有医用润滑油的吻合器底座。

用 3 把组织钳提起结肠段, 用碘伏纱球消毒肠腔后置入吻合器杆部, 做回肠-结肠端侧吻合, 横结肠残端使用切割闭合器闭合切割 (图 9-5-11, 图 9-5-12)。

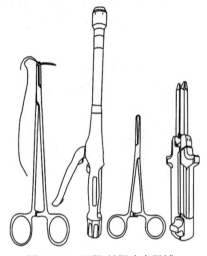

图 9-5-11　回肠-结肠吻合器械

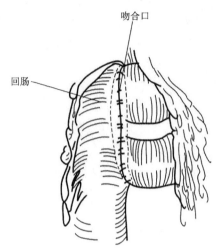

图 9-5-12　回肠-结肠吻合

（七）加固吻合口

用圆针 3-0 丝线加固盲端及吻合口并包埋。用 3-0 丝线关闭肠系膜裂隙, 并逐步处理腹腔内手术创面, 充分止血处理后, 按照顺序逐步还纳肠管, 大网膜覆盖手术区域。

（八）止血及安置引流管

1. 冲洗术野, 严密止血　检查各吻合口及腹腔, 充分止血, 并冲洗术野。

2. 安放化疗药物　若患者确定为恶性肿瘤, 关闭腹腔前遵医嘱备好各种化疗药品, 由医生放入进行局部化疗。

3. 放置引流管　于吻合口旁放置血浆引流管 1 根, 经右侧腹壁戳孔引出, 用角针 2-0/T 丝线固定引流管。

（九）清点用物, 关闭腹腔

（1）缝合腹膜、肌层: 圆针 1-0 丝线或 1-0 可吸收线缝合。
（2）缝合皮下组织: 圆针 3-0 丝线或 2-0 可吸收线缝合。
（3）缝合皮肤: 角针 3-0 丝线缝合或 4-0 可吸收线做皮内缝合。
（4）根据切口的长度选择适型敷料。
（5）归还器械并分类登记。

（袁　凤　朱道珺）

第六节　腹腔镜下右半结肠癌切除术手术配合

腹腔镜下右半结肠癌切除术是随着微创外科的发展而产生的一种新的手术方式，适用于单纯的右半结肠癌切除术，具有腹腔镜的普遍特点，即创伤小、出血少、恢复快等。

一、手 术 用 物

（一）常规布类

常规布类包括手术盆、治疗巾、手术衣、剖口单和桌单。

（二）手术器械

手术器械包括胃肠镜普通器械、普外腔镜器械和腹腔镜超声刀。

（三）一次性用物

1. 常规物品　一次性仪器防菌隔离罩 1 个、纱布 10 张、纱球 10 个、一次性使用负压吸引管 2 根、剖腹套针 1 包，1-0 丝线、3-0 丝线和 2-0/T 丝线各 1 包，血浆引流管 1 根。

2. 特殊用物　腔内一次性切割闭合器 1 把、吻合器、一次性切口保护套 1 个、结扎钉 1 板、1-0 可吸收线 1 根、一次性 12mm 穿刺鞘。

二、手 术 体 位

患者采取平卧分腿、右高左低位。

（1）患者仰卧于手术床中线，头部垫一个软枕，床尾腿板分开，两腿分别放置于上，双侧膝部用束腿带固定，分开角度以能站立一人为宜。

（2）建立静脉通道侧上肢外展放于搁手板上，适当保暖后，使用束手带固定。另一侧上肢使用中单包裹、保护。

（3）电凝器负极板贴于患者体毛较少、肌肉丰厚、血运丰富、靠近手术区域处，一般选择大腿或小腿肌肉。

（4）头架横放于床头。

（5）操作孔建立成功后，将手术床向左侧倾斜 30°～45°。

三、消 毒 铺 巾

（1）消毒液：碘伏。

（2）消毒范围：上至乳头连线平面，下至大腿上 1/3，两侧至腋中线。

（3）第一张桌单铺盖右侧大腿。

（4）第二张桌单铺盖左侧大腿。

（5）一张治疗巾不打开放于会阴与腹部间。

（6）三张治疗巾 1/4 折，按照对侧、头侧和近侧顺序铺于切口周围，并显露脐部、剑突和左、右侧肋缘。

（7）将剖口单倒铺，即短端朝床尾，直接置于患者的髋部，不再打开。

（8）床头侧铺盖一张桌单，遮盖头架和外展上肢。

四、手术配合

（一）准备工作

将冷光源、气腹管、电凝线、腔镜镜头和腔镜超声刀传递至手术台，进行连接、备用（图 9-6-1）。

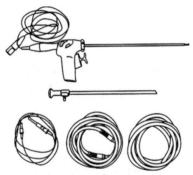

图 9-6-1　腹腔镜准备用物

（二）建立人工气腹

1. 建立气腹孔　用 11 号尖刀片沿脐左侧 3cm 处做 1cm 弧形切口达皮下，将气腹针刺入腹腔（图 9-6-2）。

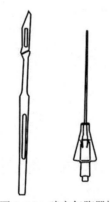

图 9-6-2　建立气腹器械

2. 建立气腹　巡回护士打开气腹机，向腹腔内注入 CO_2 气体 3.5～6L，压力维持在 12～15mmHg。

（三）建立操作孔（图 9-6-3）

1. 建立第一个操作孔　在脐左侧 3cm 处（即气腹孔）刺入 10mm 穿刺鞘，留置鞘管，拔出鞘芯，将气腹管与鞘管侧孔相连，将处理后的镜头经鞘管插入腹腔探查，由巡回护士启动冷光源机与摄像机，此孔作为观察孔。

2. 建立第二个操作孔　在左下腹置入 12mm 穿刺鞘，放入超声刀或电凝钩，此孔作为主操作孔。

3. 建立第三个操作孔　在右锁骨中线与右肋缘下 2～4cm 交界处刺入 12mm 穿刺鞘，放入肠钳作为牵引孔。

4. 建立第四个操作孔　在左锁骨中线与左肋缘下 2～4cm 交界处做一个切口，刺入 10mm 穿刺鞘，放入肠钳或五叶拉钩，用于牵拉暴露手术视野。

5. 建立第五个操作孔　在左侧髂前上棘与脐连线中外 1/3 交界处刺入 5mm 穿刺鞘，此孔为辅助操作孔。

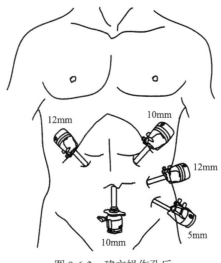

图 9-6-3　建立操作孔后

（四）切除右半结肠

1. 显露右半结肠　传递两把肠钳予医生，用以牵拉右半结肠周围组织，从而暴露右半结肠。

2. 显露后腹膜　将手术床调整至左倾，递肠钳将回肠移向左侧，将盲肠、升结肠、横结肠右半部以上及肠系膜上动、静脉右侧的后腹膜显露出来。

3. 离断动、静脉　将超声刀调试好后交予主刀医生，切断回结肠血管束。传递结扎钉，夹闭动、静脉后用超声刀离断（图 9-6-4，图 9-6-5）。

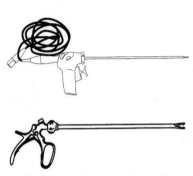

图 9-6-4 离断动、静脉器械

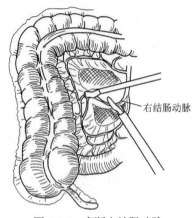

右结肠动脉

图 9-6-5 离断右结肠动脉

4. 游离右侧结肠及系膜 递肠钳钳夹回盲部肠管并向上方牵拉，超声刀离断系膜，递剪刀剪断肝结肠韧带（图 9-6-6，图 9-6-7）。

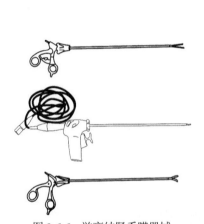

图 9-6-6 游离结肠系膜器械

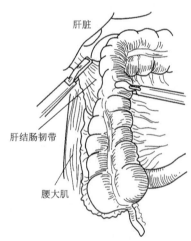

肝脏

肝结肠韧带

腰大肌

图 9-6-7 切断肝结肠韧带

5. 拖出肠管，切断回肠末端和结肠近端 递 20 号圆刀延长主操作孔至 4～6cm，用切口保护套保护切口，将回肠提出至腹腔外，在回盲末端 15cm 处及远端横结肠中份分别用肠钳钳夹，再在两肠钳之间分别距肠钳 3～5mm 处各钳夹 1 把可可钳。用 20 号圆刀切断结肠，取出标本，碘伏纱球消毒肠钳端肠管断端。处理好标本后，巡回护士半小时内将标本留送病理科（图 9-6-8，图 9-6-9）。

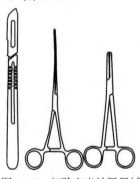

图 9-6-8 切除右半结肠器械

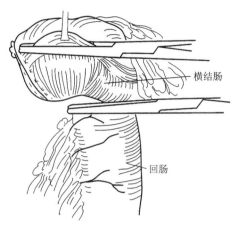

图 9-6-9　离断右半结肠

6. 于腹腔外行回肠-结肠端侧吻合　递圆针 2-0/T 丝线在回肠末端缝荷包，置入吻合器底座，底座涂上医用润滑油，传递 3 把组织钳提起结肠段，递碘伏纱球消毒肠腔，置入吻合器杆部，做回肠-结肠端侧吻合，横结肠残端使用切割闭合器闭合切割（图 9-6-10，图 9-6-11）。

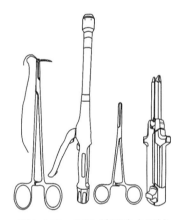

图 9-6-10　回肠-结肠吻合器械

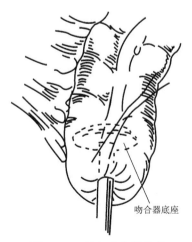

吻合器底座

图 9-6-11　放入吻合器底座

7. 加固吻合口　用圆针 3-0 丝线间断加固盲端及吻合口，并做好肠管包埋处理。

8. 冲洗，检查　按顺序将肠管送回腹腔，关闭左下腹主操作孔切口，重建气腹，温盐水冲洗腹腔，检查、止血，放置引流管。

（五）清点用物，解除气腹，关闭腹腔

（1）冲洗并检查完毕后，清点用物，关闭气腹、冷光源，排尽腹腔内 CO_2 气体。

（2）1-0 可吸收线缝合操作孔。

（3）角针 2-0/T 丝线固定引流管。

（4）根据伤口的长度选择切口敷料。

（5）归还器械并分类登记。

（袁　凤　朱道珺　廖安鹊）

第七节　开腹左半结肠癌切除术手术配合

结肠在右髂窝内续于盲肠，在第 3 骶椎平面连接直肠。结肠分升结肠、横结肠、降结肠和乙状结肠四部分，大部分固定于腹后壁，结肠的排列酷似英文字母"M"，将小肠包围在内。而降结肠（即左半结肠）上自脾曲与横结肠相接，下在髂嵴水平与乙状结肠相连，长约 20cm，前面及两侧有腹膜遮盖，后方借疏松结缔组织与左肾下外侧、腹横肌腱膜起点及腰方肌相接触。自左季肋部及腰部沿左肾外侧缘向下，至左肾下极，略转向内侧至腰肌侧缘，然后在腰肌和腰方肌之间下行至髂骨骨嵴水平而移行为乙状结肠。

一、手术用物

（一）常规布类

常规布类包括手术盆、治疗巾、手术衣、剖口单和桌单。

（二）手术器械

手术器械包括胃肠器械、S 形拉钩 1 个和超声刀。

（三）一次性用物

1. 常规用物　一次性单极电刀笔或彭氏解剖器 1 个、延长电极 1 个、电刀清洁片 1 张、一次性使用吸引管 1 套、剖腹套针 1 板、45cm×45cm 医用粘贴膜 1 张、一次性灯柄套 1 个、一次性垃圾袋 1 个、医用润滑油 1 支、3-0 丝线 4 包、2-0/T 丝线 4 包、1-0 丝线 3 包，纱布、手套按需准备，一次性引流袋、切口敷贴、有孔敷贴。

2. 特殊耗材　切口保护套、吻合器、切割缝合器和荷包线。

二、手术体位

患者采用仰卧位（详见本章第三节）。

三、消毒铺巾

（1）消毒液：碘伏。

（2）消毒范围：以切口标记线为中心，上至乳头连线平面，下至大腿的中上 1/3，左侧至腋后线，右侧至腋中线。

（3）铺治疗巾：四张治疗巾 1/4 折，按照会阴侧、对侧、头侧和近侧顺序铺于切口周围。

（4）粘贴薄膜：贴医用粘贴膜于手术切口区域。

（5）铺剖口单：将剖口单纵行打开，对准手术切口平铺于手术区域。

（6）铺桌单：第一张桌单横铺于切口上缘，遮盖头架及外展手臂，第二张桌单平切口下缘覆盖托盘和床尾。

四、手术配合

（一）经腹正中切口绕左脐入路（图9-7-1）

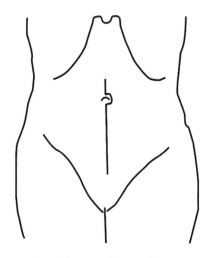

图9-7-1　切口入路

1. 切开皮肤、皮下组织及白线　备 20 号手术刀、组织镊、皮肤拉钩、剥离剪、纱布和电刀笔。

2. 切开腹膜　两把中弯止血钳夹住腹膜并提起，然后用 20 号圆刀片在腹膜上切一个小口，用电刀笔切开腹膜，皮下组织、脂肪及腹膜层出血均用电凝止血。

（二）暴露术野

1. 切口保护 根据切口大小准备适型切口保护套，待切口彻底止血后，套上切口保护套，避免切口感染，预防肿瘤细胞切口种植。

2. 暴露术野 安装腹腔自动撑开器，根据术野需要决定撑开器撑开的范围，再使用1-0 丝线或纱布固定撑开器，显露左半结肠。用温盐水方纱垫保护小肠与大网膜，用 S 形拉钩向中线拉开，显露左半结肠（图 9-7-2）。

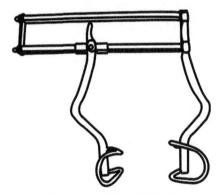

图 9-7-2 腹腔自动撑开器

（三）结扎肠系膜血管

（1）备超声刀在十二指肠悬韧带下切开后腹膜。

（2）备 1ml 注射器抽取纳米碳混悬液，于肿瘤周围组织浆膜下多点注射，显示区域淋巴结。

（3）备直角钳和 2-0/T 钳带线，将肠系膜下动脉与静脉分离、根部结扎后切断，近端结扎，并用圆针 2-0/T 丝线缝扎（图 9-7-3，图 9-7-4）。

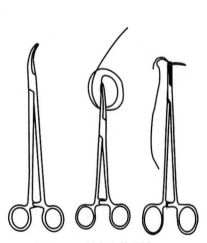

图 9-7-3 游离血管器械

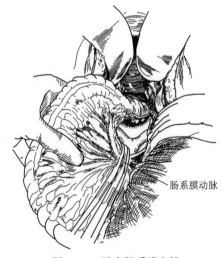

肠系膜动脉

图 9-7-4 游离肠系膜血管

（4）在距肿瘤 5～6cm 的上、下两端，用细纱布条穿过肠壁边缘的肠系膜，扎紧肠腔，控制肿瘤部肠内容物，避免上下流动，造成播散。

（四）分离左半结肠并切除

（1）用彭氏解剖器切开降结肠左侧缘后腹膜，用直角钳和中弯止血钳钝性和锐性分离法，将左侧结肠与肠系膜向中线推开（分离左侧结肠系膜和显露左侧后腹壁时，应注意避免损伤左肾及输尿管），暴露脾结肠韧带，并用两把中弯止血钳离断，备 2-0/T 钳带线或 1-0 钳带线结扎，分离结肠脾曲（图 9-7-5，图 9-7-6）。

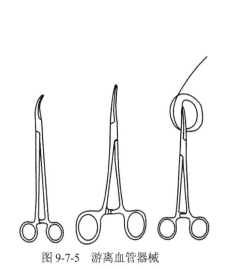

图 9-7-5 游离血管器械

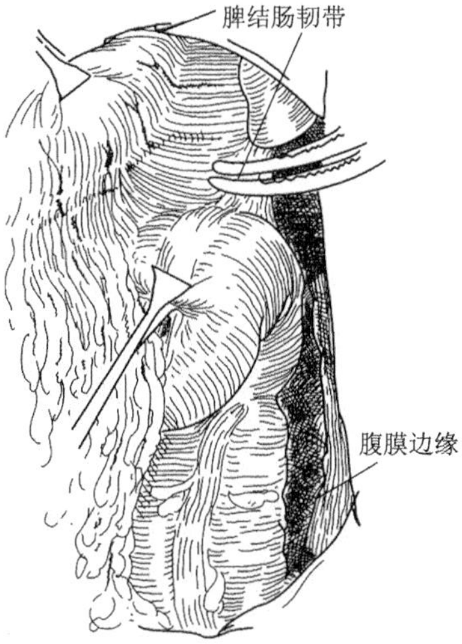

图 9-7-6 游离脾结肠韧带

（2）备直角钳、2-0/T 钳带线和剥离剪，将胃结肠韧带左侧部分切开，分离横结肠左段（分离时注意避免损伤左肾、脾及胰尾）。再用同样的方法将盆腔乙状结肠末段的两侧腹膜切开，分离乙状结肠末段（注意避免损伤膀胱与两侧输尿管）（图 9-7-7，图 9-7-8）。

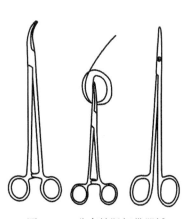

图 9-7-7 分离结肠韧带器械

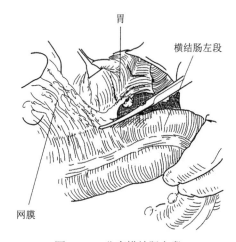

图 9-7-8 分离横结肠左段

（3）将左半结肠系膜分离、钳夹、切开后用圆针 2-0/T 丝线缝扎。在横结肠中段和乙状结肠始端用肠钳或可可钳钳住（或可可钳近端结肠距肿瘤 15cm、荷包钳远端距肿瘤 20cm），再在两肠钳之间分别距钳 3~5mm 处各钳夹 1 把可可钳或大弯止血钳，用 20 号圆刀切断结肠，取出标本，并用碘伏消毒肠钳端的结肠断端。处理好标本半小时内留送病理科（图 9-7-9，图 9-7-10）。

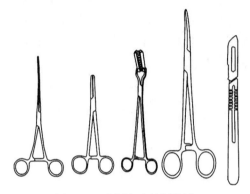

图 9-7-9　离断左半结肠器械

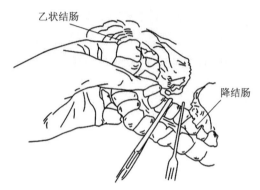

图 9-7-10　离断乙状结肠段

（五）消化道重建

1. 吻合口准备　将两结肠断端肠钳松开，分别用 3 把组织钳将肠管分开提起，再用碘伏纱球消毒肠管黏膜层 2 遍。

2. 缝荷包　备荷包钳钳住乙状结肠断端，缝上荷包线备用，并剪掉荷包针，取下荷包钳。

3. 吻合肠管

（1）根据肠管大小备适型吻合器，将底钉座与固定器分离，用中弯止血钳钳住底钉座连杆，并在外围涂上润滑油（注意不得将润滑油涂抹到吻合钉口）。

（2）将底钉座放入乙状结肠断端，收紧荷包线固定。将吻合器自横结肠断端放入，行乙状结肠-横结肠吻合术。检查吻合圈是否完整，吻合口是否通畅（图 9-7-11，图 9-7-12）。

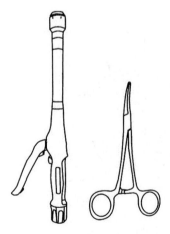

图 9-7-11　吻合器械

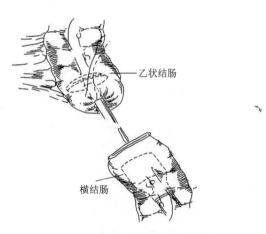

图 9-7-12　吻合横结肠-乙状结肠

（3）备圆针 3-0 丝线或 4-0 可吸收线间断缝合并加固吻合口。

（4）备切割闭合器闭合横结肠断端，用圆针 3-0 丝线或 4-0 可吸收线缝合加固并包埋。

（5）用圆针 3-0 丝线关闭肠系膜裂隙。

（六）腹腔止血，放置化疗药物

（1）冲洗术野，严密止血：备纱布、圆针 3-0 丝线、敷料镊和 1000ml 温热灭菌注射用水。止血后冲洗腹腔。

（2）若患者确定为恶性肿瘤，关闭腹腔前遵医嘱备化疗药，由医生放入吻合口周围进行局部化疗，避免将化疗药放于吻合口、血管、阑尾、输尿管及切口附近。

（3）于吻合口旁放置血浆引流管 1 根，经左侧腹壁戳孔引出，用角针 2-0/T 丝线固定引流管。

（七）清点用物，关闭切口

1. 清点用物 由器械护士及巡回护士共同清点纱布、器械等术中用物。

2. 逐层关闭腹腔

（1）缝合腹膜：圆针 1-0 丝线缝合。

（2）缝合白线：圆针 1-0 丝线缝合。

（3）缝合皮下组织：圆针 3-0 丝线缝合。

（4）缝合皮肤：角针 3-0 丝线缝合。

（5）固定引流管：角针 2-0/T 丝线缝合。

（6）连接引流袋：根据医生要求提供引流袋或负压引流瓶。

（7）粘贴敷贴：根据切口长度传递合适的敷贴。

（8）标记：在引流袋上贴上标签，注明名称及安置日期。

（9）用物处理

1）凭术中器械流转单，按消毒要求分类归还低温和高温器械。

2）一次性物品：缝针统一放入指定锐器盒；一次性耗材做毁形处理。

3）垃圾分类：严格按照医院感染管理要求分类放置医疗垃圾。

（刘桂林 李文莉）

第八节 腹腔镜下左半结肠癌切除术手术配合

腹腔镜手术是未来手术方法发展的一个重要方向，腹腔镜左半结肠癌切除术具有手术操作精细、创伤小、术后肠功能恢复快、住院时间短等特点。因此，这使得许多过去的开放性手术现在已被腔镜手术取而代之。

一、手术用物

（一）常规布类

常规布类包括手术盆、手术衣、剖口单、桌单和治疗巾。

（二）手术器械

手术器械包括胃肠镜普通器械包、胃肠镜特殊器械包和腔镜超声刀。

（三）一次性用物

1. 常规物品 一次性单极电刀笔 1 个、电刀清洁片 1 张、一次性灯柄套 2 个、一次性使用吸引管 2 根、一次性使用吸引头 1 根、剖腹套针 1 板、纱布 10 张、3-0 丝线 1 包、2-0/T 丝线 1 包、1-0 丝线 1 包、纱球 5 个、一次性使用冲洗器 1 个、仪器防菌隔离罩 1 个、医用润滑油 1 支、钛夹 1 板、合成夹 1 板、血浆引流管 1 根。

2. 特殊用物 腔内切割闭合器 1 把、吻合器 1 把、切口保护套、荷包线、一次性 12mm 穿刺鞘 1 个。

二、手术体位

患者采取平卧分腿、左高右低位（详见本章第六节）。

三、消毒铺巾

（1）消毒液：碘伏。

（2）消毒范围：上至乳头连线平面，两侧至腋前线，下至大腿的中上 1/3。

（3）第一张桌单覆盖患者右侧下肢，第二张桌单覆盖患者左侧下肢。

（4）一张治疗巾不打开放于会阴与腹部之间，另三张治疗巾 1/4 折，按照对侧、头侧和近侧顺序铺于切口周围，显露脐部、剑突和左、右侧肋缘。

（5）将剖口单反向铺于切口处，下端四折平铺于髋部。

（6）一张桌单平齐切口上缘遮盖头部、头架及外展侧上肢。

四、手术配合

（一）用物准备

在手术床头患者右侧放置腹腔镜主显示器，左侧放置腹腔镜副显示器。连接冷光源、气腹管、电凝线、电刀笔、一次性使用吸引管、摄像头和腔镜镜头，并调节白平衡、腔镜超声刀（图9-8-1）。

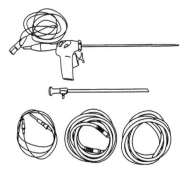

图 9-8-1 腹腔镜用物

（二）建立人工气腹

1. 建立气腹孔 备 11 号尖刀、巾钳 2 把、纱布和气腹针。沿脐窝上缘做 1cm 弧形切口达皮下，气腹针刺入腹腔（图9-8-2）。

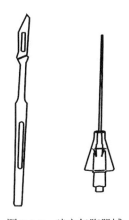

图 9-8-2 建立气腹器械

2. 建立气腹 巡回护士打开气腹机，向腹腔内注入 CO_2 气体，压力维持在 12～15mmHg。

（三）建立操作孔

1. 建立第一个操作孔 沿脐上缘气腹针切口刺入直径 10mm 穿刺鞘，拔出鞘芯，将气腹管与穿刺鞘侧孔相连，将镜头经鞘管放入腹腔，由巡回护士开启冷光源机及摄像机，此孔为光源孔。

2. 建立第二个操作孔 在右下腹麦氏点处或麦氏点靠内侧做一个切口，刺入 12mm 穿刺鞘，放入超声刀或电凝钩，此孔为主操作孔。

3. 建立第三个操作孔 在右锁骨中线与右肋缘下 2～4cm 交界处刺入 12mm 穿刺鞘，放入肠钳。

4. 建立第四个操作孔 在左锁骨中线与左肋缘下 2～4cm 交界处做一个切口，刺入 10mm 穿刺鞘，放入肠钳或五叶拉钩，用于牵拉暴露手术野。

5. 建立第五个操作孔 在左侧髂前上棘与脐连线中外 1/3 交界处刺入 5mm 穿刺鞘，此孔为辅助操作孔（图 9-8-3）。

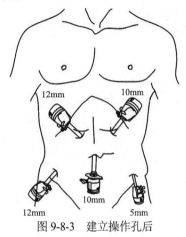

图 9-8-3　建立操作孔后

（四）腹腔探查

1. 探查 递肠钳 2 把，用于暴露和探查腹腔。

2. 调整体位 将体位调整为向右倾斜 15°～30°位，便于暴露左半结肠。

（五）游离左半结肠

1. 游离结肠系膜 用五叶拉钩、超声刀游离结肠系膜，显露肠系膜下血管（上至横结肠左段，下至乙状结肠末段）（图 9-8-4，图 9-8-5）。

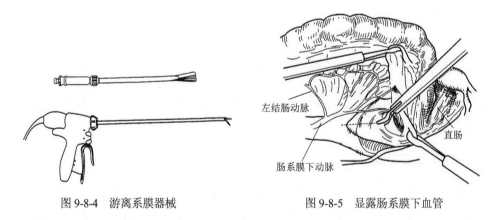

图 9-8-4　游离系膜器械　　　　　图 9-8-5　显露肠系膜下血管

2. 结扎血管 用钛夹及合成夹结扎肠系膜下血管，或用腔内直线型切割缝合器，连同肠系膜下血管周围淋巴结一并切除。

（六）切除肠管

1. 延长并保护切口 用 20 号圆刀于左下腹套管鞘位置做一个小切口（4～6cm），用切口保护套保护切口。

2. 切除肿瘤 将肠管拖出腹腔，在横结肠中段和乙状结肠始端用肠钳钳住，再在两肠钳之间分别距肠钳 3～5mm 处各钳夹 1 把可可钳，用 20 号圆刀在肠钳与可可钳之间贴可可钳切断结肠（图 9-8-6，图 9-8-7）。

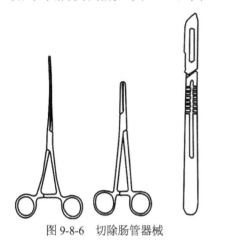

图 9-8-6 切除肠管器械

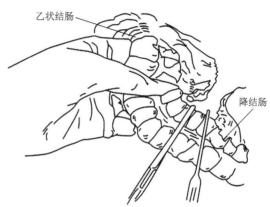

图 9-8-7 离断肠管

（七）吻合肠管

1. 处理肠腔 两端肠管分别用碘伏纱球消毒。

2. 缝荷包 乙状结肠断端用圆针 2-0/T 丝线或荷包线缝荷包，放入吻合器钉座（图 9-8-8，图 9-8-9）。

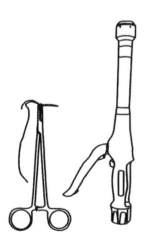

图 9-8-8 吻合准备器械

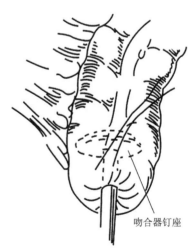

图 9-8-9 放入吻合器钉座

3. 吻合肠管 将吻合器杆部从横结肠断端放入，行乙状结肠横结肠吻合术，用切割闭合器闭合横结肠断端，吻合口和横结肠断端均用圆针 3-0 丝线缝合加固、包埋（图 9-8-10，图 9-8-11）。

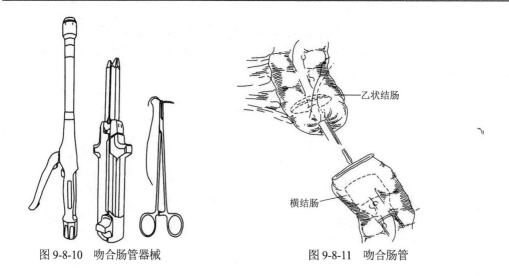

图 9-8-10 吻合肠管器械   图 9-8-11 吻合肠管

（八）冲洗腹腔，放引流管，关闭腹腔

1. 冲洗腹腔 将无菌冲洗头插入生理盐水瓶内，连接冲洗机和吸引管，打开冲洗机（或冲洗器），冲洗腹腔。

2. 放引流管 于吻合口旁放置引流管 1 根，用 2-0/T 丝线或 2-0 可吸收线固定引流管。

3. 关闭腹腔

4. 清点用物，关闭切口

（1）腹部 4～6cm 切口常规用圆针 1-0 丝线或 1-0 可吸收线逐层缝合。

（2）穿刺孔用 1-0 可吸收线或圆针 1-0 丝线缝合。

5. 归还器械 归还器械，分类退回清洗间并登记。

（叶　红　李文莉　胡　沁）

第九节　开腹乙状结肠癌切除术手术配合

乙状结肠长 40～45cm，平左侧髂嵴处，接续降结肠，呈“乙”字形弯曲或“S”形弯曲，被腹膜包被，并借乙状结肠系膜连于左侧髂窝和小骨盆后壁上，其活动性大，至第 3 骶椎前面移行为直肠，是暂时存储和转运食物残渣的场所。乙状结肠癌是消化道恶性肿瘤之一，确切病因尚未阐明，但与饮食习惯、遗传因素有关。

乙状结肠癌切除术根据肿瘤的位置及乙状结肠的长短调整切除范围。若癌肿位于乙状结肠上段，应切除乙状结肠和部分降结肠；若位于下段，切除范围则为部分降结肠、乙状结肠及直肠上段，同时切除所属系膜及淋巴结，结、直肠行断端吻合。手术切除是治疗乙状结肠癌的主要方法，同时辅以化疗、放疗等综合治疗。

一、手术用物

（一）常规布类

常规布类包括手术盆、手术衣、剖口单、桌单和治疗巾。

（二）手术器械

手术器械包括胃肠器械包和超声刀。

（三）一次性用物

1. 常规用物 一次性单极电刀笔 1 把、一次性延长电极 1 个、电刀清洁片 1 张、一次性吸引管 1 套、剖腹套针 1 板、45cm×45cm 医用粘贴膜 1 张、方纱 3 张、纱布 10 张、纱球 5 个、一次性灯柄套 1 个、20 号圆刀片 2 个、11 号尖刀片 1 个、医用润滑油 1 支、1ml 注射器 1 副、3-0 丝线 2 包、2-0/T 丝线 2 包、1-0 丝线 1 包、血浆引流管 1 根、一次性肛管 1 根、一次性引流袋 2 个、手套按需准备。

2. 特殊用物 切口保护套、切割缝合器、圆形吻合器、闭合器和荷包线。

二、手术体位

患者采取截石位（详见本章第三节）。

三、消毒铺巾

（1）消毒液：碘伏。

（2）消毒范围：上至剑突，下至大腿上 1/3，包括会阴、肛门周围及臀部区域，两侧至腋中线。

（3）铺桌单：桌单一张反折，保护术者双手后垫塞于臀下，桌单两张分别遮盖双下肢。

（4）铺治疗巾：条形治疗巾一张铺于耻骨联合上方，另三张治疗巾 1/4 折，按对侧、头侧和近侧顺序铺于切口周围，并用医用粘贴膜固定。

（5）铺剖口单：剖口单的头侧倒铺于床尾，床头侧全部展开铺放，床尾侧铺开后不外展，直接置于患者髋部，保持肛门区外露。

（6）桌单一张平切口上缘展开，覆盖头架及外展上肢。

四、手术配合

（一）经下腹正中切口入路

1. 切开皮肤、皮下组织和白线 备 20 号手术刀、组织镊、纱布、电刀和皮肤拉钩，依次切开皮肤、皮下组织和白线（图 9-9-1）。

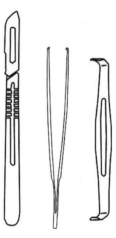

图 9-9-1　切皮器械

2. 切开腹膜 备用弯蚊式止血钳两把提起少许腹膜，20 号圆刀于两把弯蚊式止血钳之间切开一个小口，备用两把组织钳分别提起两侧腹膜，备用解剖剪和电刀笔顺切口打开腹膜（图 9-9-2，图 9-9-3）。

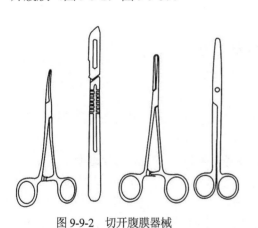

图 9-9-2　切开腹膜器械

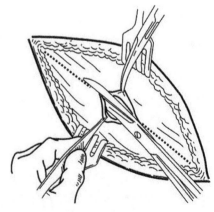

图 9-9-3　切开腹膜

（二）暴露腹腔

备用适型切口保护套保护切口周围后，使用腹腔自动撑开器撑开腹腔，暴露手术区域，备用双股 1-0 丝线固定自动撑开器的状态（图 9-9-4）。

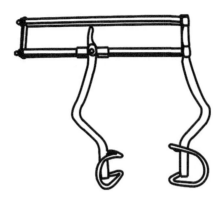

图 9-9-4 腹腔自动撑开器

（三）腹腔探查

1. 腹腔探查 备圆针 2-0/T 丝线将女性子宫或者男性膀胱悬吊固定于腹壁上，按顺序探查肝、脾、大网膜、横结肠、腹主动脉、肠系膜下动脉、乙状结肠、乙状结肠肠系膜根部及两侧髂内血管周围的淋巴结。

2. 暴露术区 探查完毕，备一张浸湿后的方纱，保护小肠，S 形拉钩牵拉暴露结肠区。

（四）分离系膜

1. 示踪淋巴结 备用 1ml 注射器抽取纳米碳混悬液，于乙状结肠肿瘤周围组织浆膜下多点注射，示踪区域淋巴结。

2. 分离系膜 备用电刀笔、敷料镊、超声刀和止血钳，从乙状结肠两侧向下解剖位于盆筋膜脏层与壁层之间的系膜，至直肠上段，约距肿瘤远端 10cm 处。有出血点处备用 2-0/T 钳带线结扎止血（图 9-9-5，图 9-9-6）。

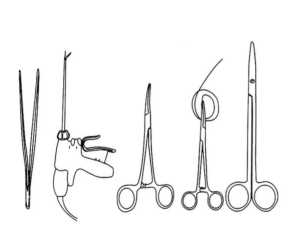

图 9-9-5 分离系膜器械

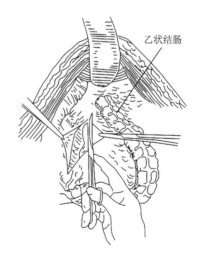

乙状结肠

图 9-9-6 分离系膜

（五）离断肠管

1. 离断远端肠管 备用肠钳两把、可可钳两把、闭合器，闭合并离断远端距肿瘤位置 10cm 处的肠管。

2. 游离乙状结肠 备用电刀笔、超声刀或剥离剪、敷料镊，向上沿降结肠旁沟游离，沿 Toldt 间隙完全游离肿瘤所在肠段的后方，继续向上游离结肠脾曲后转向内侧，松解左半结肠（图 9-9-7，图 9-9-8）。

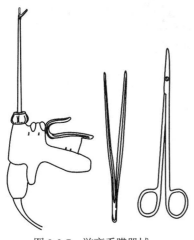

图 9-9-7 游离系膜器械

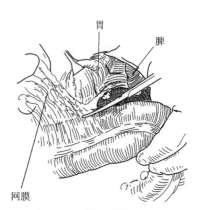

图 9-9-8 游离结肠脾区

3. 结扎肠系膜血管 在肠系膜下血管根部，备用止血钳进行分离、钳夹，组织剪离断，以 2-0/T 钳带线结扎断端止血（图 9-9-9，图 9-9-10）。

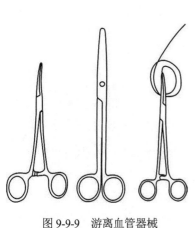

图 9-9-9 游离血管器械

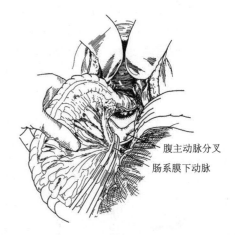

图 9-9-10 结扎肠系膜血管

4. 离断近端肠管 备用 2 把可可钳夹闭距肿瘤近端 12cm 处的肠管，备用 20 号圆刀片离断肠管，备用消毒纱球消毒近端肠腔断端。

（六）结、直肠吻合

1. 缝荷包　近端肠管备用圆针 3-0 丝线缝荷包或者备用荷包钳钳夹住近端肠管，荷包针缝合后置入吻合器钉座（注意避免将医用润滑油涂抹到吻合钉口），收紧荷包并固定（图 9-9-11，图 9-9-12）。

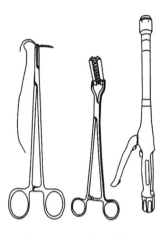

图 9-9-11　缝荷包器械

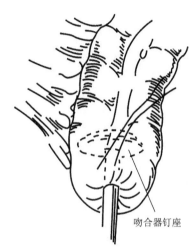

吻合器钉座

图 9-9-12　放置吻合器钉座

2. 结肠-直肠断端吻合　备用医用润滑油润滑术者双手，充分扩肛后，经肛以圆形吻合器行结肠-直肠断端吻合（图 9-9-13，图 9-9-14）。

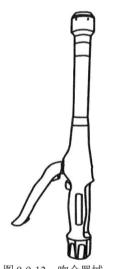

图 9-9-13　吻合器械

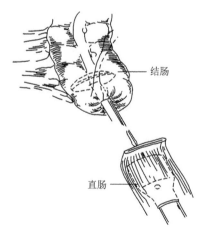

结肠

直肠

图 9-9-14　肠管吻合

3. 吻合口加固　吻合后术者检查吻合圈是否完整，吻合口是否通畅。备用圆针 3-0 丝线间断缝合浆肌层以加固吻合口（图 9-9-15，图 9-9-16）。

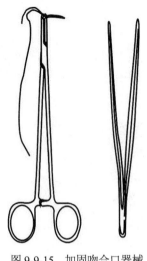

图 9-9-15　加固吻合口器械

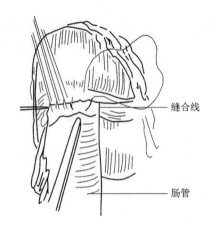

图 9-9-16　加固吻合口

4. 闭合肠系膜裂孔　备用圆针 3-0 丝线缝合肠系膜裂孔。

（七）创面止血

备用敷料镊、纱布和电刀笔对创面进行充分止血,并备用灭菌注射用水冲洗盆腹腔。

（八）化疗药植入

将缓释化疗药用大止血纱布包裹成 2~3 份散在植入盆腹腔内。

（九）安置引流管

备消毒纱球、11 号尖刀片和中弯止血钳,经左侧腹部留置血浆引流管 1 根,经肛留置肛管 1 根。

（十）关闭切口

（1）准确清点手术用物。
（2）缝合腹膜、肌层:圆针 1-0 丝线缝合。
（3）缝合皮下组织:圆针 3-0 丝线缝合。
（4）缝合皮肤:角针 3-0 丝线缝合。
（5）固定引流管:角针 2-0/T 丝线缝合。

（刘桂林　叶　红　刘宗琼）

第十节　腹腔镜下乙状结肠癌切除术手术配合

一、手 术 用 物

（一）常规布类

常规布类包括手术盆、手术衣、剖口单、桌单和治疗巾。

（二）手术器械

手术器械包括胃肠镜普通器械、胃肠镜特殊器械和腔镜超声刀。

（三）一次性用物

1. 常规物品　一次性使用吸引管 2 根、一次性使用吸引头 1 根、一次性单极电刀笔 1 个、电刀清洁片 1 张、剖腹套针 1 板、纱布 10 张、3-0 丝线 1 包、2-0/T 丝线 1 包、1-0 丝线 1 包、纱球 1 包、仪器防菌隔离罩 2 个、一次性灯柄罩 2 个、医用润滑油 1 支、钛夹 1 板、合成夹 1 板、血浆引流管 1 根。

2. 特殊用物　腔内切割缝合器、吻合器、钉仓 1～2 板、12mm 穿刺鞘 2 个。

二、手 术 体 位

患者采用截石位（详见本章第三节）。

三、消 毒 铺 巾

（1）消毒液：碘伏。

（2）消毒范围：上至乳头连线平面，两侧至腋前线，下至会阴、臀部及大腿上 1/3。

（3）臀下垫一张桌单，两腿部各铺一张桌单。

（4）一张治疗巾不展开铺于耻骨联合处。

（5）三张治疗巾反折 1/4，分别铺于切口对侧、头侧和近侧。

（6）铺剖口单：剖口单倒铺，短端朝床尾，长端朝床头，耻骨联合处剖口单不展开。

（7）一张桌单铺盖于头架、外展上肢上，两张桌单呈十字交叉铺于托盘上。

四、手 术 配 合

（一）连接仪器

连接光源线、气腹管、摄像头（用仪器防菌隔离罩包裹）、电凝线、腔镜镜头及超声刀。

（二）建立气腹

1. 建立气腹孔 用 11 号尖刀片沿脐上缘做约 1cm 弧形切口，将气腹针刺入腹腔。

2. 建立气腹 巡回护士开启气腹机，向腹腔注入 CO_2，压力维持在 12～14mmHg。

（三）建立操作孔（图 9-10-1）

1. 建立第一个观察孔 沿脐上缘气腹针切口刺入直径 10mm 穿刺鞘，拔出鞘芯，将气腹管与穿刺鞘侧孔连接，将镜头经鞘管放入腹腔，由巡回护士开启光源及摄像机，此孔为光源孔。

2. 建立第二个操作孔 在右下腹麦氏点处或麦氏点靠内做一个切口，刺入 12mm 穿刺鞘，放入超声刀或电凝钩，此孔为主操作孔。

3. 建立第三个操作孔 在右锁骨中线平脐处刺入 12mm 穿刺鞘，放入肠钳。

4. 建立第四个操作孔 在左锁骨中线平脐处做一个切口，刺入 10mm 穿刺鞘，放入肠钳或五叶拉钩，用于牵拉暴露手术野。

5. 建立第五个操作孔 在左侧髂前上棘与脐连线中外 1/3 交界处刺入 5mm 穿刺鞘，此孔为辅助操作孔。

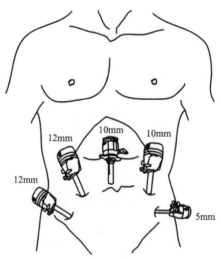

图 9-10-1 建立操作孔

（四）腹腔探查

1. 探查 递肠钳两把探查腹腔。

2. 调整体位 将体位调整为头低足高 15°～30°、向右倾斜 15°～30°位。

（五）游离乙状结肠

1. 游离结肠系膜　用五叶拉钩、超声刀游离结肠系膜，显露肠系膜下血管（上至脾曲，下至乙状结肠与直肠交界处）（图9-10-2，图9-10-3）。

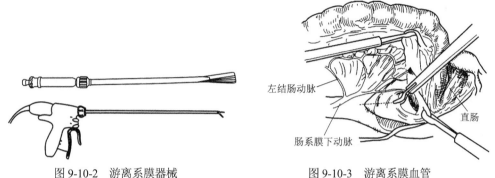

图9-10-2　游离系膜器械　　　　　　图9-10-3　游离系膜血管

2. 结扎血管　用合成夹及钛夹结扎肠系膜下血管，或用腔内直线型切割缝合器，一并用超声刀清除肠系膜下血管周围淋巴结。

（六）切除远端肠管

游离乙状结肠后，在乙状结肠或乙状结肠与直肠交界处用腔内切割缝合器切断远端。

（七）近端肠管处理

1. 延长并保护切口　用20号圆刀于左下腹套管鞘位置做一个小切口（4～6cm），用切口保护套保护切口。
2. 切除肿瘤　将近端肠管拖出腹腔，距肿瘤15cm处切断肠管，断端用碘伏纱球消毒。
3. 放入钉座　用圆针2-0/T丝线或荷包线缝荷包，放入吻合器钉座后放回腹腔，拴紧自制保护套绳子，重新建立气腹。

（八）吻合肠管

用润滑油扩肛，从肛门放入吻合器行结肠-直肠端端吻合术（图9-10-4，图9-10-5）。

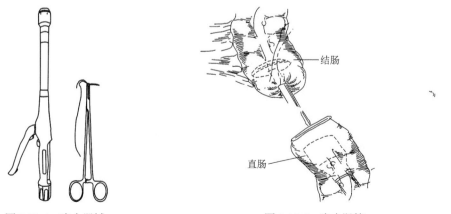

图9-10-4　吻合器械　　　　　　图9-10-5　吻合肠管

（九）冲洗腹腔，放引流管，关闭腹腔

1. 冲洗腹腔 将无菌冲洗头插入生理盐水瓶内，连接冲洗机和吸引管，打开冲洗机，冲洗腹腔。

2. 放置引流管 于盆腔或左下腹放置引流管 1 根，用角针 2-0/T 丝线或 2-0 可吸收线固定引流管。

3. 关闭腹腔

4. 清点用物，关闭切口

（1）腹部 4～6cm 切口常规用圆针 1-0 丝线或 1-0 可吸收线逐层缝合。

（2）穿刺孔用 1-0 可吸收线或圆针 1-0 丝线缝合。

5. 归还器械 归还器械，分类退回清洗间并登记。

（叶　红　刘宗琼）

第十一节　直肠癌经腹会阴联合切除术手术配合

直肠癌下缘距齿状线＜2cm 者需行直肠癌经腹会阴联合切除术。此术式是低位直肠癌的经典根治术式，切除范围包括乙状结肠远端、肠系膜下动脉及其区域淋巴结、全部直肠及其系膜、肛提肌、坐骨直肠窝内脂肪组织、肛管及肛门周围 3～5cm 的皮肤。腹部做永久性结肠造口，即人工肛门，会阴部切口一期缝合。

一、手 术 用 物

（一）常规布类

常规布类包括手术盆、手术衣、剖口单、桌单和治疗巾。

（二）手术器械

手术器械包括胃肠器械包和超声刀。

（三）一次性用物

1. 常规用物 一次性单极电刀笔 1 个、电刀清洁片 1 张、一次性延长电极 1 个、一次性使用吸引管 1 套、45cm×45cm 医用粘贴膜 1 张、一次性灯柄套 2 个、直肠套针 1 板、纱布 10～20 张、纱球 10 个、3-0 丝线 2 包、2-0/T 丝线 2 包、1-0 丝线 2 包、直肠牵引带 1 根、20 号圆刀片 2 个、11 号尖刀片 1 个、医用润滑油 1 支、一次性使用冲洗器、医用手套按需准备。

2. 特殊用物　切口保护套和抗菌薇乔。

二、手 术 体 位

患者采用截石位（详见本章第三节）。

三、消 毒 铺 巾

（1）消毒液：碘伏。

（2）消毒范围：上至乳头连线平面，下至大腿上 1/3，两侧至腋中线，包括臀部、会阴和肛门周围区域。

（3）第一张桌单垫在臀下，另两张桌单分别覆盖两下肢。

（4）一张治疗巾不展开铺于耻骨联合处。

（5）三张治疗巾反折 1/4，分别铺于切口对侧、头侧和近侧。

（6）医用粘贴膜固定切口周围的治疗巾。

（7）剖口单反向铺于切口处，下端四折平铺于耻骨联合处。

（8）一张桌单铺于手术床头，覆盖头架及外展上肢。

四、手 术 配 合

（一）经腹部入路

1. 取下腹部正中切口

2. 切开皮肤、皮下组织及白线　备 20 号手术刀、组织镊、纱布 2 张、电刀笔和皮肤拉钩。

3. 切开腹膜　使用两把中弯止血钳夹住腹膜并提起，再用 20 号圆刀片切开小口，然后使用两把组织钳牵开腹膜，用电刀笔或者组织剪沿着切口打开腹膜。

（二）腹腔探查

探查腹腔以了解腹腔内是否有转移、种植。

（三）暴露术野

1. 切口保护　准备切口保护套，待切口止血后，安置切口保护套。

2. 暴露术野　安置腹腔撑开器，并固定撑开器。用湿方纱垫保护小肠与大网膜，用腹腔拉钩向中线拉开，显露乙状结肠。

（四）分离乙状结肠及其肠系膜

1. 游离乙状结肠　备大弯止血钳、敷料镊、电刀笔或者组织剪切开乙状结肠系膜与侧腹膜的粘连（图 9-11-1，图 9-11-2）。

2. 游离降结肠（或达脾曲）　沿着 Toldt 白线向上游离，逐渐向内侧游离。

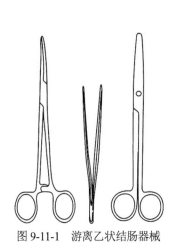

图 9-11-1　游离乙状结肠器械

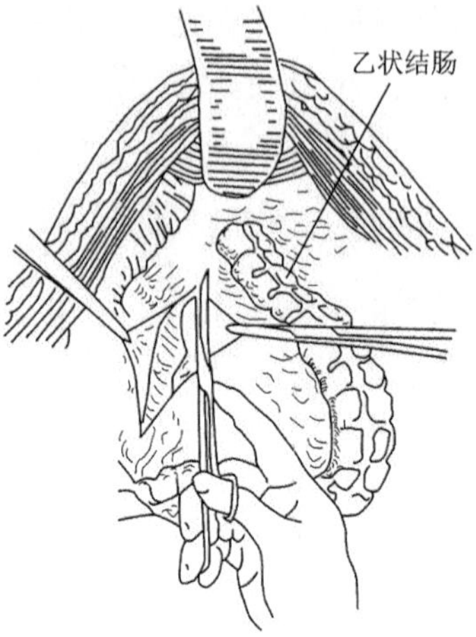

图 9-11-2　游离乙状结肠

（五）离断肠系膜下动、静脉

（1）备超声刀：根据医生要求，选择适型的超声刀并正确连接。

（2）在根部离断肠系膜下动、静脉，用 2-0/T 丝线结扎处理，并确定肠管和肠系膜的切除范围（图 9-11-3，图 9-11-4）。

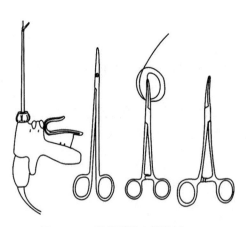

图 9-11-3　游离系膜血管器械

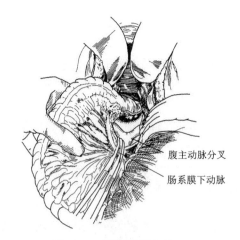

图 9-11-4　游离系膜血管

（六）游离直肠

备大弯止血钳、长剥离剪和钳带线，使用超声刀或者电刀沿盆筋膜脏层和壁层之间游离直肠，向下游离至肌提肛平面（图 9-11-5，图 9-11-6）。

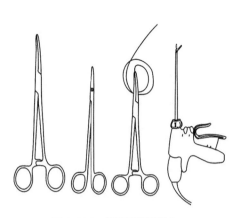

图 9-11-5 游离直肠器械

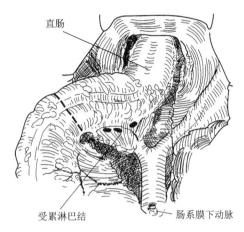

图 9-11-6 游离直肠

（七）会阴部手术

1. 用物准备 另备 1 套电刀笔、组织钳、组织剪、中弯止血钳、3-0 丝线、2-0/T 丝线、一次性冲洗器、角针、圆针和纱布（图 9-11-7）。

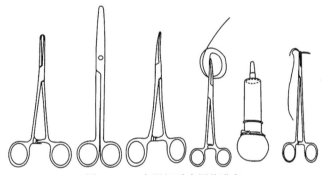

图 9-11-7 会阴部手术用物准备

2. 消毒肛周皮肤 使用消毒纱球再次消毒肛周皮肤。

3. 封闭肛门 角针 2-0 丝线沿肛周缝合（图 9-11-8）。

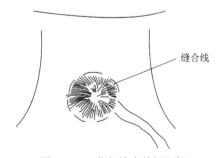

图 9-11-8 荷包缝合关闭肛门

4. 游离肛门直肠

（1）沿肛门四周皮肤做梭形切口（图 9-11-9）。

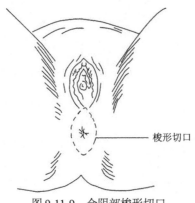

图 9-11-9 会阴部梭形切口

（2）切开皮肤、皮下组织及筋膜，切断肛门尾骨韧带、肛提肌、会阴部与腹腔相通。游离肛门、直肠，并将远端拖出，切除直肠（图 9-11-10，图 9-11-11）。

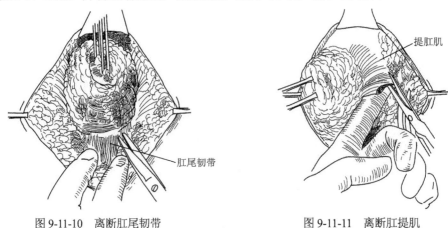

图 9-11-10 离断肛尾韧带

图 9-11-11 离断肛提肌

（八）在左下腹行永久造瘘

1. 造瘘口解剖位置 左髂前上棘与脐连线中点的外上方。

2. 切开皮肤及皮下组织 备 20 号圆刀片、电刀笔和中弯止血钳。

3. 固定结肠 备圆针 3-0 丝线、敷料镊和组织剪，分层将造瘘肠段固定于腹壁上（图 9-11-12，图 9-11-13）。

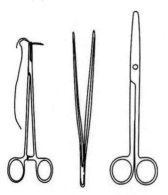

图 9-11-12 造瘘器械

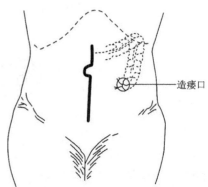

图 9-11-13 结肠造瘘

4. 保护造瘘口 造瘘口消毒后覆盖油纱。

（九）安置引流管

（1）在骶前腔隙放置两根引流管。
（2）引流管剪成鱼嘴状，角针 2-0/T 丝线固定。

（十）清点用物，关闭腹腔

（1）缝合腹膜、白线：圆针 1-0 丝线缝合。
（2）缝合皮下组织：圆针 3-0 丝线缝合。
（3）缝合皮肤：角针 3-0 丝线缝合。
（4）根据切口的长度选择敷料。
（5）归还器械并分类登记。

（赵迪芳　廖安鹊　徐淑芳）

第十二节　开腹直肠癌切除术手术配合

一、手术用物

（一）常规布类

常规布类包括手术盆、手术衣、剖口单、桌单和治疗巾。

（二）手术器械

手术器械包括胃肠器械包和超声刀。

（三）一次性用物

1. 常规用物 一次性单极电刀笔 1 个、电刀清洁片 1 张、一次性延长电极 1 根、一次性使用吸引管 1 套、45cm×45cm 医用粘贴膜 1 张、一次性灯柄套 2 个、直肠套针 1 板、纱布 10～20 张、纱球 10 个、3-0 丝线 2 包、2-0/T 丝线 2 包、1-0 丝线 2 包、直肠牵引带 1 根、20 号圆刀片 2 个、11 号尖刀片 1 个、医用润滑油 1 支、一次性使用冲洗器、1ml 注射器、医用手套按需准备。
2. 特殊用物 切割闭合器、吻合器和切口保护套。

二、手术体位

患者采用截石位（详见本章第三节）。

三、消毒铺巾

（1）消毒液：碘伏。

（2）消毒范围：上至乳头连线平面，下至大腿上 1/3，两侧至腋中线，包括臀部、会阴和肛门周围区域。

（3）第一张桌单垫在臀下，另两张桌单分别覆盖双下肢。

（4）一张治疗巾不展开铺于耻骨联合处。

（5）三张治疗巾反折 1/4，分别铺于切口对侧、头侧和近侧。

（6）医用粘贴膜固定切口周围治疗巾。

（7）剖口单反向铺于切口处，下端四折平铺于耻骨联合处。

（8）一张桌单铺于手术床头，覆盖头架及外展上肢。

四、手术配合

（一）经腹部入路

1. 取下腹部正中切口

2. 切开皮肤、皮下组织及白线　备 20 号手术刀、组织镊、纱布 2 张、电刀笔和皮肤拉钩。

3. 切开腹膜　使用两把中弯止血钳夹住腹膜并提起，再用 20 号圆刀片切开小口，然后使用两把组织钳牵开腹膜，用电刀笔或者组织剪沿着切口打开腹膜。

（二）腹腔探查

1. 探查　了解腹腔内是否有转移、种植，如患者是女性，还应探查是否有卵巢转移。

2. 保护切口　根据切口大小选择适型切口保护套，并递予医生安置于切口。

3. 保护周围组织　探查结束，把小肠往头端推放，用湿方纱进行保护隔离。

（三）游离乙状结肠及其肠系膜

1. 游离乙状结肠　使用电刀笔或者组织剪切开乙状结肠系膜与侧腹膜的粘连。

2. 游离降结肠（或达脾曲）　备敷料镊、超声刀、中弯止血钳、2-0/T 钳带线和长剥离剪。沿着 Toldt 白线向上游离，逐渐向内侧游离降结肠及脾曲（图 9-12-1，图 9-12-2）。

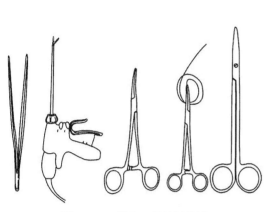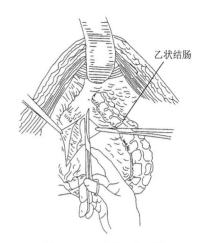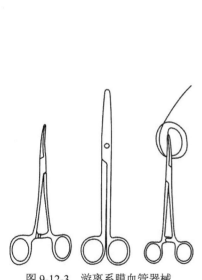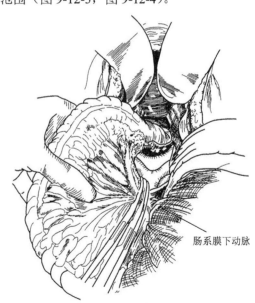

图 9-12-1 游离乙状结肠器械

图 9-12-2 游离乙状结肠

（四）离断肠系膜下动、静脉

（1）备超声刀：根据医生要求，选择适型的超声刀并正确连接。

（2）备中弯止血钳、组织剪和钳带线，在根部离断肠系膜下动、静脉，用 2-0/T 丝线结扎处理，并确定肠管和肠系膜的切除范围（图 9-12-3，图 9-12-4）。

图 9-12-3 游离系膜血管器械

图 9-12-4 游离系膜血管

（五）游离直肠

备大弯止血钳、长剥离剪和 2-0 钳带线，使用超声刀或者电刀沿盆筋膜脏层和壁层之间游离直肠，向下游离至肿瘤下方 5cm 处（图 9-12-5，图 9-12-6）。

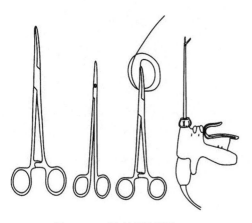

图 9-12-5 游离直肠器械

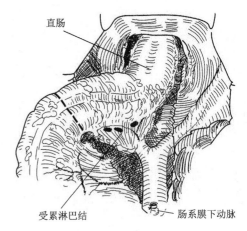

图 9-12-6 游离直肠

（六）离断乙状结肠及直肠

1. 离断乙状结肠 递可可钳、肠钳和组织剪离断乙状结肠，并使用消毒纱球消毒残端。

2. 离断直肠 递大直角钳和大弯止血钳离断直肠，断端用纱布包裹（图 9-12-7，图 9-12-8）。

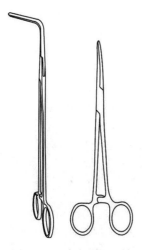

图 9-12-7 离断直肠器械

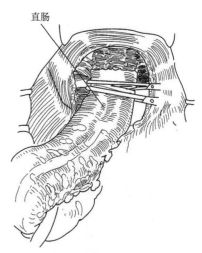

图 9-12-8 离断直肠

（七）消化道重建

1. 吻合器 准备所需的吻合器、医用润滑油，将吻合器调试至功能状态后递予主刀医生。

2. 吻合口加固 准备圆针 3-0 丝线或抗菌薇乔用于加固吻合口。

（八）冲洗腹腔，安置引流管

1. 选择引流管 根据手术情况选择引流管的数量和型号。

2. 放置引流管　将腹腔引流管剪成鱼嘴状口，安置于腹腔内。

（九）清点用物，关闭腹腔

（1）缝合腹膜、白线：圆针 1-0 丝线缝合。
（2）缝合皮下组织：圆针 3-0 丝线缝合。
（3）缝合皮肤：角针 3-0 丝线缝合。
（4）固定腹腔引流管：角针 2-0/T 丝线缝合。
（5）根据伤口的长度选择敷料。
（6）归还器械并分类登记。

（赵迪芳　宁　芳　向琦雯）

第十三节　腹腔镜下直肠癌切除术手术配合

一、手　术　用　物

（一）常规布类

常规布类包括手术盆、手术衣、剖口单、桌单和治疗巾。

（二）手术器械

手术器械包括胃肠镜普通器械、直肠镜特殊器械、腹壁穿刺针、腔镜超声刀头及连线 1 套。

（三）一次性用物

1. 常规物品　一次性单极电刀笔 1 个、电刀清洁片 1 张、剖腹套针 1 板、纱布 10 张、纱球 1 包、仪器防菌隔离罩 1 个、一次性灯柄罩 2 个、一次性使用吸引管 2 根、一次性使用吸引头 1 根、一次性使用冲洗器 1 个、舒泰 1～2 支、合成夹 1 板、血浆引流管 1 根、骨科引流管 1 根、肛管 1 根、20 号圆刀片 2 个、11 号尖刀片 1 个。
2. 不可吸收线　3-0、2-0/T 和 1-0 不可吸收线各 1 包。
3. 特殊用物　腔内切割缝合器 1 把、吻合器 1 把、2-0 滑线 1～2 根、钉仓 1～3 板。

二、手　术　体　位

患者采用头低足高截石位。
（1）截石位：右侧大腿尽量放低，骶部垫厚型软垫 1 个，取头低足高位。

（2）建立气腹后调节体位：头低足高、左高右低位，头低 30°～45°，向右侧倾斜 15°（图 9-13-1）。

（3）其余同普外截石位常规。

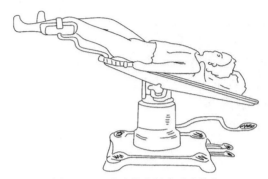

图 9-13-1　腹腔镜直肠癌手术体位

三、消 毒 铺 巾

（1）消毒液：碘伏。

（2）消毒范围：上至乳头连线平面，两侧至腋前线，下至会阴、臀部及大腿上 1/3。

（3）铺巾

1）臀下垫一张桌单，另两张桌单分别覆盖双下肢。

2）四张治疗巾铺于切口周围（耻骨联合处治疗巾折成长条形）。

3）铺剖口单，会阴部剖口单不展开。

4）桌单一张铺盖头架及外展侧上肢，两张桌单铺于托盘上。

四、手 术 配 合

（一）准备工作

器械护士将成像系统、电刀系统及超声刀传递上手术台（图 9-13-2）。

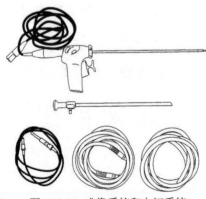

图 9-13-2　成像系统和电切系统

（二）建立气腹

1. 建立第一个操作孔　用 11 号尖刀片沿脐上缘做约 1cm 的弧形切口，刺入 10mm 穿刺鞘，连接气腹管。巡回护士打开气腹机向腹腔注入 CO_2 气体 3.5～6L，压力维持在 12～14 mmHg，并通过此孔置入腹腔镜镜头。

2. 建立第二个操作孔　右下腹麦氏点处或麦氏点靠内处做一个小切口，刺入 12mm 穿刺鞘，置入超声刀或电凝钩，此为主操作孔。

3. 建立第三个操作孔　右侧锁骨中线平脐处刺入 12mm 穿刺鞘，置入肠钳。

4. 建立第四个操作孔　左锁骨中线平脐处刺入 10mm 穿刺鞘，置入肠钳或五叶拉钩，用于牵拉暴露术野。

5. 建立第五个操作孔　左下腹再置入 5mm 辅助操作孔 1 个（图 9-13-3）。

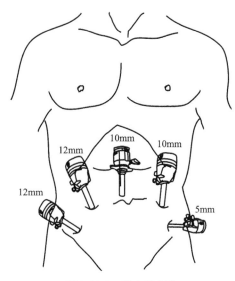

图 9-13-3　建立操作孔

（三）探查

1. 探查　递上两把肠钳用于探查。

2. 调整体位　将体位调整为头低足高位。

（四）悬吊膀胱或子宫

用 2-0 滑线（约 15cm）缝合膀胱或子宫后，经腹壁穿刺针将线拉出腹腔外悬吊（图 9-13-4）。

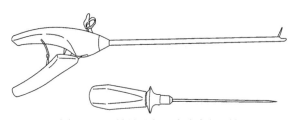

图 9-13-4　悬吊子宫及膀胱阶段器械

（五）游离乙状结肠

1. 游离结肠系膜 　使用五叶拉钩、超声刀游离结肠系膜，显露肠系膜下血管。

2. 结扎血管 　用合成夹双重结扎肠系膜下血管（或使用直线型切割器），而小血管可直接用超声刀处理。同时一并切除系膜下血管区域的淋巴结及脂肪组织（图 9-13-5，图 9-13-6）。

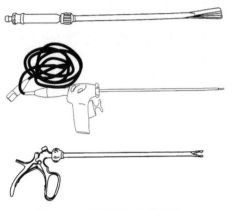

图 9-13-5 游离系膜血管器械

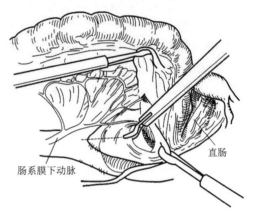

图 9-13-6 游离系膜血管

（六）游离、裸化直肠

1. 暴露术野 　助手交替使用肠钳及五叶拉钩用以暴露术野。

2. 游离直肠 　使用超声刀或者电刀沿盆筋膜脏层和壁层之间游离直肠，向下游离至肿瘤下方 5cm 处（图 9-13-7，图 9-13-8）。

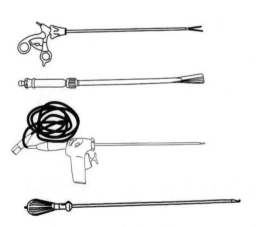

图 9-13-7 游离直肠器械

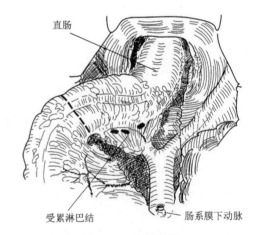

图 9-13-8 游离直肠

3. 直肠裸化 　在距肿瘤远端 5cm 处向近端裸化直肠系膜。

4. 冲洗远端 　肠钳阻断远端直肠肠腔，一次性使用冲洗器冲洗远端。

（七）切除远端直肠

游离直肠后，在距肿瘤下缘 3cm 处用腔内切割缝合器切断远端肠管。

（八）拖出近端肠管

1. 延长切口并保护　用 20 号圆刀片，将左旁中下腹穿刺孔延长至 4～6cm，用灯柄套（剪去整边封口）保护切口（图 9-13-9）。

2. 拖出近端肠管进行切除　将近端肠管拖出腹腔外，在距肿瘤上缘 15cm 处切除病变肠管，碘伏棉球处理断端（图 9-13-10）。

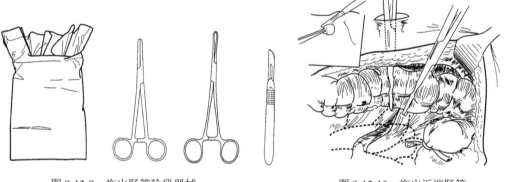

图 9-13-9　拖出肠管阶段器械　　　　　图 9-13-10　拖出近端肠管

3. 缝荷包　圆针 2-0/T 丝线（荷包线）缝荷包，放入吻合器钉座后再次放回腹腔，圆针 1-0 丝线关闭腹膜（图 9-13-11，图 9-13-12）。

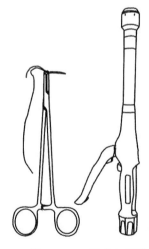

图 9-13-11　缝合包器械

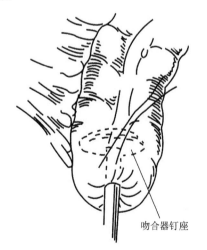

吻合器钉座

图 9-13-12　放置吻合器钉座

（九）吻合肠管

用医用润滑油扩肛后，由肛门放入吻合器行结肠-直肠吻合或结肠-肛门吻合。

（十）冲洗腹腔，放置引流管

（1）冲洗腹腔：将无菌冲洗头插入生理盐水瓶内，连接腔内冲洗机和吸引管，打开冲洗机电源，用腔内正压冲洗腹腔（图9-13-13，图9-13-14）。

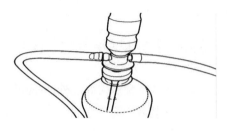

图9-13-13　冲洗器械的连接（台下）

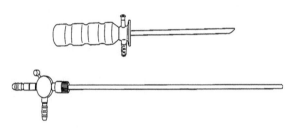

图9-13-14　冲洗腹腔器械

（2）盆腔内放置骨科引流管和血浆引流管各1根，肛门置肛管，固定于肛周。

（十一）清点用物，关闭切口

（1）在关闭腹部切口前用无菌生理盐水冲洗腹腔，腹部6cm切口常规丝线逐层缝合。

（2）穿刺孔用1-0微乔缝合或圆针1-0线缝合。

（夏青红　赵迪芳　杨　霄）

第十四节　经肛内镜直肠肿瘤局部切除术（TEM）手术配合

直肠是结肠的末端，位于盆腔内，固定在盆腔腹膜的结缔组织中。其上端平第3骶椎与乙状结肠相接，沿骶椎腹面向下，直达尾骨尖，穿骨盆底后，下端止于齿状线，并与肛管相连，成人长12～15cm。直肠可发生息肉和肿瘤，TEM的适应证为：距肛缘5～20cm的直肠肿瘤、无蒂广基型良性直肠腺瘤（T_0期）、早期直肠癌及其他良性病变。切除范围：切缘至少距肿瘤边缘1cm以上，深度应是直肠壁的全层，甚至包括部分病变处的肠壁外脂肪。

一、手术用物

（一）常规布类

常规布类包括手术盆、手术衣、剖口单、桌单和治疗巾。

（二）手术器械

手术器械包括腹腔镜普通器械、TEM 成像系统、TEM 肠特殊器械、TEM 直肠镜和 U 形支撑臂。

（三）一次性用物

1. 常规物品 腹腔镜套针 1 板、纱布 10 张、1-0 丝线 1 包、2-0/T 丝线 1 包、仪器防菌隔离罩 2 个、医用润滑油 1 支、5ml 注射器 1 副、无菌垃圾袋 1 个、一次性单极电刀笔（备用）。

2. 特殊用物 2-0 血管滑线 1 板、专用银夹。

二、手术体位

手术体位摆放的原则：患者采取的体位应尽量使肿瘤位于术者视野的正下方，靠近术者侧床沿，固定牢固，身体各部位处于功能位置。

根据肿瘤的位置选择合适的体位：①肿瘤位于直肠前壁的患者采用俯卧位；②肿瘤位于直肠后壁的患者采用截石位；③肿瘤位于直肠侧壁的患者采用侧卧位。

经肛内镜直肠肿瘤局部切除术侧卧位摆放方法叙述如下（以右侧卧位为例）。

（1）患者侧卧，双上肢分别置于双层搁手板的上下，腋下垫一腋枕，以腋下可通过一拳为宜，避免上肢血管、臂丛神经压迫损伤，静脉通道建立于搁手板上层的上肢。

（2）髂前上棘处垫一个泡沫垫，于患者腹部前后置一个沙袋并用包布遮盖，用宽约束带固定，安置直肠专用推车，与床尾呈钝角，下面的腿屈膝外展置于推车上，其下垫泡沫枕，上面的腿屈膝外展放于泡沫垫上，两腿之间放一个软枕，束腿带固定。固定稳妥后，取下床尾部。

（3）固定双手。搁手板上层左上肢下垫泡沫垫，保证静脉通道通畅，并用束手带固定，搁手板下层右上肢垫一张包布，避免上肢皮肤损伤。

（4）电凝器负极板贴于患者左大腿上，并且要选择体毛较少且肌肉丰厚处。

（5）头架横放于床头，与患者头顶平齐。

（6）用包布遮盖患者腹部及下肢，暴露手术部位的消毒范围。

三、消毒铺巾

（1）消毒液：碘伏。

（2）消毒范围：上至骶尾部，下至臀部及大腿上 1/3。

（3）一张桌单遮盖双下肢。

（4）三张治疗巾反折 1/4，分别铺于对侧、头侧和近侧。

（5）一张桌单铺盖于上半身。

（6）铺剖口单：剖口单倒铺，短端朝床尾，长端朝床头，开口应正对肛周，短端下拉铺盖于双下肢上（不可悬吊于床下，否则会影响主刀医生操作）。

四、手 术 配 合

（一）确定肿瘤位置

准备碘伏纱球再次消毒肛周皮肤，将直肠镜管与闭孔器组装好，医用润滑油涂抹在大号直肠镜管表面，充分扩肛后选择适当长度的直肠镜在直视下经肛门插入到所需部位（根据病变位置决定扩肛器置入深度）。取下闭孔器，将直肠镜管与辅助观察镜连接，连接手动充气装置，连接光源，通过冷光源照明观察直肠肿瘤，根据肿瘤部位调整直肠镜位置（图 9-14-1）。

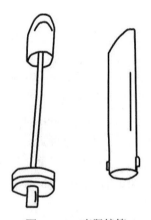

图 9-14-1　直肠镜管

（二）连接仪器

连接操作孔、镜头、光源线、电凝线、气腹管、冲洗管、吸引管、排水管、压力感应管和冲水连接管各管道（注意：其中四根管道有红色标记的接台下设备，另外两根压力感应管与冲水连接管直接交予巡回护士接台下设备）。

（三）建立气腹

调整直肠套管，更换工作接口，装上双目镜（图9-14-2），将其固定在可以自由调整角度的 U 形支撑臂上（图9-14-3），向直肠内注入 CO_2 气体，并将气压控制在 12～15mmHg，病变位置确认后用腔镜注射针于肿物黏膜下注入 3ml 胶体溶液（如万汶溶液），使黏膜颜色变白，备腔镜吸引杆。

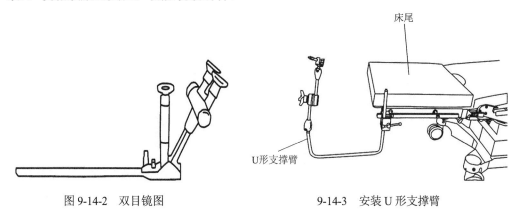

图 9-14-2 双目镜图　　　　　　9-14-3 安装 U 形支撑臂

（四）切除肿瘤

采用高频电针在要切除的肿瘤周围的正常黏膜上做切除范围标记（一般距肿瘤0.5～1cm），组织钳夹住标记位置黏膜并保持一定的张力，用高频电针在肿物底部肠壁黏膜下层一边切割分离，一边进行止血，直至病变及其周围的部分肠壁组织完整切除，标本从操作孔连接处取出（术中备医用液状石蜡浸湿纱布润滑腔镜器械杆）。

（五）创面缝合

准备腔镜持针器，用 2-0 血管滑线（一般保留 10cm 长度）连续缝合创面，线头两端用银夹固定（避免主刀医生在腔镜下打结），缝合完毕后递腔镜剪刀剪线（注意：银夹安装在银夹钳上，银夹外观呈"V"形，对准银夹钳的凹槽向下压紧即可。每包都有两颗银夹，如果术中银夹没有用完，切记不可丢弃，应用银夹推出器把银夹取出，并交由器械回收处的工人用环氧乙烷消毒后再利用）（图9-14-4，图9-14-5）。

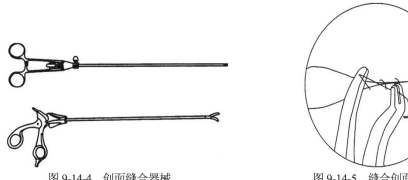

图 9-14-4 创面缝合器械　　　　　图 9-14-5 缝合创面

（六）妥善止血

拔出扩肛器及镜头，经肛置入肛管（大小根据具体患者情况而定），角针 2-0/T 丝线固定，连接引流袋，术毕。

（七）归还器械

归还器械，分类退回清洗间并登记。

（向琦雯　刘宗琼　谭永琼）

第十五节　开腹阑尾切除术手术配合

阑尾位于右髂窝部，外形呈蚯蚓状，长 5～10cm。阑尾起于盲肠根部，附着于盲肠后内侧壁（图 9-15-1）。其体表投影约在脐与右髂前上棘连线中外 1/3 交界处，称为麦氏点（图 9-15-2）。由于盲肠在腹腔内的位置变动较大，所以阑尾位置多变，位置变异中以盆位和盲肠后位最多见。阑尾为一管状器官，远端为盲端，近端开口于盲肠。

阑尾系膜将阑尾连于小肠系膜下端，呈三角形，系膜的游离缘内有阑尾血管、淋巴管和神经。阑尾的血供来自阑尾动脉，它是一个无侧支的终末动脉，是肠系膜上动脉所属回结肠动脉的分支。因此，一旦发生血液循环障碍，阑尾易发生坏死。阑尾静脉回流是经阑尾静脉、回结肠静脉、肠系膜上静脉、门静脉入肝。因此，当阑尾发生化脓性感染时，细菌栓子可引起门静脉炎和肝脓肿。

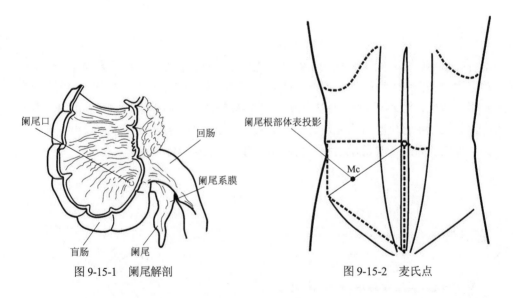

图 9-15-1　阑尾解剖　　　　　　　图 9-15-2　麦氏点

急性阑尾炎的病理分型可分为急性单纯性阑尾炎、急性化脓性阑尾炎和坏疽性阑尾炎。目前公认的急性阑尾炎的治疗方法为手术切除，应在确诊后尽早施行手术。

一、手 术 用 物

（一）常规布类

常规布类包括手术盆、治疗巾、手术衣、剖口单和桌单。

（二）手术器械

手术器械为阑尾器械包。

（三）一次性用物

一次性用物包括一次性单极电刀笔 1 个、电刀清洁片 1 张、一次性使用吸引管 1 套、30cm×20cm 医用粘贴膜 1 张、一次性灯柄套 1 个、一次性塑料袋 1 个、剖腹套针 1 板、纱布 10 张、3-0 丝线 2 包、2-0/T 丝线 2 包、1-0 丝线 2 包、20 号圆刀片 2 个、11 号尖刀片 1 个、手套按需准备。

二、手 术 体 位

患者采用仰卧位（详见本章第三节）。

三、消 毒 铺 巾

（1）消毒液：碘伏。

（2）消毒范围：以麦氏点为中心，上至乳头连线平面，下至大腿的中上 1/3，右侧至腋后线，左侧至腋前线。

（3）铺治疗巾：四张治疗巾 1/4 折，按照会阴侧、对侧、头侧和近侧顺序铺于切口周围。

（4）粘贴薄膜：待消毒液干后，器械护士与医生一同将医用粘贴膜贴于手术切口区域。

（5）铺剖口单：遮盖头端、尾端及托盘。

（6）铺桌单：共两张桌单，一张铺于头侧，桌单的长轴与手术床垂直；另一张铺于床尾，桌单的长轴与手术床平行。

四、手 术 配 合

（一）经右下腹麦氏切口入路

1. 手术切口 右下腹麦氏切口，切口可随阑尾部位略移动。

2. 切开皮肤和皮下组织，拉开肌肉 备 20 号圆刀片、组织镊、纱布、电刀笔和皮肤拉钩。

3. 切开腹膜 使用两把中弯止血钳夹住腹膜并提起，再用 20 号圆刀片切开一个小口，然后使用组织剪沿切口剪开腹膜。

（二）暴露术野，寻找阑尾

1. 暴露术野 传递腹腔拉钩，撑开腹腔。

2. 寻找阑尾 术者根据三条结肠带均在阑尾根部集中的特点寻找阑尾，正常阑尾长 6～8cm。

（三）处理系膜及动脉

1. 保护周围组织 传递无齿卵圆钳，用于钳夹阑尾系膜，将阑尾提起后使用湿纱布保护阑尾周围组织以避免污染。

2. 处理阑尾系膜及其中的阑尾动脉 在系膜根部阑尾旁无血管处夹中弯止血钳一把，在距中弯止血钳约 0.5cm 处再夹一把中弯止血钳，组织剪剪断，2-0/T 钳带线结扎（图 9-15-3，图 9-15-4）。

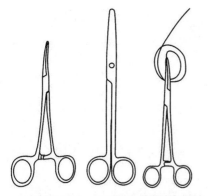

图 9-15-3　处理阑尾系膜阶段器械

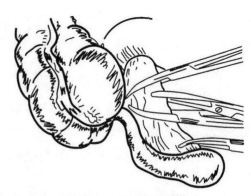

图 9-15-4　处理阑尾系膜

（四）切除阑尾

1. 切断阑尾 在距盲肠 0.5cm 处使用两把中弯止血钳夹闭阑尾，然后使用 2-0/T 钳带线结扎阑尾，再于结扎部远端 0.5cm 处钳夹阑尾，于两中弯止血钳之间使用组织剪或圆刀片切断阑尾。使用碘伏处理阑尾残端（图 9-15-5，图 9-15-6）。

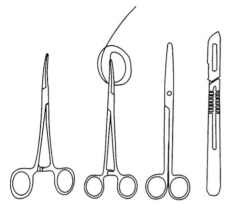
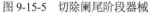

图 9-15-5　切除阑尾阶段器械

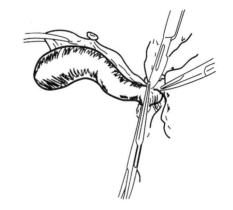

图 9-15-6　切除阑尾

2. 处理残端　圆针 3-0 丝线做荷包或 8 字形缝合以将阑尾残端包埋。

（五）冲洗切口并安置引流

1. 选择引流管　根据病情决定是否安置引流，选择相应的引流管。
2. 安置引流管　将腹腔引流管做成鱼嘴状口，安置于切口内。

（六）清点用物，关闭腹腔

1. 缝合腹膜、肌层及腱膜　圆针 1-0 丝线缝合。
2. 缝合皮下组织　圆针 3-0 丝线缝合。
3. 缝合皮肤　角针 3-0 丝线缝合。
4. 固定引流管　角针 2-0/T 丝线缝合。

五、特殊关注点

（一）术前关注点

女性急诊阑尾炎患者注意与意外妊娠相区别。

（二）术中关注点

（1）巡回护士：关注手术人员无菌技术，防止术后切口感染。
（2）器械护士：备好足够的干净湿纱布，保护切口。

（三）麻醉复苏期关注点

（1）稳妥固定患者，防止坠床。

（2）与患者保持在安全距离内。

（3）保护输液通道，避免因患者烦躁致脱落。

（廖安鹊　谭永琼）

第十六节　腹腔镜下阑尾切除术手术配合

一、手术适应证

（1）急性阑尾炎是最主要的适应证，包括单纯性阑尾炎、化脓性阑尾炎及坏疽性阑尾炎。

（2）右下腹急腹症怀疑为急性阑尾炎，尤其是绝经前妇女，需排除其他疾病者。

（3）慢性阑尾炎和慢性右下腹痛的患者。慢性右下腹痛的病因包括慢性阑尾炎、慢性盆腔炎、慢性附件炎、子宫内膜异位症、肠憩室炎、克罗恩病、肠结核等。在术前慢性右下腹痛的病因很难明确，通过腹腔镜可全面地观察阑尾、盆腔、附件和腹腔其他脏器的情况，防止不必要的阑尾切除。

（4）阑尾炎穿孔。该类患者需综合考虑后行此手术。

（5）腹腔镜阑尾切除术同样适用于儿童患者。为保证手术的安全性，需要儿科外科医生的参与和配备特殊的儿科腹腔镜器械。

二、手　术　体　位

将患者置于平卧位，术中再调整为头低足高位，手术台向左倾斜 10°～15°。

三、手　术　用　物

（一）常规布类

常规布类包括手术盆、手术衣、剖口单、桌单和治疗巾。

（二）手术器械

手术器械包括腔镜普通器械和普外腔镜特殊器械。

（三）一次性用物

1. 常规用物　11 号尖刀片 1 个、一次性使用吸引管 1 根、腹腔镜套针 1 板、一次性灯柄套 1 个、3-0 丝线 1 包、2-0/T 丝线 1 包、1-0 丝线 1 包、纱布 5 张、纱条 5 根、仪器防菌隔离罩 1 个、手套按需准备。

2. 特殊用物　1-0 可吸收线 1 根、一次性 12mm 穿刺鞘 1 个、一次性标本取出袋 1 个、10mm 合成夹 1 板。

四、消 毒 铺 巾

（1）消毒液：碘伏。

（2）消毒范围：上至乳头连线平面，下至大腿中上 1/3，两侧至腋中线。

（3）铺巾：三张治疗巾反折 1/4，折边向外，按照会阴侧、对侧和头侧顺序铺于切口周围，一张治疗巾反折 1/4，折边向内，铺于近侧切口周围。

（4）铺剖口单：将剖口单纵行打开，对准手术切口平铺于手术区域。

（5）铺桌单：第一张桌单横铺于切口上缘，遮盖头架及外展手臂，第二张桌单平切口下缘，覆盖托盘和床尾。

五、手 术 配 合

（一）准备工作

（1）器械护士、巡回护士共同清点器械、纱布、缝针等手术用物。

（2）正确连接超声刀、腔镜摄像头、气腹机、光源线及电凝线，并调节相关参数。

（二）建立操作孔

1. 建立气腹　备 11 号尖刀、纱布、气腹针、组织镊 2 把、10mm 穿刺鞘 1 个。于脐环下缘切开皮肤，做一个 1.0cm 长切口，刺入气腹针，巡回护士开启气腹机，压力设置在 12～15mmHg。

2. 建立第一个操作孔　气腹建立完成后，递巾钳 2 把提起脐部周围组织，取出气腹针，插入 10mm 穿刺鞘，取出鞘芯，留鞘管。将腔镜镜头插入腹腔，观察腹腔表面有无异常。此孔为观察孔。

3. 建立第二个操作孔　用 11 号尖刀片于脐与左侧髂前上棘连线的中、外 1/3 交点处插入一个 12mm 穿刺鞘，作为主操作孔。

4. 建立第三个操作孔　同法于耻骨联合上 2cm 处插入一个 5mm 穿刺鞘，作为辅助操作孔（图 9-16-1）。

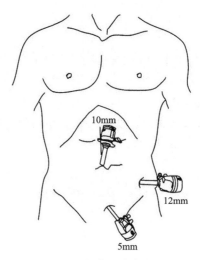

图 9-16-1 操作孔建立完成后

（三）调整体位

巡回护士将手术床调整为头低足高 10°～20°位，手术床向左倾斜 10°～15°，这种体位是利用重力作用将肠管和大网膜从右下腹位置移开，便于暴露阑尾。

（四）腹腔镜探查

备腔镜无损伤钳和腔镜分离钳，从操作孔置入，仔细检查回盲部、盆腔、大小肠和腹腔内其他部位，以排除腹腔内其他急腹症。沿盲肠的三条结肠带找到阑尾，明确阑尾炎症及范围。

（五）阑尾系膜和根部处理

1. 结扎阑尾系膜 用腔镜无损伤钳夹持阑尾向上牵引，在阑尾系膜根部用分离钳钝性分开，将 2-0/T 丝线穿过分离孔，腹腔内打结结扎阑尾系膜（图 9-16-2，图 9-16-3）。

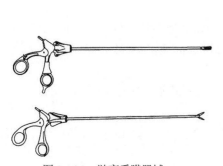

图 9-16-2 游离系膜器械

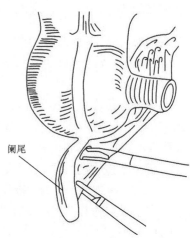

阑尾

图 9-16-3 游离阑尾系膜

2. 离断阑尾　游离阑尾根部后，用分离钳轻压阑尾根部，依次用 1-0 及 2-0/T 丝线绕过阑尾根部双重结扎阑尾。准备腔镜剪刀，在距线结 0.3～0.5cm 处剪断阑尾。阑尾残端用电凝电灼。在此阶段也可采用合成夹或者钛夹夹闭阑尾系膜和阑尾（图 9-16-4，图 9-16-5）。

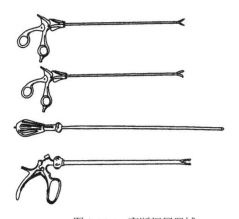

图 9-16-4　离断阑尾器械

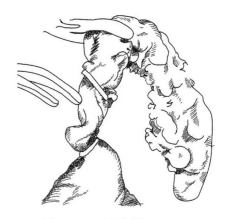

图 9-16-5　离断阑尾

（六）取出阑尾，安置引流

（1）若阑尾体积较小且属轻度发炎，可直接用腔镜抓钳从脐孔取出，若阑尾肿胀明显、化脓、坏疽或者怀疑有恶变者，可备一次性标本取出袋将阑尾取出，以降低手术部位感染的机会（图 9-16-6，图 9-16-7）。

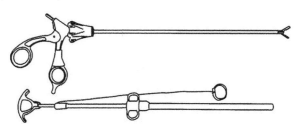

图 9-16-6　取阑尾器械

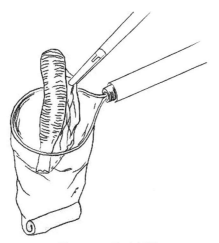

图 9-16-7　取出阑尾

（2）观察阑尾残端及系膜是否出血，采用腔镜冲洗器对该区域进行冲洗，将手术野的炎性物质冲洗吸净。

（3）除阑尾穿孔、局部炎症较重、渗出较多者外，一般不放置引流管。若需放置引流管，可选择骨科引流管。

（七）清点用物，关闭切口

（1）器械护士、巡回护士共同清点用物，确认无误后方可关闭腹腔。

（2）关闭切口

1）取出穿刺鞘，排尽 CO_2。

2）1-0 可吸收线关闭观察孔和操作孔。

（3）备好敷料，遮盖切口，牢固粘贴于腹壁。

（八）术后处理

（1）清理用物，擦净器械上的血迹，分类归还清洗间并做好登记。

（2）将阑尾送病理检查。

（罗春蓉　徐　静　谭永琼）

第十七节　围手术期关注点

一、术前关注点

（1）心理护理：结、直肠手术患者术前需严格的消化道清洁，与正常生理情况有很大变化，应对患者给予充分的关心与解释。

（2）严格确认禁食情况：结、直肠手术患者对术前禁食要求高，需确认患者未因等待时间过长而摄入饮食。

（3）三方核查：患者麻醉前，应当严格按照三方核查表，以开放式问答方式确认患者信息。

（4）调节室内温度至 22～25℃。

（5）建立静脉通道：结、直肠手术静脉通道为 18G 或以上，建立于左上肢。

（6）准备吸引器：提前检查吸引器，保证负压吸引通畅，以便在麻醉及意外抢救时使用。

（7）防止坠床：麻醉插管时尤其注意约束患者。

（8）妥善摆放手术体位，尤其是腔镜手术，双下肢外展时应注意保护患者下肢的血管和神经，避免过度牵拉，影响患者术后体验。

（9）核查化疗药物：行术中化疗的患者，需携带高值化疗药物，巡回护士需与患者、医生核对，并检查其与术中医嘱单是否一致。

（10）认真清点器械及其用物：清点用物时，应当分类清点，包括数量、完整性均应认真检查。

（11）检查胃管通畅性：术前已在病房安置胃管患者，进入手术室后应当检查胃管的通畅性、固定是否牢固、引流出胃液的量和颜色，避免胃管术中脱落，便于术中观察。

（12）皮肤保护：结、直肠患者以老年患者居多，且手术大部分超过 3h，是术中压疮发生的高危人群，术前应当进行评估、保护。

二、术中关注点

（1）再次核查患者信息。

（2）关注手术进程，及时提供手术所需物资。

（3）高值耗材如吻合器、闭合器等提供上台前应当再次核查型号、有效期和灭菌效果。

（4）根据手术进程，及时输入化疗药物，并做好自我防护。

（5）结肠手术术中检获的淋巴结较多，巡回护士与器械护士应当及时收纳，收纳前还应当与医生确认标本信息，标本尽量在半小时内送检。

（6）巡回护士应当提前检查术中冷冻切片检查单是否完善、信息是否正确，并备好标本袋，以便及时送检，节约手术等待时间。

（7）巡回护士与器械护士应当共同维持手术区域的无菌状态。

（8）参观人员管理：术中严格限制并监督参观人员，避免污染手术区域。

（9）医院感染管理：通向外走廊的污衣道应及时关闭；手术门避免反复开闭；并保证手术区始终处于层流中心区域。

（10）医疗垃圾分类放置：若为非特殊感染手术，医疗垃圾应当按照医院感染管理要求分类放置。

（11）腹腔镜器械安装：应当根据腹腔镜器械的用途配合使用带锁或不带锁手柄，方便手术医生术中操作。

（12）气腹的安全管理：建立气腹阶段，应首先给予小流量气腹，待确认气腹针位于腹腔内后再加大流量，避免造成皮下气肿。

（13）冷光源安全使用：冷光源连线未连接于镜头杆时，禁止开启开关，以免发生布类燃烧。确认使用完毕后，及时关闭以延长灯泡寿命。

（14）术中保暖：根据手术部位、手术体位、患者情况选择合适的保暖措施，避免患者发生术中低体温。

（15）关注生命体征及出入液量。

（16）每次吻合和关闭腔隙时，都应做好纱布、纱球等用物的清点，尤其在肠管消毒后吻合时，一定注意纱球的清点。

（17）手术器械台设立无瘤清洁区与相对污染区，接触肿瘤组织的器械需单独放于相对污染区，严禁再次用于患者体内，避免肿瘤细胞种植。

三、术后关注点

（1）将患者体位恢复为平卧位。

（2）妥善固定患者，在拔管复苏阶段，至少有一名手术医生或巡回护士站立于手术床旁，保护患者不发生坠床。

（3）离开手术间前，再次检查各管道：胃管、引流管、尿管和静脉通道的通畅性及是否牢固。

（4）将患者信息、病理检查单信息和标本信息核对无误后送病理检查。

（5）正确粘贴引流管信息，便于术后护理。

（6）擦净患者手术区域血迹，并系好衣服，维持患者自尊。

（7）巡回护士与器械护士共同清点所有物资，并做好登记，严禁遗漏物品于腹腔内。

（8）正确记录手术相关医疗文书。

（9）保证患者在转运过程中有足够的补液量。

（10）手术间清洁卫生后方可接入下一个患者。

（11）正确留送标本，保证病理检查单与标本信息相符。

（谭永琼　廖安鹊　罗春蓉）

第十章　血管手术配合

第一节　相关解剖学基础

血管是指血液流过的一系列管道系统。人体除角膜、毛发、指（趾）甲、牙质及上皮等处外，血管遍布全身。血管按构造功能不同，分为动脉、静脉和毛细血管三种。

动脉是由心室发出的血管，在行程中不断分支，形成大、中、小动脉。动脉由于承受较大的压力，管壁较厚，管腔断面呈圆形。动脉壁由内膜、中膜和外膜构成。内膜的表面，由单层扁平上皮（内皮）构成光滑的腔面，外膜为结缔组织，大动脉的中膜富含弹力纤维，当心脏收缩射血时，大动脉管壁扩张，当心室舒张时，管壁弹性回缩，继续推动血液；中、小动脉，特别是小动脉的中膜，平滑肌较发达。动脉在神经支配下收缩和舒张，以维持和调节血压，并调节其分布区域的血流量。

静脉是引导血液回心的血管，小静脉起于毛细血管网，行程中逐渐汇成中静脉、大静脉，最后开口于心房。静脉因所受压力小，故管壁薄、平滑肌和弹力纤维均较少，弹性和收缩性均较弱，管腔在断面上呈扁椭圆形。静脉的数目较动脉多，由于走行的部位不同，头颈、躯干、四肢的静脉有深、浅之分，深静脉与同名的动脉伴行，在肢体的中间段及远侧段，一条动脉有两条静脉与之伴行。浅静脉走行于皮下组织中。静脉间的吻合较丰富。静脉壁的结构也可分为内膜、中膜和外膜，大多数的静脉其内膜反折，形成半月形的静脉瓣，以保障血液的向心回流。

毛细血管是连接于动、静脉之间的极细微的血管网，管壁菲薄，主要由一层内皮细胞构成，具有一定的通透性，血液在毛细血管网中流速缓慢，有利于组织细胞和血液间的物质交换。

血管系统根据循环途径的不同，可分为大（体）循环和小（肺）循环两种。

大（体）循环起始于左心室，左心室收缩将富含 O_2 和营养物质的动脉血泵入主动脉，经各级动脉分支到达全身各部组织的毛细血管，与组织细胞进行物质交换，即血中的 O_2 和营养物质为组织细胞所吸收，组织细胞的代谢产物和 CO_2 等进入血液，形成静脉血。再经各级静脉，最后汇合成上、下腔静脉注入右心房。

小（肺）循环则起于右心室，右心室收缩时，将大循环回流的血液（含代谢产物及 CO_2 的静脉血）泵入肺动脉，经肺动脉的各级分支到达肺泡周围的毛细血管网，通过毛细血管壁和肺泡壁与肺泡内的空气进行气体交换，即排出 CO_2，摄入 O_2，使血液变为富含 O_2 的动脉血，再经肺静脉回流于左心房（图10-1-1）。

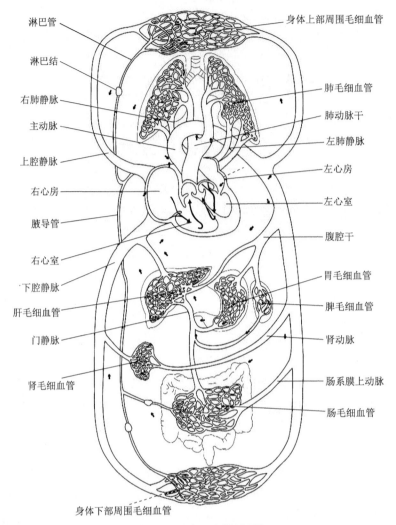

图 10-1-1 大、小循环系统

本章节主要介绍大（体）循环系统的相关内容。

一、动脉血管

（一）主动脉

主动脉是大循环中的动脉主干，全程可分为三段，即升主动脉、主动脉弓和降主动脉。降主动脉又可再分为胸主动脉和腹主动脉。升主动脉，起自左心室，在起始部发出左、右冠状动脉营养心脏壁。主动脉弓，是升主动脉的直接延续，在右侧第 2 胸肋关节后方，呈弓形向左后方弯曲，到第 4 胸椎椎体的左侧移行为胸主动脉。在主动脉弓的凸侧，自右向左发出头臂干、左侧颈总动脉和左侧锁骨下动脉。胸主动脉，是主动脉弓的直接延续，沿脊柱前方下降，穿过膈肌主动脉裂孔移行为腹主动脉。腹主动脉，是胸主动脉的延续，沿脊柱前方下降，至第 4 腰椎平面分为左、右髂总动脉而终（图 10-1-2）。

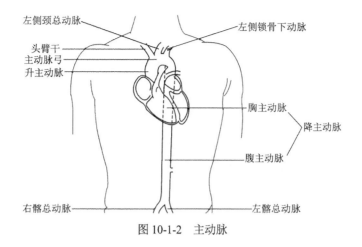

图 10-1-2　主动脉

（二）头颈部的动脉

头颈部的动脉主要来源于颈总动脉，少部分的分支从锁骨下动脉发出。左侧颈总动脉直接发自主动脉弓，右侧则起于头臂干。颈总动脉起始后沿气管和食管的外侧上升，至甲状软骨上缘平面分为颈内动脉和颈外动脉两支。颈内动脉经颅底的颈动脉管入颅，分布于脑和视器。颈外动脉上行至下颌颈处分为颞浅动脉和上颌动脉两个终支。沿途的主要分支有甲状腺上动脉、舌动脉和面动脉等，分布于甲状腺、喉及头面部的浅、深层结构。

（三）上肢的动脉

上肢动脉的主干是锁骨下动脉。左锁骨下动脉直接起于主动脉弓，右锁骨下动脉起于头臂干，起始后经胸廓上口进入颈根部，越过第 1 肋，续于腋动脉。其主要分支有椎动脉，穿经颈椎的横突孔由枕骨大孔入颅，分布于脑。甲状颈干分布于甲状腺等。胸廓内动脉分布于胸腹腔前壁（图 10-1-3）。

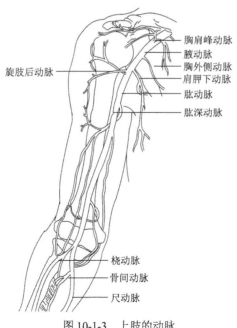

图 10-1-3　上肢的动脉

（四）腋动脉

腋动脉为锁骨下动脉的延续，穿行于腋窝，至背阔肌下缘移行于肱动脉，腋动脉的分支分布于腋窝周围结构。

（五）肱动脉

肱动脉沿臂内侧下行，至肘关节前面，分为桡动脉和尺动脉。桡动脉和尺动脉分别沿前臂的桡侧和尺侧下降，两动脉的末端和分支在手掌吻合形成双层的动脉弓，即掌浅弓和掌深弓。上述各动脉分支分布于走行部位附近的组织。

（六）胸部的动脉

胸部的动脉主要起源于主动脉。其分支有壁支和脏支两类。壁支主要是肋间动脉，共 9 对，行于第 3~11 肋间隙内；肋下动脉沿第 12 肋下缘走行。壁支供养胸壁和腹前外侧壁。脏支供给胸腔脏器，如支气管和肺、食管和心包等。

（七）腹部的动脉

腹部的动脉主要发自腹主动脉，也有壁支和脏支两类。壁支分布于腹后壁和膈肌。脏支供养腹腔脏器和生殖腺，由于腹腔消化器官和脾是不成对器官，而泌尿生殖器官是成对器官，所以血管的分支与此相适应可分为成对脏支和不成对脏支。成对的分支有肾上腺中动脉、肾动脉和生殖腺动脉（男性的睾丸动脉或女性的卵巢动脉）。不成对的分支有腹腔干、肠系膜上动脉和肠系膜下动脉，腹腔干分布于胃、肝、脾、胰等；肠系膜上动脉分布于小肠、盲肠、升结肠和横结肠；肠系膜下动脉分布于降结肠、乙状结肠和直肠上部（图 10-1-4）。

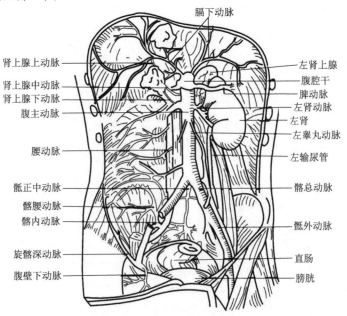

图 10-1-4　腹部的动脉

（八）盆部的动脉

腹主动脉在第 4 腰椎体的左前方分为左、右髂总动脉。髂总动脉行至骶髂关节处又分为髂内动脉和髂外动脉。髂内动脉是盆部动脉的主干，沿小骨盆后外侧壁走行，腹主动脉的分支有壁支和脏支之分，壁支分布于盆壁、臀部及股内侧部；脏支分布于盆腔脏器（膀胱、直肠下段、子宫等）（图 10-1-5）。

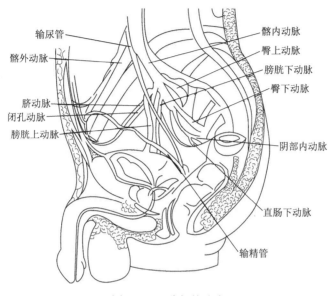

图 10-1-5　盆部的动脉

（九）髂外动脉

髂外动脉是指自髂总动脉起始部至腹股沟韧带深面以上的一段动脉，其分支供养腹前壁下部。

（十）股动脉

股动脉在腹股沟韧带中点深面由髂外动脉延续而来，经股前部下行，在股下部穿向后行至腘窝，移行为腘动脉。腘动脉在腘窝深部下行，在膝关节下方分为胫后动脉和胫前动脉。胫后动脉沿小腿后部深层下行，经内踝后方至足底分为足底内侧动脉和足底外侧动脉。胫前动脉起始后经胫腓骨之间穿行向前，至小腿前部下行，越过距小腿关节前面至足背，移行为足背动脉，足背动脉在第 1、2 跖骨间穿行至足底与足底外侧动脉吻合形成足底动脉弓。上述各动脉都有分支供养所经部位周围的组织（图 10-1-6）。

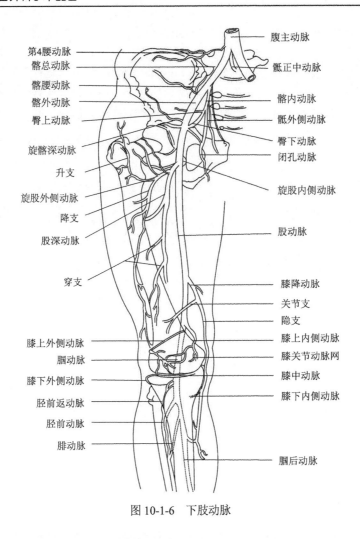

第4腰动脉
髂总动脉
髂腰动脉
髂外动脉
臀上动脉

旋髂深动脉

升支

旋股外侧动脉

降支

股深动脉

穿支

膝上外侧动脉

腘动脉

膝下外侧动脉

胫前返动脉

胫前动脉

腓动脉

腹主动脉

骶正中动脉

髂内动脉

骶外侧动脉

臀下动脉

闭孔动脉

旋股内侧动脉

股动脉

膝降动脉

关节支

隐支

膝上内侧动脉

膝关节动脉网

膝中动脉

膝下内侧动脉

腘后动脉

图 10-1-6　下肢动脉

二、静脉血管

（一）上腔静脉系

上腔静脉由左、右头臂静脉在右侧第 1 胸肋关节后合成，垂直下行，汇入右心房。在其汇入前有奇静脉注入上腔静脉。上腔静脉接纳头颈、上肢和胸部的静脉血。

1. 头臂静脉　左右各一，分别由颈内静脉和锁骨下静脉在胸锁关节后方汇合而成，汇合处所形成的夹角，称为静脉角。

2. 头颈部的静脉　有深、浅之分。深静脉称颈内静脉，起自颅底的颈静脉孔，在颈内动脉和颈总动脉的外侧下行。它除接受颅内的血流外，还受纳从咽、舌、喉、甲状腺和头面部来的静脉。浅静脉称颈外静脉，起始于下颌角处，越过胸锁乳突肌表面，注入锁骨下静脉（图 10-1-7）。

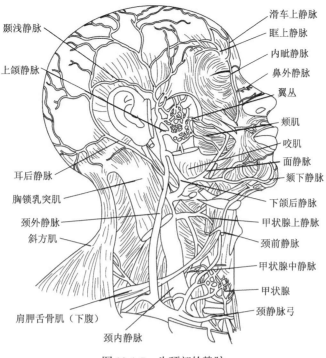

图 10-1-7　头颈部的静脉

3. 上肢静脉　上肢的深静脉均与同名动脉伴行。上肢的浅静脉有：头静脉起自手背静脉网桡侧，沿前臂和臂外侧上行，汇入腋静脉。贵要静脉起自手背静脉网尺侧，沿前臂尺侧上行，在臂内侧中点与肱静脉汇合，或伴随肱静脉向上注入腋静脉。肘正中静脉在肘部前面连于头静脉和贵要静脉之间（图 10-1-8）。

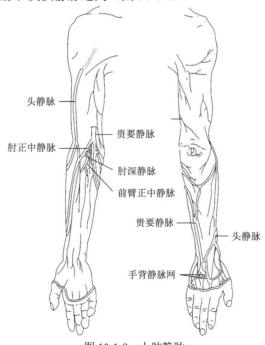

图 10-1-8　上肢静脉

4. 胸部静脉 右侧肋间静脉、支气管静脉和食管静脉汇入奇静脉；而左侧肋间静脉则先汇入半奇静脉或副半奇静脉，然后汇入奇静脉。奇静脉沿胸椎体右前方上行，弓形越过右肺根汇入上腔静脉。

（二）下腔静脉系

下腔静脉是人体最大的静脉，接受膈以下各体部（下肢、盆部和腹部）的静脉血，由左、右髂总静脉在第4腰椎下缘处汇合而成，沿腹主动脉右侧上行，穿过膈的腔静脉孔注入右心房。

1. 下肢的静脉

（1）下肢的深静脉：与同名动脉伴行，由股静脉续于髂外静脉。

（2）下肢的浅静脉：大隐静脉起自足背静脉弓的内侧端，经内踝前沿下肢内侧上行，在股前部靠上端处汇入股静脉。小隐静脉起自足背静脉弓外侧端，经外踝后方，沿小腿后面上行，在腘窝处注入腘静脉。

2. 盆部的静脉 有壁支和脏支之分。壁支与同名动脉伴行。脏支起自盆腔脏器周围的静脉丛（如膀胱丛、子宫阴道丛和直肠丛等）。壁支和脏支均汇入髂内静脉。髂外静脉和髂内静脉在骶髂关节前方汇成髂总静脉。

3. 腹部的静脉 有壁支与脏支之分。壁支与同名动脉伴行，注入下腔静脉。脏支与动脉相同，也可分为成对脏支和不成对脏支。成对脏支与动脉同名，大部分直接注入下腔静脉；不成对脏支有起自肠、脾、胰、胃的肠系膜上静脉、肠系膜下静脉和脾静脉等，它们汇合形成一条静脉主干称门静脉。门静脉经肝门入肝，在肝内反复分支，最终与肝动脉的分支共同汇入肝窦状隙，肝窦状隙汇成肝内小静脉，最后形成三支肝静脉注入下腔静脉。门静脉是附属于下腔静脉系的一个特殊部分，它将大量由胃、肠道吸收来的物质运送至肝脏，由肝细胞进行合成、解毒和储存。

（古云霞　谭永琼　陈　吉）

第二节　手术相关常见疾病

血管疾病适于普通外科手术治疗的指征叙述如下。

动脉性疾病

（一）动脉栓塞

动脉栓塞起病急、症状显著、进展迅速，可以致残或致命。手术取栓是动脉栓塞最有效的治疗方法。常用的手术方式有：介入下经动脉球囊导管取栓术、动脉切开取栓术。

（二）动脉硬化性闭塞症

动脉壁因粥样硬化导致管腔狭窄和闭塞,动脉和肢体远端缺血,以下肢动脉最多见。常见手术方式有:动脉旁路移植术,动脉血栓内膜剥脱术和介入下经皮腔内球囊扩张、血管支架置入术等。

（三）动脉瘤样病变

动脉瘤样病变以腹主动脉瘤为常见,是不可逆的病变,一旦破裂出血,死亡率很高。目前治疗腹主动脉瘤的方法主要为传统外科手术和腔内覆膜支架修复术两种。腹主动脉瘤传统外科手术即腹主动脉瘤切除、人工血管置换术;介入下腹主动脉瘤腔内覆膜支架修复即在介入条件下经股动脉腔内覆膜支架置入,以隔绝动脉瘤腔,形成适应大小的动脉通路,来达到修复腹主动脉瘤的方法。

（四）静脉性疾病

1. 大隐静脉曲张　外科手术是治疗大隐静脉曲张的主要手段。凡临床症状明显的静脉曲张、交通支和穿通支瓣膜功能不全,而深静脉通畅,又没有手术禁忌证者,都可以考虑手术治疗。常见手术方式为:大隐静脉主干高位结扎、曲张静脉剥脱术,大隐静脉旋切、激光治疗及注射硬化剂等。

2. 深静脉血栓形成　下肢深静脉为好发部位,主要以内科抗凝治疗为主。

（五）血管其他疾病

1. 血管损伤　创伤是血管损伤的主要原因,在身体各部位血管损伤中以四肢血管损伤为多,动脉损伤多于静脉,严重血管损伤如处理不当常因失血过多而死亡,或受伤肢体因有不同程度缺血而发生功能障碍。处理包括急救止血和手术修复两个方面,原则上诊断一经确立,应采取手术治疗。常见的手术方式有:血管结扎术、血管修补术、血管吻合术和血管移植术。血管结扎术适用于非主干血管,结扎后不产生远端组织坏死;血管修补术适用于血管侧面整齐的切伤或刺伤;血管吻合术适用于血管断裂后较为整齐的伤口,或清创后两断端距离不超过 2cm 者;血管移植术,如缺损过大不能做吻合者,可做自体或人造血管移植术。

2. 颈动脉体瘤　是颈动脉分叉部化学感受器肿瘤。手术切除是治疗的首选方法,常见手术方式是颈动脉体瘤剥离术。

3. 动-静脉内瘘　是维持性血液透析患者常用的血管通路,是血管外科手术方式之一。

（古云霞　补彩云）

第三节　常见体位

血管相关手术的常见体位为仰卧位。

一、体位摆放用物

体位摆放用物包括头枕、泡沫垫、约束带、搁手板、束手带和硅胶垫。

二、体位摆放原则

（1）参加人员应当由巡回护士、手术医生和麻醉医生共同完成。

（2）确保患者舒适安全。

（3）充分暴露手术野。

（4）确保术中呼吸通畅。

（5）保持静脉血液回流良好，避免外周血液回流受阻。

（6）避免压迫外周神经。

（7）保持患者肌肉、骨骼不会过度牵拉。

（8）预防皮肤压疮的发生。

（9）防止体位并发症的发生。

三、体位摆放方法

（1）放置头枕于手术床头侧，中单上缘平齐肘关节上5cm处。

（2）患者仰卧于手术床中线。

（3）有液体通道侧上肢外展放于搁手板上，并使用束手带固定。如为动-静脉内瘘手术患者，静脉通道建立于下肢，手术侧上肢外展放于上肢手术桌上。

（4）膝关节下放置半圆形硅胶垫。

（5）约束带固定于膝关节上3~5cm处。如为下肢血管手术患者，约束带固定于健康肢体膝关节部；如为介入下腔内修复腹主动脉瘤手术患者，双膝外展，显露腹股沟区，约束带固定于膝关节部，预留有效消毒范围。

（6）平齐眉弓上缘固定头架。如为介入下腔内修复腹主动脉瘤手术患者，取消头架。

（7）整理并固定各型管道，如胃管、尿管、静脉输液通道等。

四、体位摆放注意事项

（1）保持手术床单位清洁、干燥、平整、无碎屑，一人一换。

（2）确保手术床处于层流区域内、两输液轨道中间。

（3）保暖：及时覆盖棉被，并根据患者情况适当调整室温；根据手术类型、部位选择适型的保温毯，防止患者发生术中低体温。

（4）防止腋神经损伤：上肢外展不超过90°。

（5）防止发生压疮：术前评估患者压疮发生风险，在骨隆突处易受压部位给予适当的保护；减少消毒液体及冲洗液体流入患者身下。

（古云霞　罗春蓉）

第四节　常用仪器

血管相关手术常用仪器有：高频电刀、床旁便携式彩色多普勒超声仪和自体血血液回收机（详见第一章）。

第五节　开腹腹主动脉瘤切除术手术配合

腹主动脉是人体的大动脉，直接延续于发自左心室的胸主动脉，沿脊柱左侧缘下行，沿途依次发出腹腔干动脉、肠系膜上动脉及肾动脉，负责腹腔脏器的血液供应，向后方发出数对腰动脉供应脊髓，向下延续为双侧髂总动脉。腹主动脉的常见病变是腹主动脉瘤（图10-5-1）。

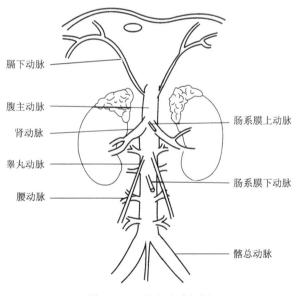

膈下动脉

腹主动脉

肾动脉

睾丸动脉

腰动脉

肠系膜上动脉

肠系膜下动脉

髂总动脉

图10-5-1　腹主动脉解剖

腹主动脉瘤是因为动脉中层结构破坏，动脉壁不能承受血流冲击的压力而形成的局部或者广泛性的永久性扩张或膨出，永久性扩张或膨出的直径大于正常腹主动脉直径的50%以上才诊断为动脉瘤。动脉瘤膨出的特点是不能回缩，将逐渐增大和最终破裂。腹主动脉瘤破裂如果不及时手术，近期死亡率几乎为100%。

目前治疗腹主动脉瘤的方法主要为传统的腹主动脉瘤切除、人工血管置换术和介入下腔内修复手术。

腹主动脉瘤切除、人工血管置换术适用于年轻、心肺功能好、并发症少、能耐大手术、解剖上不适合腔内治疗等的患者；先兆破裂者及已经破裂的抢救手术。缺点是创伤大、出血多、恢复慢。

本节以肾动脉下型腹主动脉瘤切除，Y 形人工血管置换术为例。

一、手 术 用 物

（一）常规布类

常规布类包括手术盆、手术衣、剖口单、桌单和治疗巾。

（二）手术器械

手术器械包括胃肠器械包、腹主动脉瘤专用框架拉钩、腹主动脉瘤专用血管盒和 S 形拉钩。

（三）一次性用物

1. 常规用物 一次性使用负压吸引管两套、一次性单极电刀笔 1 把、一次性电刀清洁片 1 张、一次性使用延长电极 1 根、剖腹套针 1 板、纱布 20 张、方纱 6 张、45cm×45cm 和 60cm×50cm 医用粘贴膜各 1 张、一次性冲洗器 1 个、8 号乳胶尿管 3 根、一次性灯柄套 1 个、手套按需准备、手术用标记线 4 根、20ml 注射器 1 副、22G 直型留置针 1 个。

2. 特殊用物 适型人工血管 1 根、血液回收机及一次性使用的血液回收套件 1 套。

3. 重建吻合缝线 人工血管专用吻合线 CV-3 两根或 3-0/26mm 血管滑线两根（如果是分叉型人工血管置换：另备人工血管专用吻合线 CV-5 两根或 5-0/17mm 血管滑线两根）。

4. 瘤体缝线 3-0/26mm 血管滑线 1 根、2-0/T 丝线 1 包。

二、手 术 体 位

患者采用仰卧位。

（1）患者仰卧于手术床中线。

（2）未建立静脉通道的上肢平放于身体侧，用中单将上肢包裹、保护、固定。有静脉通道的上肢在保证各穿刺通道通畅、安全的情况下，外展小于 90°角，并用束手带妥善固定于搁手板上。

（3）患者枕部及足跟处分别放置头圈、足跟垫，膝关节下放置半圆形硅胶垫，使其悬空保护受压部位。

（4）高频电刀负极板粘贴于患者体毛较少且肌肉丰厚处。

（5）双下肢膝部用束腿带妥善固定。

三、消毒铺巾

（1）消毒液：碘伏。

（2）消毒范围：上至双侧乳头连线平面，两侧至腋后线，下至双侧膝关节上 1/3 处，包括会阴区域。

（3）两张治疗巾 1/4 折，折边向外，保护遮盖医生双手，垫铺于左、右腋后线，待消毒液干后，铺 60cm×50cm 医用粘贴膜。

（4）条形治疗巾一张遮盖会阴区。

（5）四张治疗巾 1/4 折，按照会阴侧、对侧、头侧和近侧顺序铺于切口四周，45cm×45cm 医用粘贴膜固定。

（6）铺剖口单，充分遮盖手术区域。

（7）桌单一张横向平切口上缘覆盖头部、头架及外展的上肢；第二张桌单纵向平切口下缘铺盖托盘及手术床尾部。

四、手术配合

（一）经中上腹正中切口入路（图 10-5-2）

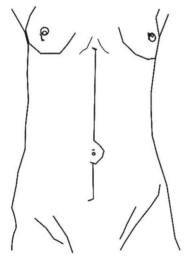

图 10-5-2 中上腹正中切口

1. 切开皮肤、皮下组织和肌肉 备 20 号圆刀片、组织镊、纱布、单极电刀笔和皮肤拉钩，依次切开皮肤、皮下和肌肉组织。

2. 切开腹膜 备用两把中弯止血钳，钳夹少许腹膜并提起，更换新 20 号圆刀片于腹膜上切开一个小口，使用单极电刀笔或剥离剪切开腹膜。

（二）暴露术野

备用腹主动脉瘤专用框架拉钩，巡回护士协助安装框架拉钩。备用生理盐水湿方纱隔离保护胃及肠管，固定安装拉钩片，充分显露后腹膜及膨胀的腹主动脉瘤体。备用无菌治疗巾于框架拉钩的连接处进行保护、遮盖（图 10-5-3，图 10-5-4）。

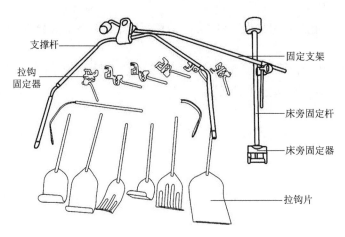

图 10-5-3　腹主动脉专用框架拉钩

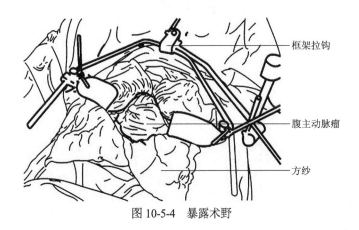

图 10-5-4　暴露术野

（三）游离瘤体

1. 切开后腹膜　更换一次性使用延长电极，备用长柄血管镊、长剥离剪和单极电刀笔，纵行切开小肠系膜根部左侧后腹膜。备 2-0/T 钳带线，出血点处电凝止血或结扎止血。

2. 游离瘤颈　备用精细直角钳、长剥离剪和长柄血管镊，沿腹主动脉瘤右侧，游离瘤颈，备用 2-0/T 钳带线对出血点进行结扎止血。瘤颈充分游离后，备用大直角钳，钳带 8 号乳胶尿管，经腹主动脉后部穿过腹主动脉瘤瘤颈上方，直蚊式止血钳钳夹悬吊固定。无论是择期手术，还是急诊手术，解剖和控制动脉瘤近端的主动脉都是成败的关键（图 10-5-5）。

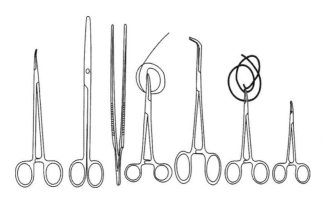

图 10-5-5　游离瘤颈时器械

3. 游离髂总动脉　备用血管镊、长剥离剪和单极电刀笔，游离左、右髂总动脉，更换金属吸引头、精细直角钳，备用钳带手术用标记线 2 根，游离左、右髂总动脉后，分别用手术用标记线绕过髂总动脉，直蚊式止血钳钳夹悬吊固定（图 10-5-6，图 10-5-7）。

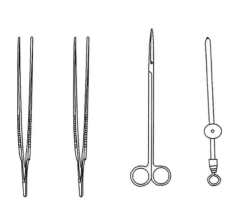

图 10-5-6　游离腹主动脉瘤瘤体时器械

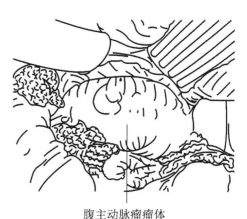

腹主动脉瘤瘤体

图 10-5-7　游离腹主动脉瘤瘤体

（四）测量瘤体

1. 测量瘤体大小　备用测量尺、测量钳测量瘤体大小。遵医嘱准备适型人工血管，备用组织剪、血管镊，根据瘤颈测量大小、瘤体测量长度修剪人工血管（图 10-5-8）。

2. 人工血管肝素化　备用肝素生理盐水，浸润人工血管内、外壁，使人工血管肝素化待用。

3. 全身血液肝素化　协助麻醉医生静脉给予肝素。

（五）腹主动脉阻断

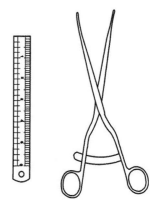

图 10-5-8　瘤体测量器械

1. 阻断髂动脉　备用中号心耳钳、门静脉阻断钳，分别阻断左右两侧髂内、髂外动脉，记录阻断时间（图 10-5-9）。

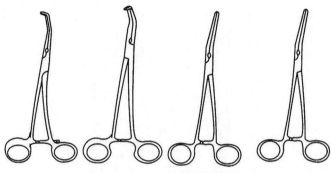

图 10-5-9　髂总动脉阻断时器械

2. 阻断腹主动脉　全身血液肝素化 5min 后，备用下腔静脉阻断钳、腹主动脉阻断钳和背托式阻断钳，阻断瘤体近端腹主动脉（图 10-5-10）。

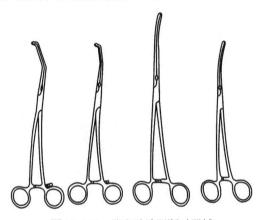

图 10-5-10　腹主动脉阻断时器械

（六）瘤体切除

1. 切开瘤壁　备用 20 号圆刀片、大弯止血钳和血管镊，从瘤体前壁切开瘤壁（图 10-5-11，图 10-5-12）。

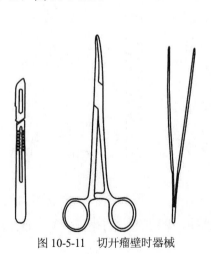

图 10-5-11　切开瘤壁时器械　　　　图 10-5-12　阻断血运，切开瘤壁

2. 清除瘤腔内的血栓　备用大号金属吸引头、一次性冲洗器和长柄血管镊。使用吸引器及时吸走血凝块，将瘤腔内机化硬化斑、血栓、瘤壁取出并装入标本盘。一次性冲洗器抽吸生理盐水，20ml 注射器带 22G 留置针导管抽吸肝素化生理盐水冲洗瘤腔，暴露瘤腔，防止血栓附着（图 10-5-13）。

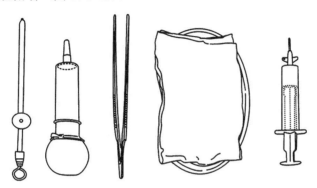

图 10-5-13　清除瘤腔内血栓时器械

3. 缝扎腰动脉及肠系膜下动脉　备用血管镊、组织剪、圆针 2-0/T 丝线快速缝扎有活动性出血的肠系膜下动脉和腰动脉（图 10-5-14，图 10-5-15）。

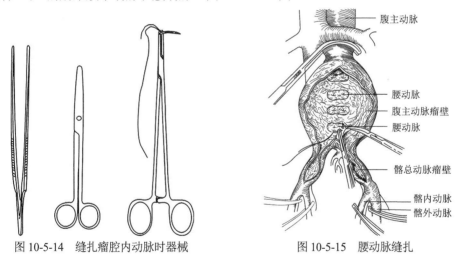

图 10-5-14　缝扎瘤腔内动脉时器械　　　　图 10-5-15　腰动脉缝扎

（七）人工血管移植

1. 近端吻合　备精细血管镊、精细血管持针器、金属吸引头、人工血管专用吻合线 CV-3 或 3-0/26mm 血管滑线，将已经肝素化的适型人工血管与正常腹主动脉近端行端端连续吻合，吻合时备用肝素水注射器连接直型留置针导管，冲净吻合口血液，暴露视野。

2. 远端吻合　备用人工血管专用吻合线 CV-5 或 5-0/17mm 血管滑线，将 Y 形人工血管与双侧髂总动脉远端行端端连续吻合（如果为单纯腹主动脉瘤，则选择直形人工血管，备用人工血管专用吻合线 CV-3 或 3-0/26mm 血管滑线与腹主动脉远端行端端连续吻合）（图 10-5-16，图 10-5-17）。

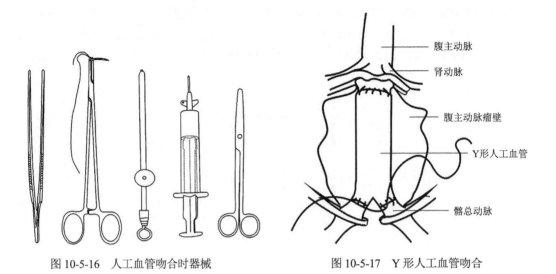

图 10-5-16 人工血管吻合时器械

图 10-5-17 Y 形人工血管吻合

（八）开放循环

1. 开放循环 备用长柄血管镊、纱布，于近端吻合完成后，开放近端血流（如吻合处有出血及漏血，备用 3-0/26mm 血管滑线缝合补漏）；分别吻合完成远端左、右髂总动脉后，开放循环。

2. 止血 备血管阻断钳、长柄血管镊、3-0/26mm 血管滑线、5-0/17mm 血管滑线和纱布，检查吻合口有无出血及漏血，适型血管滑线缝合补漏，有效止血。巡回护士配合医生检查双侧足背动脉搏动情况。

（九）包埋人工血管

1. 缝合瘤壁 备用 3-0/26mm 血管滑线和中弯止血钳，当手术器械、纱布等用物清点齐全后，用3-0/26mm 血管滑线连续缝合瘤壁，以包裹人工血管（图10-5-18，图10-5-19）。

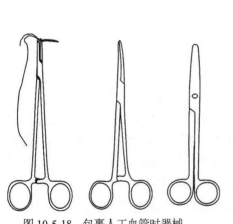

图 10-5-18 包裹人工血管时器械

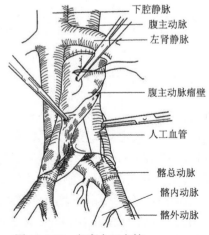

图 10-5-19 包裹人工血管

2. 缝合后腹膜　以 2-0 可吸收线连续缝合关闭后腹膜。

（十）关闭切口

1. 清点用物　分别于包埋人工血管前、缝合腹膜前、缝合腹膜后、缝合肌肉层后、缝合皮肤后清点手术台上所有用物，清点齐全，并告知医生。
2. 关闭腹膜　1-0 可吸收线缝合。
3. 关闭肌层　1-0 可吸收线缝合。
4. 关闭皮下组织　圆针 3-0 丝线缝合。
5. 关闭皮肤　角针 3-0 丝线缝合。

（古云霞　胡建容　补彩云）

第六节　腹主动脉瘤腔内治疗手术配合

介入下经双侧股动脉腹主动脉瘤腔内覆膜支架修复术目前应用越来越广泛，适用于大部分适合传统腹主动脉瘤切除术且对造影剂无过敏反应者，尤其适用于高危患者（高龄、心肺功能差、并发症多、难以耐受开腹手术）、瘤颈角度小于 60°、瘤颈长度大于 1.5cm 且无累及肾动脉的患者（图 10-6-1）。

介入腔内治疗具有创伤小、恢复快的优点，不足之处是费用较高，术后应注意随访有无支架移位、内漏、血栓形成等并发症。

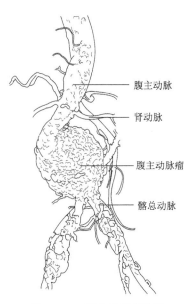

图 10-6-1　腹主动脉瘤造影

血管内覆膜支架是一种具有弹性的自膨式腔内覆膜支架，由膨体聚四氟乙烯内衬和沿其整个长度延伸的外部镍钛合金支架组成。其经过压缩后连接于双腔输送导管上，较大的中央导管腔用于冲洗和导入导丝，较小的导管腔包含支架展开原件，输送导管座组件上有一个展开钮和一个用于冲洗、导丝导入的端口。为了准确地放置覆膜支架，导管轴上有两个不透射线金属标记带，标记了压缩覆膜支架的两端。

一、手术用物

（一）手术间准备

手术在介入手术间或复合手术间进行。

（二）常规布类

常规布类包括手术盆、手术衣、剖口单、桌单和治疗巾。

（三）手术器械

手术器械包括手外器械包、介入专用血管盒、乳突牵开器和介入基本器械包。备用胃肠器械包及腹主动脉瘤专用血管盒。

（四）一次性用物

1. 常规用物 一次性使用负压吸引管 1 套、一次性单极电刀笔 1 个、一次性电刀清洁片 1 张、手外套针 1 板、纱布 10 张、30cm×20cm 医用粘贴膜 2 张、一次性灯柄套 1 个、手套按需准备、手术用标记线 4 根、20ml 注射器 2 副、10ml 注射器 2 副、6-0/13mm 血管滑线 1 根、20 号圆刀片 1 个，仪器防菌隔离罩大、小各 1 个。

2. 特殊用物 注射用压力延长管 1 根、介入专用高压注射针筒 1 个、适型腹主动脉覆膜支架 1 套、5F 动脉穿刺鞘管 2 套、180cm×0.035cm 超滑导丝 1 根、超硬导丝 2 根、黄金标记导管 1 根。备用超滑造影导管 1 根、造影导管 2 根、适型球囊扩张器 1 根。

二、手术体位

患者采用仰卧位。
（1）患者仰卧于手术床中线，头部垫一个软枕。
（2）在保证静脉通道通畅、安全的情况下将双上肢平放于身体侧，用中单将上肢包裹、保护、固定。
（3）高频电刀负极板贴于患者体毛较少且肌肉丰厚处，一般成年患者贴于右小腿处。
（4）双下肢膝部外展，于膝下使用束腿带妥善固定。

三、消毒铺巾

（1）消毒液：碘伏。

（2）消毒范围：上至双侧乳头连线平面，两侧至腋后线，下至双侧膝关节上 1/3 处，包括会阴区域。

（3）条形治疗巾一张遮盖会阴区。

（4）四张治疗巾 1/4 折，按照大腿上 1/4 处、左侧大腿前中线处、下腹部腹股沟上缘、右侧大腿前中线处的顺序铺巾，显露双侧腹股沟区。待消毒液干后，双侧腹股沟切口区使用 30cm×20cm 手术粘贴膜粘贴固定。

（5）铺剖口单，覆盖整个无菌区域。

（6）桌单一张，平切口区上缘横铺，覆盖身体上部及头部（局部麻醉时嘱患者头转向一侧，头部敷料半圆形弧状遮挡，以增加患者的舒适感）。第二张桌单平切口下缘铺盖下肢及床尾部。

（7）一次性仪器防菌隔离罩小号无菌罩盖于手术床操作面板。一次性仪器防菌隔离罩大号无菌罩盖于 X 线机球管部。

四、手 术 配 合

（一）个人防护准备

穿戴好铅衣、铅裙、围脖等防辐射装备（图 10-6-2）。

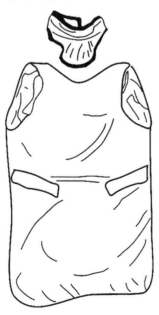

图 10-6-2　铅衣和围脖

（二）经腹股沟纵行切口

切开皮肤、皮下组织：备 20 号圆刀片、组织镊、纱布、单极电刀笔和皮肤拉钩，沿右侧股动脉搏动处依次纵行切开皮肤、皮下组织（图 10-6-3，图 10-6-4）。

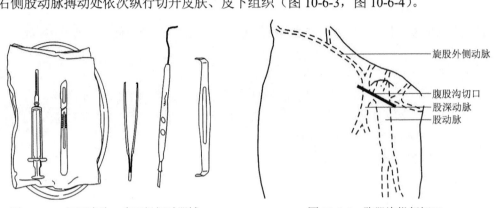

图 10-6-3　切开皮肤、皮下组织时器械

旋股外侧动脉
腹股沟切口
股深动脉
股动脉

图 10-6-4　腹股沟纵行切口

（三）暴露股动脉

1. 暴露切口　准备单极电刀笔、中弯止血钳、乳突牵开器，切开皮肤、皮下组织后，使用乳突牵开器撑开手术切口，充分暴露术野。

2. 游离右侧股动脉　备用精细直角钳、精细血管剪，沿股动脉走向游离股动脉，备钳带手术用标记线 2 根，分别穿过股动脉远、近端进行环绕悬吊，直蚊式止血钳牵引固定。

3. 游离左侧股动脉　同右侧股动脉游离准备（图 10-6-5，图 10-6-6）。

图 10-6-5　暴露、游离时的器械

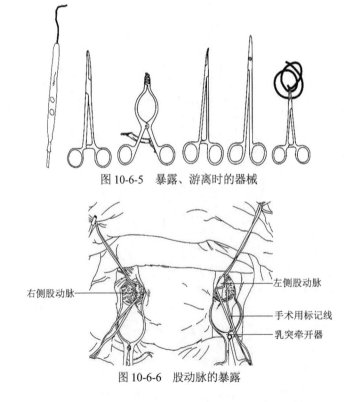

右侧股动脉
左侧股动脉
手术用标记线
乳突牵开器

图 10-6-6　股动脉的暴露

（四）股动脉置管

备肝素化生理盐水，对 5F 动脉穿刺鞘管套针进行腔内、外肝素化。由远心端向近心端穿刺双侧股动脉，置放 5F 动脉鞘管（图 10-6-7，图 10-6-8）。

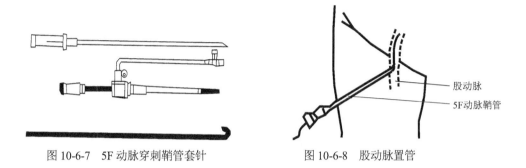

图 10-6-7　5F 动脉穿刺鞘管套针　　　　图 10-6-8　股动脉置管

（五）置造影管

在 X 线引导下，经左（右）侧股动脉（术前拟置入主体支架侧）鞘管置入 180cm×0.035cm 超滑导丝，同时输送黄金标记导管于第 2 腰椎上缘，进行定位造影（图 10-6-9）。

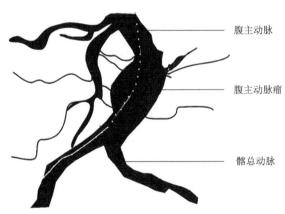

图 10-6-9　标记导管定位

（六）腹主动脉造影

1. 腹主动脉造影　备注射用压力延长管、介入专用高压注射针筒和造影剂。经黄金标记导管，嘱患者屏气后，全程 X 线下注入造影剂，显影腹主动脉瘤及周围动脉影像。

2. 测量腹主动脉瘤　通过造影、黄金标记导管，实时准确测量瘤颈长度、直径及角度，瘤体大小，有无夹层及漏口，瘤体与肾动脉及髂总动脉的关系。根据术前 CT 测量的腹主动脉瘤各项参数，选择合适的腹主动脉瘤覆膜支架的规格和类型。

（七）腹主动脉瘤覆膜支架置入

1. 腹主动脉瘤覆膜支架置入 遵医嘱备用合适型号的腹主动脉瘤覆膜支架，并肝素化备用。全程动态 X 线下，经术前拟置入主体支架侧股动脉置入适型腹主动脉瘤覆膜支架主体，于肾动脉下方释放（图 10-6-10）。

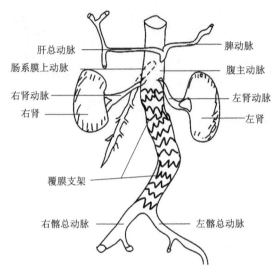

图 10-6-10 腹主动脉瘤覆膜支架置入隔离

2. 对侧支架置入（必要时） 根据腹主动脉瘤与髂总动脉的距离，判断是否需要安置对侧支架。如需要，经对侧股动脉导入导丝至支架腿支，导入支架，近端衔接，远端于髂总动脉释放。

3. 判断覆膜支架隔离情况 术中根据腹主动脉瘤具体情况来判断覆膜支架隔离情况。如果已经累及髂总动脉，则可遵医嘱准备合适型号的支架连接主体，经股动脉置入，远端位于髂总动脉瘤样扩张远端（腹主动脉瘤累及髂动脉者，必须保留一侧髂内动脉的血流，以维持盆腔脏器及臀肌的血供）。

（八）复查造影

（1）复查造影：判断腹主动脉瘤腔内覆膜支架的隔绝状态，判断有无移位、成角、狭窄、内漏情况，以及双侧肾动脉和双侧髂内动脉显影情况。

（2）根据复查情况，如有成角、狭窄、内漏，备用适型球囊扩张器及造影剂来扩张内漏处、支架连接处或存在狭窄段。

（九）关闭切口

1. 准确清点手术用物

2. 关闭切口

（1）股动脉穿刺点：备用血管阻断钳、精细血管镊、精细血管持针器、6-0/13mm 血管滑线进行缝合。

（2）皮下组织：圆针 3-0 丝线缝合。

（3）皮肤：角针 3-0 丝线缝合。

（古云霞　杨　霄　补彩云）

第七节　大隐静脉剥脱术手术配合

大隐静脉起于足背静脉弓内侧端，经足踝前方，沿小腿内侧缘伴隐神经上行，经股骨内侧髁后方约 2cm 处进入大腿内侧部，与股内侧皮神经伴行，逐渐向前上在耻骨结节外下方穿隐静脉裂孔汇入股静脉，其汇入点称为隐股点。

大隐静脉曲张是生活中的常见疾病。引起大隐静脉曲张的主要原因有遗传、长期站立，特别是重体力劳动等。其发病机制是大隐静脉瓣膜处瘤样扩张，使下肢浅静脉与深静脉汇合处的瓣膜失去"单向阀门"的作用，下肢血液回流障碍，静脉血液倒流，大隐静脉淤血，使静脉迂曲、扩张（图 10-7-1）。

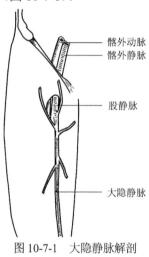

图 10-7-1　大隐静脉解剖

一、手 术 用 物

（一）常规布类

常规布类包括手术盆、治疗巾、手术衣、剖口单和桌单。

（二）手术器械

手术器械为手外器械包。

（三）一次性用物

1. 常规物品　纱布 10 张、纱球 5 个、11 号尖刀片及 20 号圆刀片各 1 个、手外套针

1 板、3-0 丝线 1 包、2-0/T 丝线 1 包、1-0 丝线 1 包、一次性灯柄套 1 个、一次性无菌垃圾袋 1 个、无菌绷带 2 个、手套按需准备。

2. 特殊物品 下肢驱血带 1 个、一次性大隐静脉剥离器 1 套、弹力绷带 2 个、无菌标记笔 1 支。

二、手 术 体 位

患者采取仰卧位。

（1）标记大隐静脉：全麻前，备用压脉带和标记笔，患者于站立情况下标记曲张大隐静脉（图 10-7-2）。

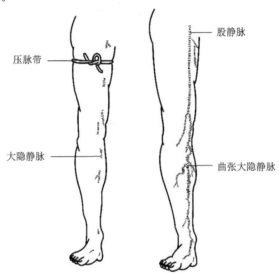

图 10-7-2 标记大隐静脉

（2）患者仰卧于手术床中线，头部垫一个软枕。

（3）将有输液通道的上肢外展放于搁手板上，保证穿刺通道的通畅，并用束手带保护、固定。

（4）无输液通道一侧上肢平放于身体侧，用中单将其包裹、保暖、保护、固定。

（5）健侧下肢膝部使用约束带保护固定。

三、消 毒 铺 巾

（1）消毒液：碘伏。

（2）消毒范围：脐平面以下，包括整个患肢、会阴部，两侧至腋后线（若为单侧肢体，对侧则消毒至健侧大腿上 1/3）。

（3）长条形治疗巾一张遮盖会阴部；1/4 折治疗巾 1 张铺于大腿下方，向上包绕腿根部，巾钳固定；另一张 1/4 折治疗巾铺于大腿上方，向下包绕腿根部，巾钳固定。

（4）桌单一张纵行平大腿根部铺于患侧肢体下，并遮盖健侧肢体及床尾部。

（5）铺剖口单：将患侧肢体从剖口单中穿出，将剖口单展开，无菌遮盖手术区。

（6）桌单一张横行平切口上缘铺于躯体上部，并遮盖外展上肢及头架；另一张桌单纵行铺于患侧肢体下，上缘平大腿根部遮盖床尾部。

四、手术配合

（1）再次消毒：备碘伏纱球，再次消毒手术切口区。

（2）腹股沟斜切口：备20号圆刀片、组织镊和纱布，在腹股沟韧带处沿皮肤皱褶方向、大隐静脉表面做斜行切口，长1~2cm（图10-7-3，图10-7-4）。

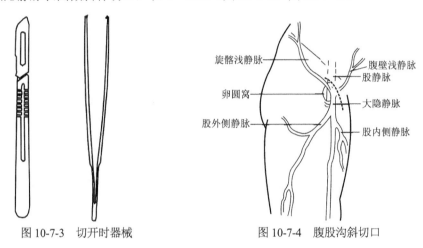

图 10-7-3　切开时器械　　　　　图 10-7-4　腹股沟斜切口

（3）游离大隐静脉：备中弯止血钳、解剖剪和皮肤拉钩，在切口下分离脂肪组织及筋膜，显露大隐静脉主干（图10-7-5，图10-7-6）。

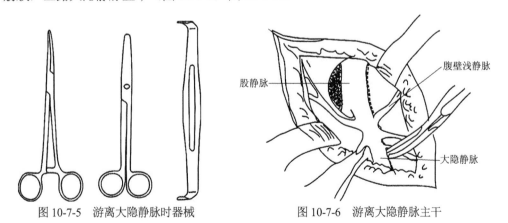

图 10-7-5　游离大隐静脉时器械　　　图 10-7-6　游离大隐静脉主干

（4）离断大隐静脉分支：备中弯止血钳、解剖剪，游离、离断大隐静脉属支，并沿静脉干分离，游离旋髂浅静脉、腹壁浅静脉、阴部外浅静脉、股外侧静脉和股内侧静脉等分支并离断，备3-0钳带线结扎断端并止血（图10-7-7，图10-7-8）。

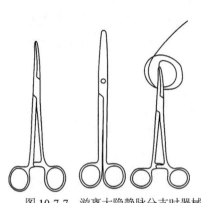

图 10-7-7　游离大隐静脉分支时器械

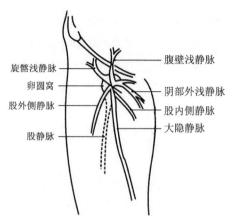

图 10-7-8　大隐静脉及其分支

旋髂浅静脉　腹壁浅静脉
卵圆窝　阴部外浅静脉
股外侧静脉　股内侧静脉
股静脉　大隐静脉

（5）结扎大隐静脉：备 1-0 钳带线从大隐静脉后方引出，在距离股静脉和大隐静脉汇合 0.5cm 处结扎大隐静脉。备中弯止血钳两把，于结扎线的远端钳夹大隐静脉，备剥离剪于两把止血钳之间离断，近端备用圆针 3-0 丝线缝扎止血。远端继续钝性游离约 5cm，以备一次性大隐静脉剥离器插入（图 10-7-9，图 10-7-10）。

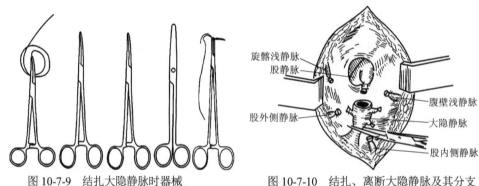

图 10-7-9　结扎大隐静脉时器械　　　　图 10-7-10　结扎、离断大隐静脉及其分支

旋髂浅静脉　股静脉　腹壁浅静脉　股外侧静脉　大隐静脉　股内侧静脉

（6）插入、推进大隐静脉剥离器：备一次性大隐静脉剥离器，自离断的静脉远端向下插入，沿静脉向下推进。如遇到阻力，表示可能已达静脉曲折部位、静脉瓣或已达深静脉交通支的平面。在皮肤外触摸到剥离器圆柱状头后，备 20 号圆刀片在相应处的皮肤做一个小切口，显露该处静脉。备 2-0/T 钳带线分别在剥离器头部的上、下两端结扎、固定剥离器及大隐静脉，备圆针 3-0 丝线缝扎远端血管，备剥离剪于两结扎线间离断静脉（图 10-7-11）。

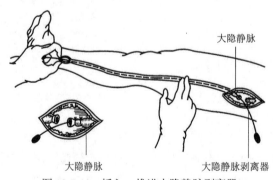

大隐静脉　大隐静脉剥离器

图 10-7-11　插入、推进大隐静脉剥离器

（7）下肢驱血：备用下肢驱血带、治疗巾，治疗巾保护包裹肢体后，驱血带由足远端向近端大腿驱血，备可可钳固定。

（8）大隐静脉剥离：将剥离器自卵圆窝切口处均匀用力拉出，边抽边压迫止血，整条大隐静脉可随之剥出（亦可将大隐静脉用相同方式自下部切口拉出）（图 10-7-12）。

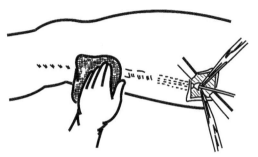

图 10-7-12　大隐静脉剥离

（9）下段曲张静脉剥离：备 11 号尖刀片、弯蚊式止血钳和中弯止血钳，继续从下段切口分段抽出曲张的静脉直至踝部。

（10）曲张静脉交通支切除：备 11 号尖刀片、弯蚊式止血钳，在抽剥主干或分支过程中，如遇到阻力并见该处皮肤凹隐，常提示该处有较粗的交通支，应做小切口，将血管分离、剥脱，备用 2-0/T 钳带线进行结扎并离断。

（11）关闭切口，加压包扎患侧肢体。

1）清点手术物品，备角针 3-0 丝线缝合各切口。

2）加压包扎：备烧伤纱布、无菌绷带和弹力绷带，将患肢加压包扎，以防剥脱部位出血。

五、特殊关注点

（1）术前用物准备完善。

（2）及时清点用物，准确留送标本。

（3）备用 5-0/17mm 血管滑线，预防股静脉损伤时修补。

（4）加压包扎后注意观察足背动脉搏动情况及肢体远端颜色，防止引起肢体功能障碍。

（温　娜　顾笑羚　补彩云）

第八节　下肢动脉切开取栓术手术配合

急性动脉栓塞是源于心脏、近端动脉壁脱落的血栓、动脉硬化性斑块脱落或外源性栓子进入动脉，被血流带向远端动脉，造成远端动脉管腔堵塞，导致肢体、脏器、组织等缺血的病理过程。

急性动脉栓塞多见于肢体动脉栓塞，动脉栓塞后出现肢体苍白、疼痛、无脉、运动和感觉障碍。下肢动脉栓塞较上肢动脉栓塞常见。

动脉栓塞的主要治疗方法有动脉切开取栓术和 Fogarty 球囊导管取栓术，能有效解除动脉栓塞的栓子，恢复下肢血供，防止肢体坏死。准确的诊断和成功的取栓避免了患者截肢的痛苦，且使生活质量提高。下面以股动脉切开取栓术为例介绍下肢动脉切开取栓术的手术配合。

一、手 术 用 物

（一）常规布类

常规布类包括手术盆、剖口单、桌单、手术衣和治疗巾。

（二）手术器械

手术器械包括手外器械包和血管专用器械包。

（三）一次性用物

1. 常规物品　一次性单极电刀笔 1 个、一次性电刀清洁片 1 张、一次性使用负压吸引管 1 套、手外套针 1 板，1-0、2-0/T 和 3-0 丝线各 1 包，手术用标记线 2 根、一次性冲洗器 1 个、纱布 10 张、11 号尖刀片和 20 号圆刀片各 1 个、20ml 注射器 1 副、24G 直型留置针 1 副、手套按需准备。

2. 特殊物品　5-0/17mm 和 6-0/13mm 血管滑线及 3F、4F、5F 动脉取栓导管按需准备。

二、手 术 体 位

患者采用仰卧位。
（1）患者仰卧于手术床中线，头部垫一个软枕。
（2）将患者身下的衣物及中单整理平整。
（3）将有静脉通道的上肢外展放于搁手板上，保证穿刺通道的通畅，并用约束带固定。
（4）无静脉通道一侧上肢平放于身体侧，用中单将其包裹、保护、固定。
（5）高频电刀负极板贴于患者体毛较少、肌肉丰厚、血运良好处，如健侧大腿、小腿处。
（6）健侧下肢膝部使用约束带保护固定。

三、消 毒 铺 巾

（1）消毒液：碘伏。

（2）消毒范围：脐平面以下，包括整个患肢、会阴部，两侧至腋后线，健侧肢体至大腿上 1/3。

（3）长条形治疗巾一张遮盖会阴部；1/4 折治疗巾一张铺于大腿下方，向上包绕腿根部，巾钳固定；另一张 1/4 折治疗巾铺于大腿上方，向下包绕腿根部，巾钳固定。

（4）桌单一张纵行平大腿根部铺于患侧肢体下，并遮盖健侧肢体及床尾部。

（5）铺剖口单：将患侧肢体从剖口单中穿出，并将剖口单展开无菌遮盖手术区。

（6）桌单一张横行平切口上缘铺于躯体上部，并遮盖外展上肢及头架；另一张桌单纵行铺于患侧肢体下，上缘平大腿根部遮盖床尾部。

（7）治疗巾包裹患肢足部。

四、手 术 配 合

（一）腹股沟韧带下方纵切口入路

1. 手术切口　腹股沟韧带下方纵切口（图 10-8-1）。

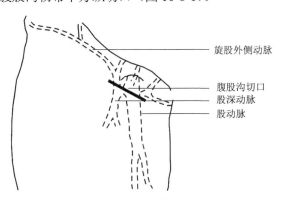

图 10-8-1　腹股沟韧带下方纵切口

2. 切开皮肤、皮下组织及肌肉　备 20 号圆刀片、组织镊、纱布、单极电刀笔和皮肤拉钩，依次切开皮肤、皮下组织及肌肉，显露股总动脉、股深动脉和股浅动脉（图 10-8-2，图 10-8-3）。

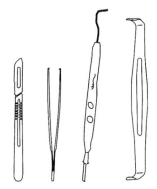

图 10-8-2　切开皮肤、皮下组织及肌肉时器械

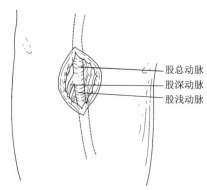

图 10-8-3　切开显露股总动脉

3. 探查血管 探查股浅动脉、股深动脉及股总动脉的近心端和远心端。遵医嘱全身血液肝素化。

4. 暴露术野 备用乳突牵开器，撑开切口，暴露术野。

（二）游离股动脉

1. 游离股动脉 备用精细直角钳、中弯止血钳、3-0 钳带线和剥离剪，游离股总动脉、股深动脉和股浅动脉，分支血管用 3-0 钳带线结扎止血。

2. 血管标记 备用钳带手术用标记线3根、直角钳，手术用标记线分别从股总动脉、股浅动脉和股深动脉后方绕出，备用直蚊式止血钳固定牵引（图 10-8-4）。

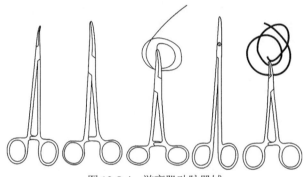

图 10-8-4　游离股动脉器械

（三）阻断血管

1. 备用适型动脉取栓导管 遵医嘱，根据术中股动脉口径选择备用合适型号的动脉取栓导管。备用肝素化生理盐水，协助医生检查动脉取栓导管球囊部有无破损；备用 2ml 或 5ml 注射器，检查导管气囊开口是否居于正中、囊壁是否均匀、有无破损。使用肝素化生理盐水抽吸排出气囊内空气（图 10-8-5）。

2. 阻断动脉 使用手术用标记线分别阻断股总动脉、股浅动脉和股深动脉（图 10-8-6）。

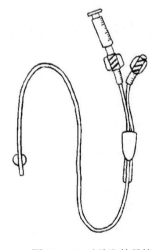

图 10-8-5　动脉取栓导管

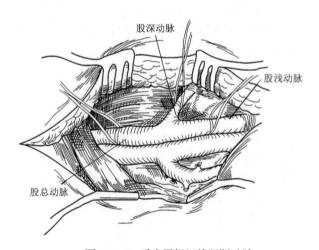

股深动脉

股浅动脉

股总动脉

图 10-8-6　手术用标记线阻断动脉

（四）动脉取栓

1. 切开股总动脉 备用精细血管镊、11号尖刀片和中弯止血钳，于股深动脉、股浅动脉汇合部上方，做一个长2mm左右的横行切口。

2. 近心端股动脉取栓 备用肝素化后的动脉取栓导管、2ml或5ml注射器抽吸生理盐水、标本盘、20ml注射器连接留置针导管抽吸肝素化生理盐水，松开股总动脉手术用标记线，将动脉取栓导管向股动脉近心端插入，球囊注水后缓慢托出，取出近心端股动脉内的栓子。观察近心端股动脉血流喷射情况，如良好，则髂股动脉栓子被取出。再利用手术用标记线阻断股动脉（图10-8-7，图10-8-8）。

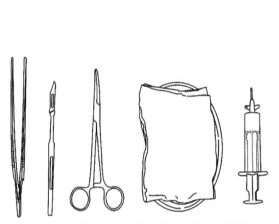

图10-8-7 股动脉切开取栓时器械

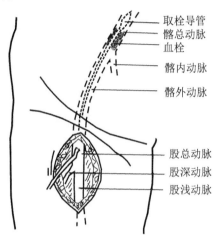

图10-8-8 近心端股动脉取栓

3. 远心端股动脉取栓 备用动脉取栓导管、2ml注射器抽吸生理盐水、20ml注射器连接留置针导管抽吸肝素化生理盐水，动脉取栓导管分别插入股浅动脉及股深动脉，使导管尽量插向远端，球囊注水后逐渐拖出，尽可能取出远心端血栓。肝素化生理盐水冲洗手术野，观察回血，如回血较好，说明取栓成功，如回血较差或未取出血栓，可适当重复多次导管取栓（图10-8-9，图10-8-10）。

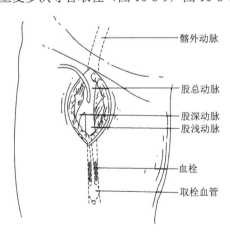

图10-8-9 远心端股动脉取栓

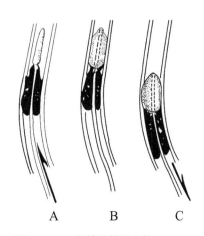

图10-8-10 取栓导管取血栓

A.取栓导管穿过血栓；B.充盈球囊；C.外拖去栓

4. 关闭股动脉切口 清点手术用物，备用 5-0/17mm 或 6-0/13mm 血管滑线缝合股总动脉处切口。

5. 开放阻断血管 松开手术用标记线，依次开放股浅动脉、股深动脉和股总动脉。备用敷料镊、纱布检查创面，有效止血。

6. 检查足背脉搏动 协助医生检查足背动脉搏动恢复情况，询问局部麻醉患者肢体感觉情况，判断取栓是否成功。

7. 检查小腿情况 检查小腿张力情况、有无缺血再灌注、有无骨筋膜室综合征。

（五）关闭切口

1. 清点用物 准确、齐全清点手术用物。

2. 关闭切口

（1）关闭肌肉组织层：圆针 1-0 丝线缝合。

（2）关闭皮下组织：圆针 3-0 丝线缝合。

（3）关闭皮肤：角针 3-0 丝线缝合。

3. 粘贴敷贴 选择合适的敷贴粘贴保护切口。

五、特殊关注点

（一）麻醉诱导期关注点

（1）与外科医生和麻醉医生一起进行三方核查。

（2）外周静脉应选择 20G 或以上的通道。

（3）了解病情和血栓来源，观察生命体征。

（二）体位准备关注点

（1）协助患者褪去裤子。

（2）注意保护患者隐私及保暖。

（3）保持患肢膝外展，显露腹股沟切口区。

（4）受压部位用软垫保护，增加患者舒适感，减少皮肤损伤。

（三）手术中关注点

（1）注意职业防护，穿戴面罩式防护口罩，避免动脉血喷溅造成血液暴露。

（2）遵医嘱静脉给予肝素。配置肝素化生理盐水（500ml 生理盐水+肝素 12 500U）。

（3）遵医嘱备用适型动脉取栓导管。

（4）关注术中出血量及血压变化，及时调整输液速度。

（5）准确记录动脉阻断及开放时间。

（6）严密观察术中情况及生命体征。

（四）手术后关注点

（1）关注患者感受，保暖，关心安慰患者。

（2）整理患者用物，观察转运时患者皮肤及患肢情况，核查患者，安全转运。

（万　莉　向琦雯　补彩云）

第九节　动-静脉内瘘手术配合

一、手术适应证

动-静脉内瘘是维持性血液透析患者常用的血管通路，是血管外科手术方式之一。动-静脉内瘘的血管能为血液透析治疗提供充足的血液，为透析治疗的充分性提供保障，具有安全、血流量充分（200～300ml/min）、感染机会少、一般可使用4～5年、不影响患者的日常生活、易于穿刺等优点。

二、手术用物

（一）常规布类

常规布类包括手术盆、手术衣、剖口单、桌单和治疗巾。

（二）手术器械

手术器械包括手外器械包和动-静脉内瘘专用血管盒。

（三）一次性用物

1. 常规用物　一次性使用负压吸引管1根、一次性使用吸引头1根、一次性单极电刀笔1个、一次性电刀清洁片1张、手外套针1板、纱布10张、一次性灯柄套1个、一次性手术用标记线2根、5ml注射器2副、24G直型留置针1个、3-0丝线1包、2-0/T丝线1包、20号圆刀片1个、手套按需准备。

2. 特殊用物　7-0/9.3mm血管滑线1根。

三、手术体位

患者采用仰卧位（术侧肢体外展）。

（1）患者仰卧于手术床中线，头部垫一个软枕。

（2）手术侧上肢外展放于上肢手术桌上。对侧上肢平放于身体侧，用中单将上肢包裹、保护、妥善固定。

（3）高频电刀负极板贴于患者体毛较少且肌肉丰厚处，一般成年患者贴于右小腿处。

（4）头架固定于主刀医生对侧床头，高度为50cm，下缘平眉弓。

（5）双下肢膝部约束带保护固定（图10-9-1）。

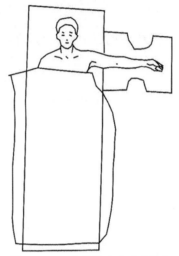

图10-9-1　动-静脉内瘘手术体位

四、消 毒 铺 巾

（1）消毒液：碘伏。

（2）消毒范围：术侧上臂下1/3至整个前臂及手部。

（3）桌单一张平腋前线铺于术侧肢体下，覆盖上肢手术桌，两张治疗巾反折1/4，折边向外，分别包绕于肘下，巾钳固定。

（4）一张治疗巾反折1/4，铺于肘关节以上，遮盖肩部。

（5）桌单一张齐切口上缘，竖铺遮盖头架及躯体。

（6）铺剖口单：术侧前臂穿过剖口单剖口处，竖铺铺盖手术台。

五、手 术 配 合

（一）沿头静脉与桡动脉之间行纵行切口入路

1. 手术区域局部浸润麻醉　备用纱布1张，5ml注射器抽吸1%利多卡因进行局部浸润麻醉。

2. 沿头静脉与桡动脉之间切开皮肤　局部麻醉显效后，备20号圆刀片、组织镊、纱布、单极电刀笔和皮肤拉钩，沿头静脉走行切开皮肤，显露头静脉（图10-9-2，图10-9-3）。

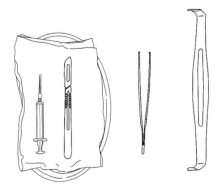

图 10-9-2　切开时器械

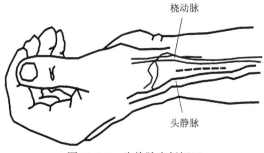

图 10-9-3　头静脉走行切口

3. 分别沿头静脉、桡动脉走行做纵行切口（必要时）　如头静脉、桡动脉解剖变异大，血管走行距离较远，则选择沿头静脉、桡动脉走行分别做纵行切口。

（二）游离头静脉

1. 探查头静脉　备用三齿拉钩、微血管钳和弯蚊式止血钳，探查头静脉有无狭窄和血栓形成，以及是否通畅适于吻合使用。

2. 游离头静脉　备用精细血管剪、血管镊和微血管钳，充分游离头静脉（图 10-9-4，图 10-9-5）。

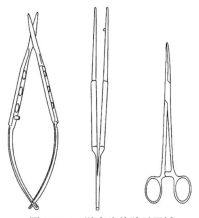

图 10-9-4　游离头静脉时器械

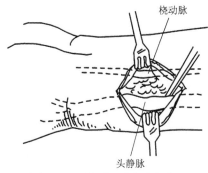

图 10-9-5　暴露、游离头静脉

3. 离断近端头静脉 备用哈巴狗夹、精细血管镊,夹闭头静脉远侧端;备用血管剪,离断头静脉近端。

4. 检查头静脉 备用哈巴狗夹、5ml 注射器连接留置针抽吸肝素化生理盐水,夹闭近端血管,注入肝素化生理盐水,检查头静脉有无血管破口,并适当扩张头静脉(图 10-9-6,图 10-9-7)。

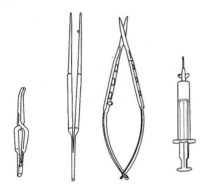 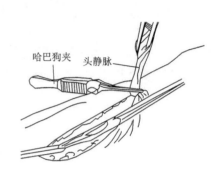

图 10-9-6　离断头静脉时器械　　　　　　　图 10-9-7　离断、扩张头静脉

(三)修剪头静脉吻合口

备用无损伤血管镊、精细血管剪,于头静脉吻合端处做斜切口修剪。

(四)吻合动、静脉

1. 切开桡动脉 备用哈巴狗夹、精细血管镊和血管剪,于桡动脉近、远端用哈巴狗夹夹闭,精细血管剪纵行剪开桡动脉,检查近、远端有无出血。

2. 吻合动、静脉 备用精细血管持针器、7-0/9.3mm 血管滑线和精细血管镊,行头静脉-桡动脉端侧吻合,完成动-静脉内瘘(图 10-9-8,图 10-9-9)。

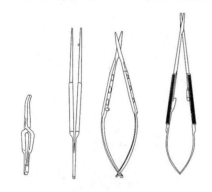 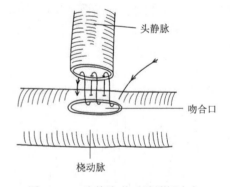

图 10-9-8　吻合动、静脉时器械　　　　　　图 10-9-9　头静脉-桡动脉端侧吻合

3. 检查吻合口 备用血管镊、弯蚊式止血钳、肝素化生理盐水注射器和纱布,于吻合完成开放循环后,检查吻合口有无渗血。观察瘘口搏动情况,检查瘘口近端头静脉是

否有明显震颤，确定动-静脉内瘘功能，检查桡动脉远端搏动情况。备用床旁便携式彩色多普勒超声仪探测头静脉，可听到血管规律杂音。

（五）关闭切口

清点手术物品，备角针 3-0 丝线缝合切口。

六、特殊关注点

（1）术前用物准备完善，及时清点用物。
（2）提前准备局部浸润麻醉药物（1%利多卡因）。
（3）遵医嘱准确使用抗凝药和血管活性药物。
（4）术中注意观察患者生命体征，对患者实施连续心理支持，减轻心理负担。
（5）术后如有渗血，轻压止血，压迫时注意保持血管震颤的存在。
（6）向患者交代术后注意事项
1）术后避免在内瘘侧肢体输液、输血及抽血化验。
2）手术侧肢体禁止测量血压。
3）术后24h 术侧手部可适当做握拳及腕关节运动，以促进血液循环，防止血栓形成。
4）适当抬高内瘘手术侧肢体，可减轻肢体水肿。
5）注意身体姿势及袖口松紧，避免内瘘侧肢体受压。

（古云霞 彭 巧 杨 霄）

第十节 颈动脉体瘤切除术手术配合

一、概 述

颈动脉体瘤是来源于颈动脉体的化学感受器肿瘤，较少见，多发生于中青年，生长缓慢。肿瘤常表现为下颌角处的无痛性肿块，与颈动脉关系极为密切，故肿瘤可左右移动而不能上下移动，即 Fontaine 征。肿瘤侵及周围重要神经即可出现相应症状和体征，如引起声带麻痹、声音嘶哑、伸舌时舌尖偏向患侧及患侧萎缩等。

颈动脉体瘤随着瘤体逐渐增大，手术难度和危险性大大增加，且对周围产生压迫症状，故颈动脉体瘤的治疗原则是尽早行外科手术、完整切除瘤体，尽早手术可降低术中脑神经损伤的发生率（图 10-10-1）。

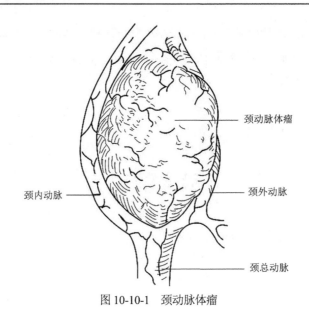

图 10-10-1　颈动脉体瘤

颈动脉体瘤切除术的禁忌证：全身和心血管系统情况不允许者；未经检查证实颅内血管侧支循环确已建立，术中又不能重新建立血液入颅通道的病例。

颈动脉体瘤常用的病理分级为 Shamblin 分级。Ⅰ级：颈动脉体瘤体积较小，或体积较大但与颈动脉粘连较少，手术切除困难小，可行颈动脉体瘤剥离术。Ⅱ级：颈动脉体瘤体积较大，与颈动脉粘连较多，瘤体可被切除，但手术中需要行颈动脉腔内转流术。Ⅲ级：颈动脉体瘤体积巨大，瘤体将颈动脉完全包裹，手术常需要行颈动脉体切除及血管移植术。本节主要介绍 Shamblin 分级 Ⅰ级的颈动脉体瘤剥离术。

二、手术用物

（一）常规布类

常规布类包括手术盆、治疗巾、手术衣、剖口单和桌单。

（二）手术器械

手术器械包括手外器械包和颈动脉瘤血管盒。

（三）一次性用物

一次性用物包括一次性单极电刀笔 1 个、一次性电刀清洁片 1 张、一次性使用负压吸引管 1 套、10 号圆刀片 1 个、11 号尖刀片 1 个、20 号圆刀片 1 个、手外套针 1 板、一次性灯柄套 1 个、手术用标记线 4 根、一次性无菌垃圾袋 1 个、纱布 10 张、3-0 丝线 2 包、2-0/T 丝线 2 包、5-0 丝线 2 包、一次性冲洗器 1 个、手套按需准备。

（四）特殊用物

特殊用物为适型血管滑线。

三、手 术 体 位

患者采用头颈过伸位（图 10-10-2）。

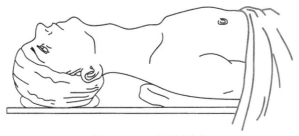

图 10-10-2 头颈过伸位

（1）患者平卧于手术床中线，头顶部平齐手术床头侧边缘。
（2）中单放置于肘关节上 3～5cm 处。
（3）麻醉后放置肩枕，肩枕平齐肩平面下 2cm 处。
（4）头偏向健侧，耳郭放入头圈中凹处，棉垫保护。
（5）双上肢紧贴身体侧置于手术床上，使用中单妥善固定于床缘两侧。
（6）膝关节下放置半圆形硅胶垫，使用约束带妥善固定。
（7）高频电刀负极板贴于毛发较少、肌肉丰厚、血运良好且靠近手术区域处。

四、消 毒 铺 巾

（1）消毒液：碘伏。
（2）消毒范围：上至双眉弓平面，下至双侧乳头连线平面，患侧至腋后线，健侧至腋前线，双侧颈后。同时应消毒脐平面以下、双侧膝关节上 1/3 处，包括会阴区域，两侧至腋后线，以备可能施行的自体大隐静脉移植。
（3）第一张治疗巾 1/4 折，覆盖乳头平面。
（4）第二张治疗巾 1/4 折，平眉弓覆盖患者头部。
（5）第三张和第四张治疗巾卷成团，分别置于颈部两侧。
（6）另备四张治疗巾，均 1/4 折，按照远侧、对侧、头侧和近侧顺序铺于切口周围，巾钳固定。
（7）条形治疗巾一张遮盖会阴区。
（8）四张治疗巾 1/4 折，按大腿上 1/4 处、左侧大腿前中线处、下腹部腹股沟上缘、右侧大腿前中线处顺序铺巾，显露双侧腹股沟区，巾钳固定。

（9）将剖口单对齐颈部切口纵行铺展开。

（10）桌单一张平切口上缘遮盖头部；另一张桌单平切口下缘纵行铺展，遮盖托盘及手术床尾端。

五、手 术 配 合

（一）经胸锁乳突肌前缘平行斜切口

备用 20 号圆刀片、组织镊、单极电刀笔、纱布和皮肤拉钩，于胸锁乳突肌前缘平行做斜切口，依次切开皮肤、皮下组织、颈阔肌及颈深筋膜浅层（图 10-10-3，图 10-10-4）。

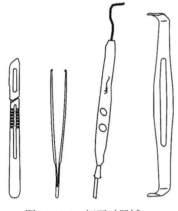

图 10-10-3　切开时器械

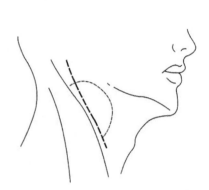

图 10-10-4　胸锁乳突肌前缘平行斜切口

（二）暴露颈动脉体瘤

1. 分离胸锁乳突肌　备用弯蚊式止血钳、剥离剪和电刀笔，沿胸锁乳突肌前缘做钝性分离，备用皮肤拉钩将该肌向后外侧牵引拉开（图 10-10-5，图 10-10-6）。

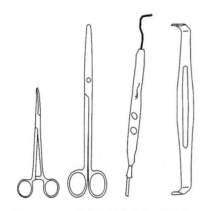

图 10-10-5　分离胸锁乳突肌时器械

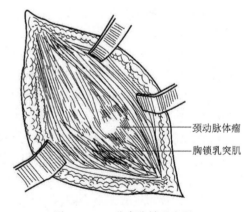

图 10-10-6　分离胸锁乳突肌

2. 暴露颈动脉体瘤 备用弯蚊式止血钳、剥离剪和皮肤拉钩，游离、显露以颈动脉分叉部为中心的肿瘤。

3. 游离颈动脉 备用精细直角钳、精细血管镊、精细血管剪、3-0 钳带线和圆针 3-0 丝线，于肿瘤以外的上、下侧部位钝性游离颈总动脉、颈内动脉和颈外动脉，出血点结扎或缝扎止血。备用钳带手术用标记线，分别绕过颈总动脉、颈内动脉和颈外动脉，直蚊式止血钳牵引悬吊固定，并可用以牵拉、阻断控制出血（图 10-10-7，图 10-10-8）。

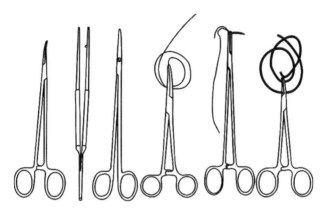

图 10-10-7 游离颈动脉时器械

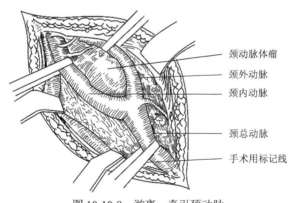

颈动脉体瘤
颈外动脉
颈内动脉
颈总动脉
手术用标记线

图 10-10-8 游离、牵引颈动脉

4. 游离颈内静脉 备用精细直角钳、精细血管镊和精细血管剪，游离颈内静脉，备用皮肤拉钩牵引暴露。

（三）游离瘤体

1. 游离颈动脉窦瘤体 备用精细直角钳、精细血管镊和精细血管剪，由外向内游离颈动脉窦瘤体，在颈动脉窦处及颈内动脉和颈外动脉的分支部剥离困难，容易破裂、穿孔、出血，备用 3-0 钳带线、圆针 3-0 丝线，对除大动脉、大静脉之外的出血采取钳夹结扎、缝扎的方法止血。备用 5-0/17mm 血管滑线、6-0/13mm 血管滑线，对颈内动脉破口、穿孔者进行缝合修补（图 10-10-9，图 10-10-10）。

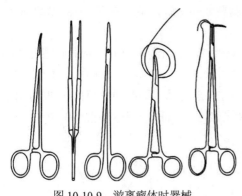

图 10-10-9　游离瘤体时器械

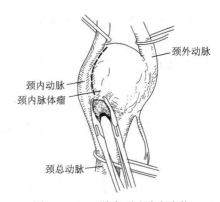

图 10-10-10　游离颈动脉窦瘤体

2. 离断颈外动脉和颈内静脉（必要时）　备用 2-0/T 钳带线，必要时结扎、离断颈外动脉、颈内静脉及其分支。

（四）切除肿瘤

备用精细血管镊、精细血管剪和精细直角钳，尽量完整地剥离、切除肿瘤，保留颈总动脉、颈内动脉和颈外动脉（图 10-10-11）。

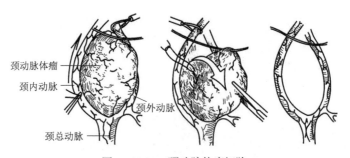

图 10-10-11　颈动脉体瘤切除

（五）安置引流管，关闭切口

1. 冲洗伤口　备用无菌生理盐水冲洗创面。
2. 安置引流管　骨科引流管置于颈动脉体瘤瘤窝处，经颈侧引出。
3. 缝合皮下　圆针 3-0 丝线间断缝合皮下（图 10-10-12）。

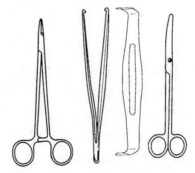

图 10-10-12　关闭切口阶段器械

4. 缝合皮肤　角针 3-0 丝线缝合皮肤。

5. 固定引流管　角针 2-0/T 丝线固定引流管。

（古云霞　叶　红　罗春蓉）

第十一节　颈动脉内膜剥脱术手术配合

一、概　述

颈动脉内膜剥脱术是血管外科的手术方式之一，是指切除增厚的颈动脉内膜粥样硬化斑块，预防由于斑块脱落引起脑卒中的一种方法，是防治缺血性脑血管疾病的有效方法。

对于狭窄率＞70%或存在头晕等症状的颈动脉狭窄患者，可考虑进行颈动脉内膜剥脱术。但必须结合患者的并发症情况、预期寿命及其他个人因素进行严格选择；还要全面评估患者的其他可以治疗的脑卒中的方法。当狭窄程度＜50%时，则不是颈动脉内膜剥脱术的手术指征。

该手术的禁忌证：难控制的高血压，血压高于 180/110mmHg 时不宜手术，手术后易发生颅内出血、心肌梗死、脑梗死等；慢性肾衰竭、严重肺功能不全、肝功能不全；特别肥胖、颈强直者，因其体位限制，手术暴露血管困难，易导致局部或全身并发症；大面积脑梗死及恶性肿瘤晚期等患者。

二、手术用物

（一）常规布类

常规布类包括手术盆、治疗巾、手术衣、剖口单和桌单。

（二）手术器械

手术器械包括手外器械包和颈动脉专用血管盒。

（三）一次性用物

一次性用物包括一次性单极电刀笔 1 个、一次性电刀清洁片 1 张、一次性使用负压吸引管 1 套、10 号圆刀片 1 个、11 号尖刀片 1 个、20 号圆刀片 1 个、手外套针 1 板、一次性灯柄套 1 个、手术用标记线 4 根、一次性无菌垃圾袋 1 个、纱布 10 张、3-0 丝线 2 包、2-0/T 丝线 2 包、5-0 丝线 2 包、一次性冲洗器 1 个、20ml 注射器 1 个、24G 直型留置针 1 个、手套按需准备。

（四）特殊用物

特殊用物为 6-0/13mm 血管滑线 2 根。

三、手术体位

患者采用头颈过伸位（图 10-11-1）。

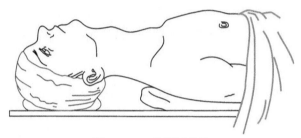

图 10-11-1　头颈过伸位

（1）患者平卧于手术床中线，头顶部平齐手术床头侧边缘。
（2）中单放置于肘关节上 3～5cm 处。
（3）麻醉后放置肩枕，肩枕平齐肩平面下 2cm 处。
（4）头偏向健侧，耳郭放入头圈中凹处，棉垫保护。
（5）双上肢紧贴身体侧置于手术床上，并使用中单将其妥善固定于床缘两侧。
（6）膝关节下放置半圆形硅胶垫，使用约束带妥善固定。
（7）高频电刀负极板贴于毛发较少、肌肉丰厚、血运良好且靠近手术区域处。

四、消毒铺巾

（1）消毒液：碘伏。
（2）消毒范围：上至双眉弓平面，下至双侧乳头连线平面，患侧至腋后线，健侧至腋前线，双侧颈后。
（3）第一张治疗巾 1/4 折，覆盖乳头平面。
（4）第二张治疗巾 1/4 折，平眉弓覆盖患者头部。
（5）第三张和第四张治疗巾卷成团，分别置于颈部两侧。
（6）另备四张治疗巾，均 1/4 折，按照远侧、对侧、头侧和近侧顺序铺于切口周围，巾钳固定。
（7）将剖口单纵行铺展开。
（8）桌单一张平切口上缘遮盖头部；另一张桌单平切口下缘纵行铺展，遮盖托盘及手术床尾端。

五、手术配合

（一）下颌骨下弧形斜切口入路（图 10-11-2）

备用 20 号圆刀片、组织镊、单极电刀笔、纱布和皮肤拉钩，经胸锁乳突肌前缘或以颈动脉分叉部为中心的下颌骨下弧形斜切口利于显露分叉部，依次切开皮肤、皮下组织、颈阔肌及颈深筋膜浅层。

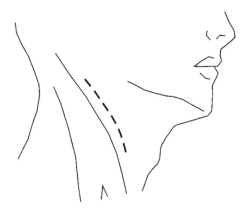

图 10-11-2　下颌骨下弧形斜切口

（二）游离颈动脉

1. 游离颈总动脉、颈内动脉和颈外动脉　备用皮肤拉钩将胸锁乳突肌向后外侧牵引拉开，备用弯蚊式止血钳、剥离剪和精细直角钳，游离颈总动脉、颈内动脉和颈外动脉，备用 2-0/T 钳带线、3-0 钳带线和圆针 3-0 丝线，于出血点处结扎或缝扎止血。

2. 离断颈阔肌　备用中弯止血钳、剥离剪和电刀笔，离断颈阔肌。

3. 离断颈外静脉和面静脉　备用精细血管剪、精细血管镊和精细直角钳，游离颈外静脉、面静脉并离断。备用 2-0/T 和 3-0 钳带线结扎止血。

4. 游离颈总动脉、颈内动脉和颈外动脉　备用精细直角钳、精细血管镊，钳带手术用标记线分别将颈总动脉、颈内动脉和颈外动脉显露，并标识牵引。

（三）封闭神经，全身肝素化

1. 封闭神经　备用 1%利多卡因，于颈动脉分叉处封闭颈动脉窦神经和颈内动脉周围神经，防止术中血压波动和脑血管痉挛。

2. 全身肝素化　遵医嘱协助静脉内注入肝素 0.5mg/kg 体重，使全身肝素化。

3. 测量颈内动脉反流压　测量颈内动脉反流压，若低于 35mmHg，则需准备安置颈动脉转流管，尽量不让大脑缺血时间超过 3min。

（四）颈动脉内膜剥脱

1. 阻断颈动脉　备用精细血管镊、血管阻断钳和 6-0/13mm 血管滑线，备用血管阻断钳分别将颈总动脉、颈内动脉和颈外动脉阻断（图 10-11-3，图 10-11-4）。

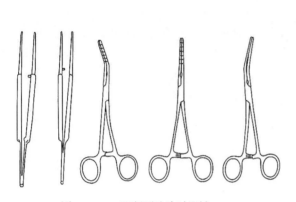

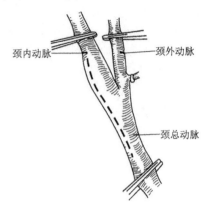

图 10-11-3　阻断颈动脉时器械

图 10-11-4　阻断颈动脉及其切口

2. 颈动脉切开　备用 11 号尖刀片、精细血管剪由颈动脉分叉处斜行切开颈内动脉。

3. 颈动脉内膜剥脱　用剥离器仔细将增厚内膜与外膜分离，并完全将增厚的内膜剥除，务必清除剥离面的微小碎片和浮动组织，如远端内膜有浮动，可圆针 3-0 丝线缝合 1～3 针固定，防止内膜分离导致颈内动脉狭窄或闭塞（图 10-11-5，图 10-11-6）。

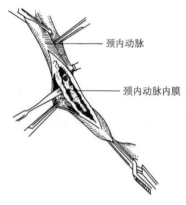

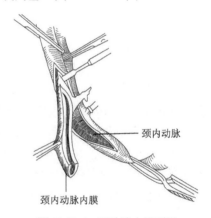

图 10-11-5　游离颈动脉内膜

图 10-11-6　颈动脉内膜剥脱

（五）关闭颈动脉

1. 冲洗动脉腔　备 20ml 注射器抽吸肝素化生理盐水，冲洗颈动脉内的斑块碎片。

2. 缝合颈内动脉　备用精细血管镊、精细血管持针器和 6-0/13mm 血管滑线，连续缝合颈内动脉（图 10-11-7，图 10-11-8）。

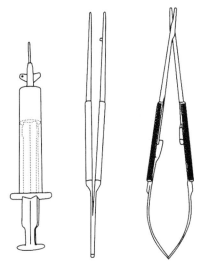

图 10-11-7　关闭颈动脉时器械

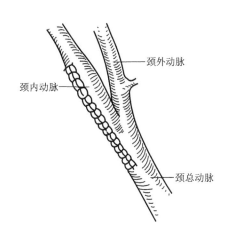

图 10-11-8　关闭颈动脉切口

3. 开放血管　依次开放颈外动脉、颈总动脉和颈内动脉，注意防止存留血管内的组织碎片或空气进入颈内动脉。

（六）关闭切口

1. 冲洗切口　备用无菌生理盐水冲洗创面。
2. 清点用物　准确无误清点手术用物。
3. 缝合皮下　圆针 3-0 丝线间断缝合皮下。
4. 缝合皮肤　角针 3-0 丝线缝合皮肤。

（古云霞　成　俊　补彩云）

第十二节　围手术期关注点

一、术前关注点

（1）建立访视制度，根据年龄、手术情况等访视重点患者，做好术前宣教。
（2）心理护理：注重沟通，了解患者需求，解答患者手术相关疑问，鼓励其做好手术配合。
（3）相关知识宣教：针对输液、导尿等侵入性操作应当做好充分宣教，使者知晓操作的必要性和配合要点。
（4）建立静脉通道：血管相关手术常常危及生命，静脉通道应根据手术方式选择 18G

或以上静脉留置针建立血管通道。遵医嘱协助建立中心静脉及有创动脉。

（5）皮肤保护：根据手术时长、营养状况、术前活动情况、禁食禁饮等评估患者压疮风险，必要时填写难免压疮风险评估表，针对于易发压疮部位，尤其是枕部、耳郭、肩胛、骶尾、足跟等处采用适当措施进行保护。

（6）防止发生电外科损伤：患者避免和金属床缘接触，防止发生旁路灼伤。

（7）安全核查：严格执行安全核查制度、应用开放性问答方式核对患者手术相关信息，包括医疗文书、术中使用药物、手术部位标记情况等。

（8）做好职业防护，进行标准预防，防止针刺伤的发生，做好 X 线防护措施，选择使用防护用品。

（9）根据手术方式遵医嘱于术前 30min～2h 使用抗生素。

（10）层流管理：手术开始前，检查层流工作情况，登记相关参数，如温度、湿度等。

二、术中关注点

（1）再次安全核查：手术切皮前应当严格按照三方核查表，由手术医生、麻醉医生和巡回护士共同完成核查。

（2）用物准备充分：器械、仪器设备、抢救用物准备充分，预防大出血。

（3）参观人员管理：严格限制手术间参观人员人数，并且防止参观人员污染手术人员及手术区域。

（4）低体温防护：根据手术时长和患者情况，采取不同的保暖措施，如覆盖保温毯、提高室温、使用温盐水冲洗等。

（5）正确提供手术物资：关注手术进程，提前了解手术所需物资并准备。使用后应当按照医疗文书要求粘贴合格证。

（6）及时、正确记录医用物资：包括器械、敷料、缝针、刀片、特殊用物等应及时准确记录。

（7）根据手术方式，准确记录术中血管阻断时间，严密配合，以减少阻断时间，恢复血供，减少并发症。

（8）关注生命体征及液体出入量：持续关注患者生命体征，关注补液量和尿量，做好抢救准备。

（9）根据手术方式，动脉手术血管阻断开放后，应配合检查双侧足背动脉的搏动情况。

（10）根据手术方式，遵医嘱准确用药

1）切开皮肤时使用保护胃黏膜药物。

2）手术出血量超过 1000ml 或手术时间超过 3h，追加使用 1 剂抗生素。

3）血管阻断前 5min，根据每千克体重 0.5mg 的剂量给予肝素。

4）血管手术操作完成后，使用血管活性药物。

三、术后关注点

（1）预防坠床：患者拔管前后烦躁期，巡回护士或者手术医生应当守护于床旁，并妥善固定患者，避免发生坠床。

（2）根据手术方式及时准确留送病理标本：标本固定液应当浸没标本，并尽量保证标本液为标本体积的5～10倍。

（3）保护患者隐私：术毕及时为患者擦去身体上的血迹，并系好衣物，维持患者自尊。

（4）正确记录出入量：根据术中补液情况，准确记录出入量。

（5）引流管护理：标记各引流管名称，保证引流袋或引流瓶的引流状态，在搬运患者时，防止拖拽拉出。

（6）检查患者皮肤完整性，正确书写护理转运交接文书，整理患者物品，核查后，安全转运。

（古云霞　刘宗琼　补彩云）

参考文献

Dennis C. Hammond. 2009. 乳房美容外科手术图谱. 李健宁, 李东, 马勇光译. 北京：北京大学医学出版社

Kenneth C. Shestak. 2008. 乳房再次整形手术学. 栾杰译. 北京：人民卫生出版社

Michael J.Zinner. 1996. 胃外科手术图谱.王云杰译. 西安：世界图书出版公司

Volker Schumpelick, Reinhard Kasperk, Michael Stumpf. 2010. 普通外科手术图谱. 胡三元译. 济南：山东
科学技术出版社

曹伟新, 李乐之. 2010. 外科护理学. 北京：人民卫生出版社

方彰林. 1995. 乳房美容整形外科学. 北京：北京出版社

韩方海, 张肇达, 詹文华, 等.2009. 直肠癌保肛手术. 北京：人民卫生出版社

黄浩天. 2010. 肝胆胰外科学. 北京：人民卫生出版社

黄文霞, 谭永琼. 2011. 图解手术室护理学. 北京：科学出版社

黄志强. 1996. 肝脏外科手术学. 北京：人民军医出版社

黎介寿, 吴孟超, 黄志强. 2008. 普通外科手术学. 北京：人民军医出版社

刘续宝, 肖乾虎. 2012. 腹部外科手术要点及围手术期处理. 北京：科学出版社

钱礼, 郑树森, 张启瑜. 2006. 钱礼腹部外科学. 北京：人民卫生出版社

钱蒨健, 周嫣, 张敏, 等.2005. 实用手术室护理. 上海：上海科学技术出版社

上西纪夫, 后藤满一, 衫山政则, 等. 2011. 消化外科手术图解. 刘愉, 徐惠绵译. 北京：人民卫生出版社

唐承薇, 程南生. 2011. 消化系统疾病. 北京：人民卫生出版社

藤野豊美. 2001. 乳房整形外科. 陶宏炜, 郭恩覃译. 上海：上海科学技术文献出版社

田代有三. 2006. 肝胆胰外科手术图谱. 吕毅, 马庆久, 李宗芳译. 北京：世界图书出版公司

王钦尧. 2013. 胆道与胆胰十二指肠区域外科手术图谱. 北京：科学出版社

吴孟超, 吴在德. 2008. 黄家驷外科学（第七版）. 北京：人民卫生出版社

篠原尚, 水野惠文, 牧野尚彦. 2013. 图解外科手术-从膜的解剖解读术式要点. 刘金钢译. 沈阳：辽宁科
学技术出版社

严律南. 2004. 现代肝脏移植学. 北京：人民军医出版社

杨镇. 2011. 图谱版普通外科学. 北京：人民卫生出版社

赵华, 皮执民. 2009. 胃肠外科学. 北京：军事医学科学出版社

赵玉沛. 2007. 胰腺病学. 北京：人民卫生出版社

钟华荪. 2007. 静脉输液治疗护理学. 北京：人民军医出版社

周总光. 2009. 外科学. 北京：高等教育出版社

朱丹, 周力. 2008. 手术室护理学. 北京：人民卫生出版社

附录一 部分器械图例

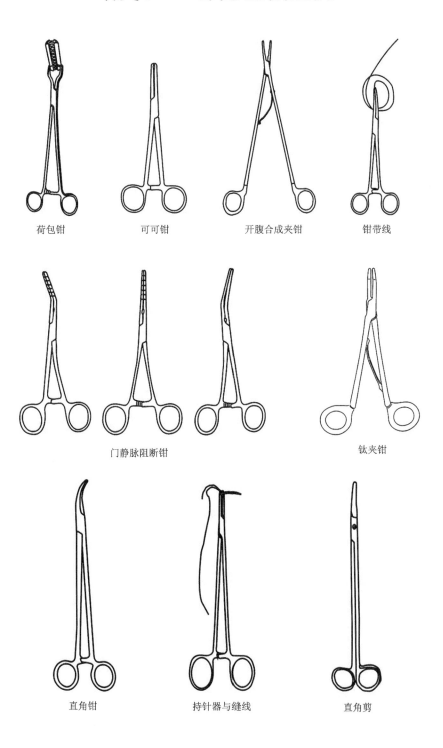

荷包钳   可可钳   开腹合成夹钳   钳带线

门静脉阻断钳   钛夹钳

直角钳   持针器与缝线   直角剪

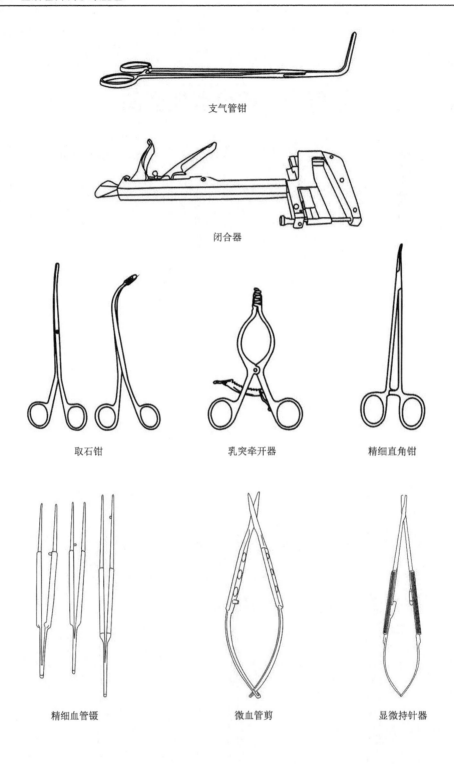

支气管钳

闭合器

取石钳　　　　　　乳突牵开器　　　　　　精细直角钳

精细血管镊　　　　　　微血管剪　　　　　　显微持针器

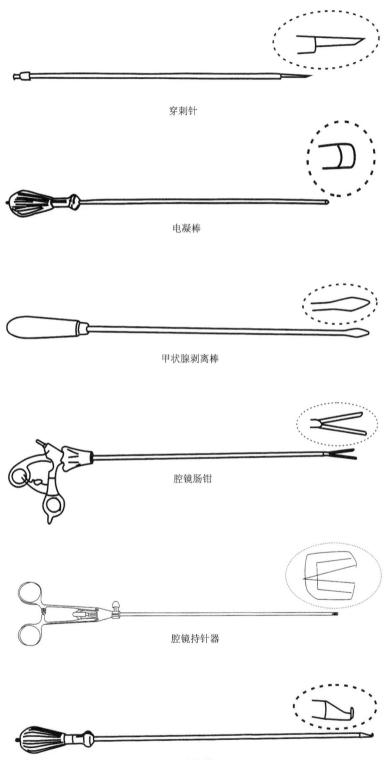

穿刺针

电凝棒

甲状腺剥离棒

腔镜肠钳

腔镜持针器

电凝钩

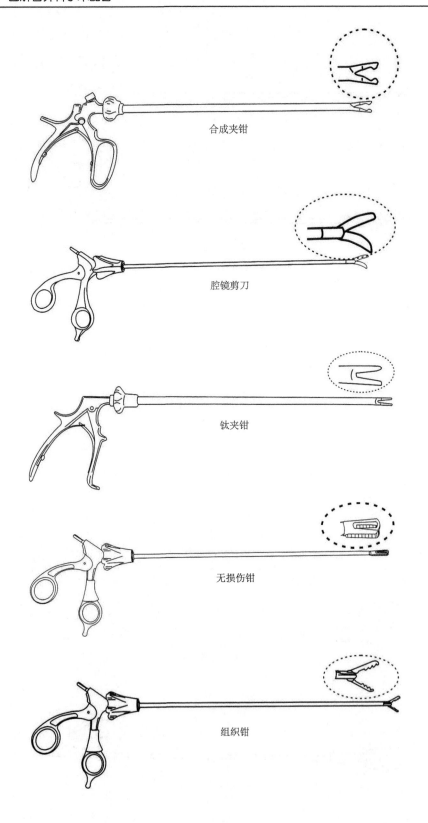

合成夹钳

腔镜剪刀

钛夹钳

无损伤钳

组织钳

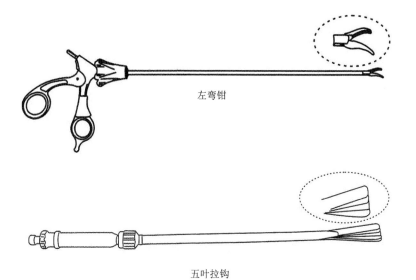

左弯钳

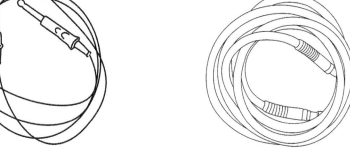

五叶拉钩

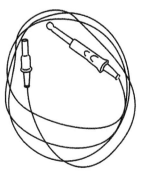

电凝线

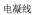

光源线

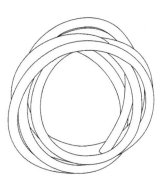

气腹管

附录二　部分器械包配包明细

（一）甲状腺器械包

皮肤拉钩 2 把、多齿拉钩 2 把、3 号手术刀柄 2 把、7 号手术刀柄 1 把、敷料镊 3 把、组织镊 2 把、直蚊式止血钳 10 把、弯蚊式止血钳 10 把、中弯止血钳 10 把、精细直角钳 1 把、组织钳 6 把、持针器 3 把、巾钳 6 把、组织剪（直）1 把、组织剪（弯）2 把、剥离剪 1 把、卵圆钳 3 把。

（二）甲状腺拉钩器械包

拉钩片 7 个、拉钩支架 3 个、拉钩固定器 7 个。

（三）乳腺器械包

皮肤拉钩 2 把、多齿拉钩 2 把、4 号手术刀柄 2 把、7 号手术刀柄 1 把、敷料镊 2 把、组织镊 2 把、直蚊式止血钳 2 把、弯蚊式止血钳 6 把、中弯止血钳 8 把、直角钳 1 把、组织钳 6 把、持针器 3 把、巾钳 6 把、组织剪（直）1 把、组织剪（弯）2 把、剥离剪 1 把、卵圆钳 3 把。

（四）乳腺活检器械包

皮肤拉钩 1 把、多齿拉钩 1 把、4 号手术刀柄 1 把、组织镊 1 把、直蚊式止血钳 1 把、弯蚊式止血钳 1 把、中弯止血钳 2 把、组织钳 2 把、持针器 1 把、组织剪 1 把、钢尺 1 把、卵圆钳 1 把、巾钳 1 把。

（五）小手术器械包

皮肤拉钩 2 把、多齿拉钩 1 把、7 号手术刀柄 1 把、4 号手术刀柄 1 把、敷料镊 1 把、组织镊 1 把、直蚊式止血钳 6 把、弯蚊式止血钳 6 把、中弯止血钳 6 把、组织钳 4 把、持针器 2 把、巾钳 6 把、剥离剪 1 把、组织剪 2 把、卵圆钳 1 把、不锈钢标本盘 1 个。

（六）肝叶器械包

皮肤拉钩 2 把、腹腔拉钩 2 把、S 形拉钩 1 把、4 号手术刀柄 2 把、7 号手术刀柄 1 把、敷料镊 3 把、持针器 5 把、组织镊 2 把、直蚊式止血钳 6 把、弯蚊式止血钳 6 把、中弯止血钳 16 把、大弯止血钳 4 把、花生米钝性剥离器 1 把、直角钳 2 把、组织钳 6

把、巾钳 2 把、组织剪（直）1 把、组织剪（弯）1 把、剥离剪 5 把、卵圆钳 3 把。

（七）肝移植普通器械包

4 号手术刀柄 2 把、7 号手术刀柄 1 把、组织镊 2 把、敷料镊 3 把、直蚊式止血钳 6 把、弯蚊式止血钳 10 把、中弯止血钳 16 把、大弯止血钳 6 把、组织钳 10 把、持针器 8 把、卵圆钳 4 把、巾钳 6 把、直角钳 2 把、花生米钝性剥离器 1 把、组织剪（直）1 把、组织剪（弯）2 把、剥离剪 2 把、皮肤拉钩 2 把、腹腔拉钩 2 把、S 形拉钩 1 把、不锈钢碗 2 个。

（八）肝移植特殊器械包

动静脉阻断钳 4 把、血管镊 1 把、持针器 2 把、精细直角钳 1 把、冰勺 1 个、哈巴狗夹 10 个、骨刀 1 个、5 号吸引管 1 根、钢尺 1 把。

（九）肝移植血管器械包

血管镊 2 把、门静脉阻断钳 3 把、心耳钳 2 把、持针器 2 把、精细直角钳 2 把。

（十）肝移植微血管器械包

血管镊 2 把、弹簧持针器 2 把、弹簧剪 2 把。

（十一）弧形框架拉钩包

拉钩片 4 个、弧形杆 2 根、固定器 2 个。

（十二）修肝器械包

骨刀 1 把、微血管钳 2 把、哈巴狗夹 2 个、7 号手术刀柄 1 把、血管镊 2 把、弯蚊式止血钳 8 把、中弯止血钳 2 把、组织钳 1 把、持针器 1 把、剥离剪 1 把、组织剪（弯）1 把、不锈钢标本盘 1 个。

（十三）剖腹器械包

皮肤拉钩 2 把、腹腔拉钩 2 把、S 形拉钩 1 把、4 号手术刀柄 2 把、7 号手术刀柄 1 把、敷料镊 3 把、组织镊 2 把、弯蚊式止血钳 4 把、中弯止血钳 12 把、大弯止血钳 6 把、花生米钝性剥离器 1 把、直角钳 2 把、组织钳 6 把、持针器 5 把、巾钳 2 把、组织剪（直）1 把、组织剪（弯）2 把、剥离剪 2 把、卵圆钳 3 把。

（十四）胆道探查特殊器械包

胆道扩张器 8 根、胆石钳 2 把、胆石刮匙 2 把。

（十五）LC 特殊器械包

钛夹钳 1 把、可吸收夹钳 1 把、波浪钳 2 把、腔镜手术剪 1 把、胆囊抓钳 2 把、直角钳 1 把、分离钳 1 把、电凝棒 1 根、电凝钩 1 根、高频电缆线 1 根、转换器 1 个、气腹针 1 个、穿刺鞘 4 个、气腹管 1 根、导光束 1 个、30°光学视管 1 个、吸引杆 1 根。

（十六）腹腔镜普通器械包

拉钩 2 把、7 号手术刀柄 1 个、组织镊 1 把、中弯止血钳 4 把、大弯止血钳 2 把、组织钳 2 把、持针器 2 把、巾钳 4 把、手术剪 2 把、胆石钳 1 把、卵圆钳 3 把。

（十七）胃肠器械包

腹腔牵开器 1 个、荷包钳 1 把、皮肤拉钩 2 把、腹腔拉钩 2 把、S 形拉钩 1 个、4 号手术刀柄 2 把、7 号手术刀柄 1 把、敷料镊 3 把、组织镊 2 把、直蚊式止血钳 2 把、弯蚊式止血钳 4 把、中弯止血钳 14 把、大弯止血钳 6 把、花生米钝性剥离器 1 把、直角钳 2 把、可可钳 4 把、肠钳 2 把、组织钳 6 把、持针器 5 把、巾钳 2 把、组织剪（直）1 把、组织剪（弯）2 把、剥离剪 2 把、卵圆钳 3 把、支气管钳 2 把。

（十八）脾切除补充器械包

中弯止血钳 4 把、大弯止血钳 4 把、肾蒂钳 2 把、长持针器 1 把、直角钳 2 把。

（十九）胃肠镜普通器械包

腹腔牵开器 1 个、荷包钳 1 把、皮肤拉钩 2 把、腹腔拉钩 2 把、S 形拉钩 2 把、4 号手术刀柄 2 把、7 号手术刀柄 1 把、敷料镊 2 把、组织镊 2 把、直蚊式止血钳 2 把、弯蚊式止血钳 4 把、中弯止血钳 10 把、大弯止血钳 4 把、直角钳 1 把、可可钳 4 把、肠钳 2 把、组织钳 6 把、持针器 5 把、巾钳 10 把、组织剪（直）1 把、组织剪（弯）2 把、剥离剪 1 把、卵圆钳 3 把。

（二十）胃肠镜特殊器械包

合成夹钳 1 把、钛夹钳 1 把、转换器 1 个、气腹针 1 个、腔镜肠钳 2 把、波浪钳 2 把、持针器 1 把、穿刺鞘 3 个、吸引杆 2 个、五叶拉钩 1 个、电凝钩 1 根、电凝棒 1 根、腔镜手术剪 1 把、分离钳 1 把、 直角钳 2 把、气腹管 1 根、导光束 1 根、30°光学视管 1 根、高频电缆线 1 根、冲洗刀 1 个。

（二十一）阑尾器械包

皮肤拉钩 2 把、腹腔拉钩 4 把、4 号手术刀柄 2 把、7 号手术刀柄 1 把、敷料镊 3 把、组织镊2把、直蚊式止血钳2把、弯蚊式止血钳2把、中弯止血钳8把、组织钳6把、持针器3把、巾钳5把、组织剪（直）1把、组织剪（弯）2把、剥离剪1把、卵圆钳3把。

（二十二）TEM成像系统

TEM光学试管1根、导光束1根、转换接头2个。

（二十三）TEM特殊器械包

吸引杆1根、灌注套管1根、银夹推出器1根、银夹钳1把、无损伤钳（直）1把、无损伤钳（弯）1把、高频电针1根、剪刀1把、注射器1副、持针器（直）1把、持针器（弯）1把、气腹管1根、冲洗管1根、吸引管1根、压力感应管1根、电凝线1根、排水管1根、冲水连接管1根。

（二十四）TEM专用镜头包1

TEM镜头1个。

（二十五）TEM专用镜头包2

闭孔器2个、直肠镜管2根、观察镜1个、密封帽4个、直肠镜架1个、连接桥1个。

（二十六）TEM支撑臂

床旁固定器1个、U形支撑臂1个。

（二十七）周围血管特殊器械包

无损伤镊3把、精细剪3把、持针器1把、乳突牵开器2个、神经剥离子3根、精细直角钳1把、吸引头2根、拉钩4把、动静脉阻断钳10把。

（二十八）腹主动脉特殊器械包

无损伤镊5把、测量尺1把、直角剪1把、直角钳2把、血管剪2把、线钩1把、动静脉阻断钳14把、乳突牵开器1个、持针器1把、钢尺1把。

（二十九）肛瘘特殊器械包

窥肛器1个、刮匙3把、银质探针2根。

（三十）颈动脉血管特殊器械包

动脉阻断钳5把、拉钩3把、动脉转流钳2把、精细剪刀1把、精细直角钳1把、神经剥离子 2 把、吸引头 1 根、乳突牵开器 1 个。

（三十一）大隐静脉剥脱器械包

剥脱器 4 个、乳突牵开器 2 个、拉钩 3 把、探针 2 根、脑膜钩 1 根、无损伤镊 2 把、解剖镊 1 把。

（三十二）周围血管显微器械包

弹簧持针器 1 把、显微镊 3 把、角度剪 2 把、线钩 2 把。

（三十三）动-静脉内瘘血管盒器械包

弹簧剪 1 把、弹簧持针器 1 把、显微镊 2 把、阻断钳 2 把、哈巴狗夹 4 个。

（三十四）颈动脉显微血管器械包

角度剪 1 把、精细剪 2 把、弹簧持针器 1 把、显微镊 3 把。